糖尿病防治
中西医结合的创新策略

徐云生 李捷 主编

山东科学技术出版社
·济南·

图书在版编目（CIP）数据

糖尿病防治：中西医结合的创新策略 / 徐云生，李捷主编. -- 济南：山东科学技术出版社，2025. 5.
ISBN 978-7-5723-2685-1

Ⅰ．R587.1

中国国家版本馆 CIP 数据核字第 20251YA571 号

糖尿病防治
——中西医结合的创新策略
TANGNIAOBING FANGZHI
——ZHONGXIYI JIEHE DE CHUANGXIN CELÜE

责任编辑：李志坚
装帧设计：孙　佳

主管单位：	山东出版传媒股份有限公司
出 版 者：	山东科学技术出版社
	地址：济南市市中区舜耕路 517 号
	邮编：250003　电话：（0531）82098088
	网址：www.lkj.com.cn
	电子邮件：sdkj@sdcbcm.com
发 行 者：	山东科学技术出版社
	地址：济南市市中区舜耕路 517 号
	邮编：250003　电话：（0531）82098067
印 刷 者：	山东东泰印务有限公司
	地址：山东省青州市黄楼街道办事处小陈村
	邮编：262517　电话：（0536）3532216

规格：16 开（170 mm×240 mm）
印张：22　　字数：440 千
版次：2025 年 5 月第 1 版　印次：2025 年 5 月第 1 次印刷
定价：60.00 元

主　编　徐云生　李　捷
副主编　部　帅　郑雅峰　李颖豪
编　委　丁佳乐　马一铭　王琨璐
　　　　　冉欣楠　朱瑞和　徐　睿
　　　　　徐　赛

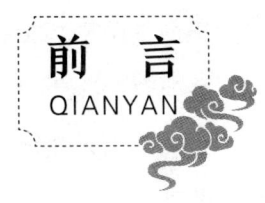

前言

糖尿病，这一全球性的慢性代谢性疾病，正以前所未有的速度威胁着人类的健康。据世界卫生组织统计，全球糖尿病患者已超过4亿人，中国更是糖尿病患病率增长最快的国家。高血糖带来的并发症——从心血管疾病到肾功能衰竭，从视网膜病变到神经损伤——不仅严重影响患者的生活质量，更对社会医疗资源构成巨大压力。在传统医学与现代科技的交汇点上，糖尿病的防治亟须创新策略。《糖尿病防治——中西医结合的创新策略》正是在这一背景下应运而生，旨在为读者提供一套融合中西医智慧的糖尿病防治全方位解决方案。

本书以"认识糖尿病"为起点，系统梳理了糖尿病的病因、分型、发病机制及并发症，旨在帮助读者建立科学的疾病认知。通过解答"什么是胰岛素抵抗""妊娠糖尿病的管理"等核心问题，本书不仅揭示了糖尿病复杂的生理机制，还强调了早期筛查与干预的重要性。

在饮食管理方面，本书打破"少吃饭即可控糖"的误区，提出基于个体化营养评估的膳食方案。通过解析低血糖生成指数（GI）食物选择、碳水化合物计量、药膳搭配等实用技巧，引导患者实现"既能吃饱，又能控糖"的目标。运动章节则结合糖尿病患者生理特点，推荐八段锦、游泳、瑜伽等安全有效的锻炼方式，并详细阐释运动强度、频率与血糖波动的动态关系，助力患者科学规划运动处方。

作为本书的核心亮点，"中医防治糖尿病"部分全面展现了传统医学的独特优势。中医学将糖尿病归入"消渴"范畴，认为其病机与脏腑失衡、气血失调密切相关。书中不仅梳理了《黄帝内经》《伤寒杂病论》等医学经典对"消渴"的论述，还详细介绍了辨证施治的原则，如针对"阴虚燥热"患者常用六味地黄丸加减，对"气阴两虚"患者采用生脉散合参苓白术散。此外，针灸选穴、耳穴压豆、中药足浴等外治法，与内服汤剂相辅相成，形成多靶点干预体系。尤为值得一提的是，中医"治未病"理念贯穿全书，强调通过体质调理、情志管理、节气养生等手段，在糖尿病前期实现逆转，真正体现"防大于治"的传统医学智慧。

现代医学的精准诊断与监测技术，为中西医结合提供了科学支撑。本书详细解读了糖化血红蛋白、动态血糖、C肽等指标的意义，并指导患者如何通过家庭血糖监测优化治疗方案。在药物治疗方面，既涵盖二甲双胍、钠-葡萄糖协同连运蛋白2（SGLT-2）抑制剂等西药的适应证与注意事项，也探讨了中药复方与西药的协同效应。

糖尿病管理从来不是单一学科的战场，而是需要患者、家庭、医生乃至社会的共同参与。本书尤其关注特殊人群的需求，为妊娠糖尿病患者提供分阶段控糖指南，为儿童及老年患者设计个性化管理方案，甚至细致到糖尿病足护理袜的选择。这种以人为本的理念，正是中西医结合的精髓——既尊重现代医学的标准化，又兼顾传统医学的整体观。

糖尿病防治是一场持久战，但绝非孤独的战役。无论科技如何进步，"饮食有节、起居有常、运动有度、情志有衡"的健康法则永不过时。希望这本书能成为读者抗击糖尿病的实用指南，更期待中西医结合的创新策略，为全球糖尿病防治开辟新的可能。

愿每一位读者都能在科学与传统的交融中找到属于自己的健康之光。

编 者

目 录

PART 1　认识糖尿病

1　什么是糖尿病？ ………………………………………… 2
2　什么是胰岛素？胰岛素有什么作用？ ………………… 2
3　1型糖尿病和2型糖尿病的区别是什么？ ……………… 4
4　如何判断您现在处于糖尿病阶段还是糖尿病前期？ … 6
5　出现哪些症状要警惕患糖尿病的可能？ ……………… 6
6　如何衡量自身的糖尿病风险？ ………………………… 7
7　诊断为糖尿病前期后，患者还可以恢复正常吗？ …… 9
8　糖尿病可以治愈吗？ …………………………………… 10
9　糖尿病患者的血糖控制目标是多少？ ………………… 11
10　2型糖尿病会遗传吗？ ………………………………… 12
11　2型糖尿病会传染吗？ ………………………………… 13
12　糖尿病会影响生育吗？ ………………………………… 14
13　瘦人得的糖尿病都是1型糖尿病吗？ ………………… 16
14　发生胰岛素抵抗怎么办？ ……………………………… 16
15　哪些人属于糖尿病的高危人群？ ……………………… 17
16　糖尿病的主要病理生理表现是什么？ ………………… 18
17　精神因素与糖尿病有关系吗？ ………………………… 19
18　引起血糖升高的原因有哪些？ ………………………… 20
19　何谓"三多一少"？糖尿病患者常有哪些表现？ …… 21
20　为什么肥胖者更容易患糖尿病？ ……………………… 22

21	糖尿病患者为何容易血脂高呢？	22
22	糖尿病患者合并高血脂有哪些危害？	23
23	糖尿病患者为何容易患高血压？	24
24	糖尿病患者合并高血压有哪些危害？	25
25	如何同时控制好血糖、血压和血脂？	27
26	糖尿病患者的血压、血脂应该控制在什么范围？	28
27	糖尿病与甲状腺疾病有关系吗？	29
28	糖尿病患者为什么容易骨折？	31
29	吸烟对糖尿病患者有何危害？	32
30	糖尿病患者为什么容易患心脑血管疾病？	33
31	糖尿病与胰岛素抵抗有什么关系？	34
32	糖尿病和代谢综合征有什么区别和联系？	35
33	糖尿病患者如何进行心理健康管理？	37
34	糖尿病对免疫系统有什么影响？	38
35	糖尿病对肝脏有何影响？	40
36	糖尿病的慢性并发症有哪些？	41
37	如何预防糖尿病慢性并发症？	43
38	如何选择合适的鞋袜来预防糖尿病足？	44
39	糖尿病的急性并发症有哪些？	45
40	糖尿病患者出现昏迷怎么办？	46
41	糖尿病患者容易并发哪些感染？	47
42	糖尿病患者如何预防感染？	48
43	口服降糖药物有哪些种类？如何选择适合自己的药物？	49
44	什么情况下糖尿病患者需要注射胰岛素治疗？	51
45	糖尿病患者怀孕需要注意什么？	52
46	孕期血糖高有什么风险？	54
47	什么是妊娠糖尿病？	56
48	糖尿病对儿童有哪些危害？	59

49	如何降低儿童患糖尿病的风险？	60
50	如何维护糖尿病患儿的心理健康？	61
51	老年糖尿病有哪些特点？	63
52	糖尿病患者如何保持良好的睡眠？	64
53	糖尿病患者如何应对夜间低血糖？	66
54	什么是一过性类固醇糖尿病？	68
55	胰岛素有哪些种类？	70
56	胰岛素注射方式有哪些？	71
57	如何选择胰岛素注射部位？	72
58	如何选择胰岛素注射时间？	73
59	医用的胰岛素可以完全代替内源性胰岛素吗？二者有什么区别？	75
60	糖尿病的类型之间有什么区别？	76
61	血糖在人体中起什么作用？	77
62	什么是黎明现象和黄昏现象？	79
63	胰岛素在糖尿病管理中扮演什么角色？	80
64	糖尿病患者为何需要定期监测血糖？	81
65	糖化血红蛋白检测对糖尿病管理有何重要意义？	82
66	妊娠糖尿病的发生率是多少？	83
67	为什么会出现妊娠糖尿病？哪些因素会增加患妊娠糖尿病的风险？	84
68	妊娠糖尿病通常在怀孕的哪个阶段被诊断出来？	86
69	妊娠糖尿病患者在不同孕周控制血糖的目标一致吗？	87
70	妊娠糖尿病与孕前糖尿病有何区别？	88
71	妊娠糖尿病对孕妇会有什么影响？	90
72	妊娠糖尿病对胎儿会有什么影响？	91
73	妊娠糖尿病是否会影响分娩方式？	93
74	妊娠糖尿病只能靠运动饮食控制吗？	94
75	妊娠糖尿病患者能吃二甲双胍吗？	95
76	妊娠糖尿病患者能用胰岛素吗？	97

77	妊娠糖尿病患者如何进行血糖监测？	99
78	为什么如果母亲患妊娠糖尿病，要给新生儿喂糖水呢？	99
79	妊娠糖尿病患者产后还需要继续监测血糖吗？	101
80	妊娠糖尿病患者应如何进行运动管理？	103
81	妊娠糖尿病会遗传吗？	103
82	妊娠糖尿病患者在妊娠期需要接受哪些特殊检查？	104
83	妊娠糖尿病是否会影响胎儿的生长发育？	105
84	糖尿病是爱吃糖引起的吗？少吃糖就能降低得糖尿病的风险吗？	106
85	年轻人也会得糖尿病吗？	107
86	糖尿病患者没有明显症状还需要检查和治疗吗？	108
87	血糖维持正常还需要服药吗？	109
88	长期服用二甲双胍有什么不良反应？会损伤肾脏吗？	110
89	自行频繁换药有什么危害？	111
90	司美格鲁肽是种什么药？	113
91	糖尿病患者可以在随意时间服药吗？	115
92	"糖尿病药物吃一种就好，没必要吃几种"的说法对吗？	116
93	使用胰岛素会上瘾吗？用上就不能停药了吗？	118
94	在口服降糖药无效时才需要使用胰岛素吗？	119
95	同时使用胰岛素和口服降糖药会导致低血糖吗？	121
96	胰岛素用得多了会发胖吗？	122
97	注射胰岛素比口服降糖药好吗？	122
98	既然胰岛素不良反应少，那是否应尽早使用胰岛素呢？	123
99	儿童糖尿病都是1型糖尿病吗？	123
100	刚刚确诊糖尿病，是否就不可能得并发症呢？	124
101	糖尿病患者早晚都会发生并发症吗？	124
102	降糖药能治糖尿病并发症吗？	125
103	我和病友情况差不多，可以效仿他的方案用药吗？	125
104	糖尿病患者"久病成良医"，可以自行调整药物剂量吗？	125

105	糖尿病病情稳定后就不用定期复查了吗?	126
106	糖尿病会影响寿命吗?	126
107	糖尿病能彻底治愈吗?	127

PART 2　糖尿病患者的饮食控制

108	营养和血糖控制哪个更为重要?	130
109	控制饮食就是少吃饭吗?	130
110	如何准确测量自身饮食摄入?	131
111	如何有效控制早餐后的血糖?	132
112	预防糖尿病为何需要补充锌和铬?	133
113	无糖食品可以随便吃吗?	134
114	糖尿病患者应远离哪些食物?	134
115	糖尿病患者能喝杂粮粥吗?	135
116	吃苦瓜、南瓜等食物降糖靠谱吗?	136
117	水果含糖量高,糖尿病患者不能吃吗?	136
118	不甜的水果可以多吃些吗?	137
119	馒头、米饭和面条,哪种会快速升血糖?	137
120	如何理解低GI食物?	138
121	如何选择合适的蛋白质来源?	139
122	是否可以多吃蔬菜而不限制摄入量?	139
123	糖尿病患者可以吃淀粉类食物吗?	139
124	糖尿病患者可以喝茶吗?	140
125	糖尿病患者可以喝咖啡吗?	140
126	糖尿病患者可以喝苏打水吗?	141
127	糖尿病患者可以吃零食吗?可以用哪些食物代替零食?	142
128	糖尿病患者想喝饮料了怎么办?哪些饮品可以代替含糖饮料?	144
129	为什么糖尿病患者需要摄入膳食纤维?	146

130	糖尿病患者为什么要戒烟限酒？	146
131	糖尿病患者一天最多可以喝多少酒？	148
132	不同的酒对糖尿病患者健康的影响有区别吗？糖尿病患者如何选择合适的酒？	148
133	糖尿病患者如何限制脂肪摄入？	150
134	逢年过节聚餐时，糖尿病患者该怎么吃呢？	151
135	在餐厅应当如何选择食物呢？	152
136	蛋黄的胆固醇含量高，糖尿病患者能吃吗？	152
137	植物油富含不饱和脂肪酸，可以随意摄入吗？	153
138	都说白肉好，能用白肉完全代替红肉吗？	153
139	乳糖不耐受的糖尿病患者怎么喝牛奶？	154
140	为了控制多尿，要少喝水吗？	155
141	控制饮食后，糖尿病患者感觉饿了怎么办？	155
142	1 U 胰岛素可以处理多少克碳水化合物？	156
143	糖尿病患者出现低血糖时，选择什么食物更合适？	157
144	饮用咖啡对糖尿病患者有何影响？	159
145	糖尿病患者能否饮用果汁？	161
146	糖尿病患者如何有效控制咸食的摄入？	162
147	糖尿病患者如何用食物交换法进行饮食管理？	164
148	节食减重对糖尿病的控制有利吗？	165
149	什么是医学营养治疗？	167
150	如何计算每天需要摄入的总能量？	167
151	糖尿病患者饮食的营养成分如何分配？	168
152	糖尿病患者的三餐如何分配？	169
153	糖尿病患者如何通过饮食控制妊娠期血糖？	169
154	甜味剂是糖吗？人工甜味剂、天然甜味剂和糖有什么关系？	170
155	摄入人工甜味剂会影响血糖吗？	172
156	摄入天然甜味剂会影响血糖吗？	173

157	常见的糖对糖尿病患者的影响有什么不同吗?	175
158	有什么适合糖尿病患者的药膳和代茶饮吗?	176
159	妊娠糖尿病患者饮食过量应该怎么办?	178
160	糖尿病患者应该怎么吃谷类制品?	179
161	"少吃些甜食不会使血糖增高"的说法对吗?	180
162	如何既能吃饱又能控制血糖?	180
163	得了糖尿病后,要控制盐的摄入吗?	181
164	控制血糖的同时如何兼顾营养?	181
165	妊娠糖尿病与其他糖尿病在饮食控制上有何区别?	182
166	在妊娠期如何在保持体重健康增长的同时管理妊娠糖尿病?	182
167	糖尿病患者出现消瘦和营养不良时应该怎么吃?	183
168	有哪些适合糖尿病患者的药膳?	184
169	多吃降糖药是否可以不控制饮食?	184
170	血糖恢复正常就可以停药了吗?	185
171	只吃素不吃荤就可以控制血糖了吗?	186
172	得了糖尿病后就什么水果都不能吃了吗?	187
173	糖尿病患者能吃米饭吗?	188
174	饥饿时服用降糖药可以赶走饥饿感吗?	189
175	不吃早餐,餐次减少,总量不减,有利于降血糖吗?	190
176	糖尿病患者能吃外卖吗?	191
177	血糖控制在一定水平即可放松饮食治疗了吗?	191
178	"吃糖尿病食品不会使血糖增高"的说法对吗?	192
179	过于严格地控制饮食对糖尿病患者好吗?	192
180	糖尿病患者能喝粥吗?	193
181	常吃南瓜、山药对降糖有好处吗?	193
182	遇到低血糖时就大量进食,这样对吗?	193
183	粗粮可以降糖吗?	194
184	糖尿病患者不吃主食,多吃肉类,有利于控制血糖吗?	195

| 185 | 花生瓜子不离口，多吃坚果类食物饱腹，这样对吗？ | 196 |
| 186 | 发病初期有多饮、多尿的症状，应该限制饮水吗？ | 197 |

PART 3　糖尿病患者该如何运动

187	运动能给糖尿病患者带来什么好处？	200
188	糖尿病患者运动应遵循什么原则？	200
189	在哪些情况下不建议糖尿病患者运动？	201
190	糖尿病患者如何选择适合自己的运动方式？	201
191	如何通过运动控制体重？	202
192	运动前应该做哪些准备？	202
193	空腹运动效果好吗？	203
194	运动强度与控糖效果有关系吗？	204
195	糖尿病患者是否都需要日行万步呢？	205
196	出现哪些情况应停止运动？	206
197	如何判断自己的运动强度是否合适？	207
198	运动后可以立即休息吗？	208
199	做家务能代替运动吗？	208
200	如何预防运动中出现低血糖？出现低血糖怎么办？	209
201	糖尿病患者如何减少运动中的不适？	210
202	糖尿病患者在运动中如何补水？	211
203	糖尿病患者如何正确处理运动损伤？	212
204	糖尿病患者如何根据运动情况来调整用药量？	214
205	糖尿病患者如何确定合理的运动频率？	214
206	糖尿病孕妇适合做什么运动？	216
207	老年糖尿病患者应该怎样运动？	217
208	不同类型的糖尿病患者在运动选择上有何区别？	218
209	运动影响糖尿病患者胰岛素敏感性的机制是什么？	219

210	糖尿病患者如何预防运动伤害？	219
211	间歇高强度训练（HIIT）适合糖尿病患者吗？	220
212	糖尿病患者在寒冷或炎热天气中运动时需要注意什么？	220
213	力量训练对糖尿病患者有哪些益处？如何安全进行？	221
214	糖尿病患者如何在旅行期间保持运动习惯？	221
215	家庭运动环境对糖尿病患者运动坚持性的影响如何？	222
216	糖尿病患者如何结合日常活动增加运动量？	223
217	运动对糖尿病患者心理健康的积极作用有哪些？	223
218	糖尿病患者在进行耐力运动时，如何避免过度训练？	224
219	糖尿病患者在运动前后如何调整饮食，以确保血糖稳定？	225
220	糖尿病患者在进行水中运动时有哪些需要特别注意的事项？	225
221	团体运动对糖尿病患者的社交和心理有哪些积极影响？	226
222	糖尿病患者进行灵活性训练有哪些益处和注意事项？	227
223	如何根据糖尿病患者的并发症情况定制运动个性化计划？	228
224	糖尿病患者在运动过程中如何通过监测心率来评估运动强度？	229
225	家庭健身器材对糖尿病患者在家进行运动有哪些帮助？	229
226	糖尿病患者在运动过程中如何预防脱水？	230
227	如何提高糖尿病患者对运动疗法的依从性？	231
228	老年糖尿病患者可以选择哪些运动？	232
229	八段锦对糖尿病患者有好处吗？	232
230	糖尿病患者应该在早晨还是傍晚运动？	233
231	妊娠糖尿病患者的运动计划是否需要随时间调整？	233
232	糖尿病患者运动完饿了怎么办？	233
233	糖尿病患者该做有氧运动还是无氧运动？	234
234	糖尿病患者需要做柔韧性或平衡性运动吗？	234
235	糖尿病患者做单一类别运动好还是多类别运动好？	235
236	做什么样的运动对运动期间血糖稳定性比较好？	235
237	糖尿病患者能参加极限运动吗？	235

238	糖尿病肾病患者也能进行运动吗？	236
239	糖尿病周围神经病变患者应如何进行运动？	236
240	糖尿病患者合并高血压时应如何运动？	236
241	糖尿病患者是否需要去医院开具专业的运动处方？	237
242	运动结合冥想和呼吸练习对糖尿病患者有益处吗？	237
243	妊娠糖尿病患者运动时如何监测胎儿情况来确保安全？	238
244	糖尿病患者可以用日常工作代替运动吗？	238
245	糖尿病患者能进行剧烈运动吗？	239
246	每次运动量多一点但间隔时间长一些可以吗？	240
247	血糖越高，越应该主动增加运动量吗？	241

PART 4　中医防治糖尿病

248	中医是如何定义糖尿病的？	244
249	中医认为糖尿病的病因有哪些？	244
250	《黄帝内经》是如何论述消渴的？	245
251	医圣张仲景是如何论述消渴的？	245
252	历代医家对消渴的论治都提出了什么理论？	246
253	中医如何认识糖尿病的病机？	247
254	中医如何认识糖尿病并发症？	248
255	古代中医是怎么治疗糖尿病的？	249
256	对于糖尿病前期，中医有什么好方法吗？	249
257	中医药可以根治糖尿病吗？	249
258	中药可以完全替代口服降糖药或胰岛素吗？	250
259	中医治疗糖尿病的优势和不足是什么？	250
260	治疗糖尿病常用的单味中药有哪些？	251
261	治疗糖尿病常用的中药方剂有哪些？	251
262	如何正确煎煮中药汤剂？	252

263	怎样服用中药汤剂才恰当？	253
264	中医是怎样辨证治疗糖尿病的？	254
265	中医如何辨证治疗糖尿病神经病变导致的"汗症"？	256
266	中医怎样辨证治疗糖尿病患者双足发凉、疼痛？	257
267	如何谨慎合理地使用中草药治疗糖尿病？	258
268	用于治疗糖尿病的中成药剂型种类有哪些？	259
269	糖尿病患者喝不下汤药，可以选择吃蜜丸吗？	260
270	如何选择治疗糖尿病的中成药？	260
271	如何保管治疗糖尿病的中成药？	262
272	中医功法对糖尿病的治疗有没有作用？	263
273	中药汤剂和现代中成药用于糖尿病治疗的区别是什么？	264
274	糖尿病患者长期使用中药是否安全？	265
275	糖尿病患者的中医体质类型有何重要性？	266
276	针对糖尿病的中医外治法有哪些？	268
277	针灸、推拿等外治法治疗糖尿病有效吗？	270
278	在家里可以为糖尿病患者做推拿吗？需要注意什么呢？	271
279	糖尿病患者可以自己进行耳穴压豆吗？	274
280	中医对糖尿病足有何治疗方法？	277
281	中医"治未病"理论对糖尿病的预防有何意义？	279
282	中医药在逆转糖尿病前期的过程中能发挥哪些作用？	280
283	中医如何看待糖尿病患者的体质与病情的关系？	281
284	针灸治疗糖尿病的具体选穴原则是什么？	282
285	有哪些防治糖尿病并发症的中医特色疗法？	282
286	如何结合季节变化调整糖尿病患者的中医治疗方案？	283
287	中医如何理解情志因素在糖尿病中的作用？	283
288	中药复方与单味中药治疗糖尿病有差异吗？	284
289	中医如何评估糖尿病患者的治疗效果？	284
290	糖尿病患者在服用中药期间需要注意哪些饮食禁忌？	285

291	中医如何运用五行理论指导糖尿病的辨证施治？	285
292	对于老年糖尿病患者，中医有哪些特殊的防治策略？	286
293	2型糖尿病患者常见的中医证候是什么？	286
294	糖尿病患者可以泡脚吗？	288
295	糖尿病患者能喝黄芪、党参等补气吗？	289
296	糖尿病患者如何根据自己的体质类型进行中医食养和生活调摄？	290
297	中医治疗糖尿病，目标是降血糖吗？	291
298	治疗糖尿病时，如何平衡中药治疗和西药治疗的关系？	292
299	中药结合针灸、推拿等外治法治疗糖尿病有效吗？	293
300	中医有针对糖尿病患者心理和情志进行调节的治疗方法吗？	293
301	为什么不同糖尿病患者的中医的治法也不同？	294
302	在接受中医治疗时，糖尿病患者如何相互交流经验，互相支持？	295
303	糖尿病患者如何选择合适的中医师和医疗机构？	295
304	妊娠糖尿病患者能寻求中医治疗吗？	296
305	妊娠糖尿病能喝中药吗？对胎儿有影响吗？	297
306	中医治疗能否预防和治疗妊娠糖尿病可能出现的并发症？	298
307	妊娠糖尿病患者喝中药的同时还需要胰岛素治疗吗？	300
308	古之消渴与今之糖尿病的区别联系是什么？	300
309	如何理解中医的辨证论治？	301
310	中医的"辨病"和"辨证"是什么？	302
311	中医的"异病同治"是什么？	302
312	"中药只能辅助治疗糖尿病"的说法对吗？	303
313	"只有中医才能治好糖尿病"的说法对吗？	303
314	糖尿病患者服用中药后，也需要饮食运动管理吗？	304
315	小偏方可以治疗糖尿病吗？	304
316	贵的中药就效果好吗？	304
317	中药是绝对安全的，没有不良反应吗？	305
318	病友用的中药方效果很好，我可以拿来用吗？	305

319	得了糖尿病，只吃中药，不吃西药行吗？	306
320	规律服用中药后，西药可以减一减吗？	306
321	中药总比西药好吗？	306
322	中药保健品和中医中药有什么关系？	307
323	宣称"2个疗程根治糖尿病"的中药保健品可以用吗？	308
324	如何识别假中医？	308
325	糖尿病患者消瘦、乏力，能用冬虫夏草、人参等补品吗？	309
326	久病患者自学中医，根据理论开方治病能行吗？	310

PART 5 糖尿病的监测与诊断

327	糖尿病的可疑信号有哪些？	312
328	有多饮、多尿的症状就一定是糖尿病吗？	312
329	需要做哪些检查才能确定是否患了糖尿病？	312
330	检测糖化血红蛋白有何意义？	313
331	什么是C肽？C肽测定有何意义？	313
332	如何进行口服葡萄糖耐量试验？	313
333	糖尿病患者平时需要监测哪些指标？	314
334	测尿糖对诊断糖尿病有意义吗？	314
335	为什么既要监测空腹血糖，又要监测餐后血糖？	315
336	糖尿病患者每天都要测血糖吗？	316
337	怎样选购血糖仪？	317
338	怎样使用血糖仪？	318
339	妊娠糖尿病患者每天测几次血糖？	318
340	为什么糖尿病患者测血糖前2天要停服维生素C？	319
341	为什么在家和在医院测的血糖值不一样？	319
342	血糖仪试纸如何存放？	321
343	餐后2小时血糖是指用餐2小时后的血糖吗？	321

344 在6:00~8:00测空腹血糖最准确吗? ……………………… 321
345 不用扎手指、可全天监测血糖的动态血糖仪好不好? ……… 322
346 都说糖化血红蛋白是评估血糖控制水平的金标准,是不是测了这个就不用测其他项目了? …………………………………… 322
347 多久测一次糖化血红蛋白合适? ……………………………… 323
348 糖尿病患者定期查肝肾功能有必要吗? ……………………… 323
349 预防糖尿病有什么重要意义? ………………………………… 325
350 为什么说最好的医生是自己? ………………………………… 326
351 连续血糖监测(CGM)对糖尿病管理有何意义? …………… 327
352 糖尿病患者如何判断自己多久需要测一次血脂? …………… 328
353 糖化血红蛋白检测和血糖监测做一个就够了吗? …………… 329
354 喝葡萄水做糖耐量试验会损伤胰腺、胰岛吗? ……………… 329
355 空腹血糖正常就一定没有糖尿病吗? ………………………… 330
356 血糖降得越快越好吗? ………………………………………… 330
357 血糖升上来就吃药,降下去就停药,这样可以吗? ………… 331
358 为了得到理想的血糖监测值,检查前过分控制饮食可以吗? … 331
359 只做空腹血糖检查,餐后血糖可以少查或不查吗? ………… 332
360 尿糖阴性能说明病情已经控制了吗? ………………………… 332

PART 1

认识糖尿病

1 什么是糖尿病?

糖尿病是由体内胰岛素相对或绝对不足引起的,以一系列高糖毒性状态为主要表现的慢性代谢性疾病。这种高糖毒性状态引发体内的代谢紊乱,长此以往,会引起相应组织器官的一系列并发症。糖尿病的典型症状是"三多一少",即多饮、多尿、多食和体重下降。此外,患者还可能出现疲乏无力、视力模糊、皮肤瘙痒等不典型症状。久病患者可能会有眼、肾、神经、心脏、血管等组织器官的慢性进行性病变、功能减退甚至衰竭,并有可能出现急性严重代谢紊乱。

正常人的空腹血糖范围是 3.9~6.1 毫摩尔/升(mmol/L),而餐后 2 小时的血糖范围则是 3.3~7.8 mmol/L。糖尿病的诊断主要结合症状、空腹血糖、餐后 2 小时血糖以及糖化血红蛋白(HbA1c)进行综合判断,满足以下三点中的任何两点即可诊断糖尿病:①空腹血糖 ≥ 7.0 mmol/L;②糖化血红蛋白 ≥ 6.5%;③口服葡萄糖耐量试验(OGTT)结果异常,即将 75 g 葡萄糖粉放入 300 mL 的纯净水中,充分混合后饮用,饮用后 2 小时抽血,测得血糖水平 ≥ 11.1 mmol/L。

2 什么是胰岛素?胰岛素有什么作用?

胰岛素是由胰腺内的胰岛 β 细胞受内源性或外源性物质如葡萄糖、乳糖、核糖、精氨酸、胰高血糖素等的刺激而分泌的一种蛋白质激素。胰岛素是机体内唯一降低血糖的激素,同时促进糖原、脂肪、蛋白质合成。外源性胰岛素主要用来治疗糖尿病。

胰岛素的作用:

(1) 调节血糖水平:

①促进葡萄糖的摄取和利用:

肌肉和脂肪细胞:胰岛素通过与细胞膜上的胰岛素受体结合,激活葡萄糖转运蛋白4(GLUT4),使细胞对葡萄糖的摄取增加,降低血糖。

肝脏:胰岛素抑制肝脏的糖原分解和糖异生过程,减少葡萄糖的产生,从而降低血糖。

②促进糖原合成:胰岛素促进肝脏和肌肉细胞将多余的葡萄糖转化为糖原储存,以便在需要时释放。

(2) 调节脂肪代谢:

①抑制脂肪分解:胰岛素通过抑制激素敏感性脂肪酶(HSL)的活性,减少脂肪细胞内三酰甘油的分解,降低游离脂肪酸的释放。

②促进脂肪合成:胰岛素激活脂肪酸合成酶,促进脂肪酸的合成和脂肪储存。

(3) 调节蛋白质代谢:

①促进蛋白质合成:胰岛素通过激活蛋白激酶B(PKB,也称为Akt)途径促进蛋白质合成,有利于肌肉生长和修复。

②抑制蛋白质分解:胰岛素能降低蛋白质分解速率,维持体内氨基酸平衡。

(4) 调节细胞生长和分化:

①促进细胞增殖:胰岛素通过激活PI3K/Akt途径促进细胞周期进程,从而促进细胞增殖。

②影响细胞分化:胰岛素在胚胎发育和细胞分化过程中发挥重要作用,如促进神经细胞和肌肉细胞的分化。

（5）调节电解质和水分平衡：

①促进钠离子和水的重吸收：胰岛素作用于肾脏，促进钠离子和水的重吸收，增加血容量。

②调节钾离子平衡：胰岛素促进细胞摄取钾离子，维持血钾平衡。

（6）调节内分泌功能：

①抑制胰高血糖素的分泌：胰岛素通过负反馈机制，抑制胰高血糖素的分泌，降低血糖。

②影响其他激素的分泌：胰岛素与其他激素（如生长激素、皮质醇等）相互作用，共同调节体内代谢。

（7）调节食欲和能量平衡：

①抑制食欲：胰岛素通过影响中枢神经系统，降低食欲，减少食物摄入。

②调节能量消耗：胰岛素影响棕色脂肪细胞的活性，调节能量消耗。

3 1型糖尿病和2型糖尿病的区别是什么？

1型糖尿病和2型糖尿病是两种最常见的糖尿病类型，它们在病因、发病机制、临床特征、治疗等方面存在显著差异。

（1）病因和发病机制：

① 1型糖尿病：

自身免疫性疾病：患者的免疫系统错误地攻击并破坏胰岛 β 细胞，这些细胞负责生产胰岛素。

遗传因素：某些基因变异可能增加患1型糖尿病的风险。

环境因素：如病毒感染可能触发或加速疾病的进程。

② 2 型糖尿病：

胰岛素抵抗：身体组织对胰岛素的反应减弱，需要更多的胰岛素来降低血糖。

β细胞功能衰竭：随着时间的推移，胰岛β细胞无法产生足够的胰岛素来克服胰岛素抵抗。

遗传因素：家族史和基因变异是 2 型糖尿病的重要风险因素。

生活方式：肥胖、缺乏运动、不健康的饮食习惯是 2 型糖尿病的主要诱因。

（2）临床特征：

① 1 型糖尿病：通常在儿童或青少年时期发病，但也可以在任何年龄发生。病情发展迅速，症状通常明显，如频繁小便、极度口渴、体重迅速下降。患者几乎总是需要胰岛素治疗来维持生命。

② 2 型糖尿病：多在成人期发病，尤其中年以后，但目前在儿童和青少年中的发病率呈上升趋势。发展较慢，早期症状可能不明显，很多人在诊断时已经存在并发症。最初可以通过饮食、运动和口服药物控制，但随着病情进展，部分患者可能需要胰岛素治疗。

（3）治疗：

① 1 型糖尿病：必须使用胰岛素治疗，通常通过注射或胰岛素泵，还需要密切监测血糖，调整胰岛素剂量。

② 2 型糖尿病：首选治疗通常是通过生活方式的改变控制血糖，如饮食和运动等。另外，口服降糖药物可能足以控制血糖，但随着病情的进展，可能也需要胰岛素或其他药物。

两种类型的糖尿病如果控制不佳，都可能引发相似的并发症，如心血管疾病、肾病、神经病变和视网膜病变。但由于 1 型糖尿病患者通常发病年龄较小，病程较长，因此并发症出现可能更早。

总的来说，1型糖尿病是一种自身免疫性疾病，通常需要立即和终身的胰岛素治疗；2型糖尿病与胰岛素抵抗有关，治疗手段多样，但可能需要随病情进展调整治疗方案。

4 如何判断您现在处于糖尿病阶段还是糖尿病前期？

糖尿病前期指在糖尿病确诊之前的一个阶段，包括空腹血糖受损（IFG）和糖耐量受损（IGT）两种情况。几乎所有的2型糖尿病患者发病前都要经过IGT阶段，而这个阶段是糖尿病唯一可逆的阶段。然而，由于患者对这个阶段的重视不足，往往错过了糖尿病逆转的黄金时期。

根据诊断标准，IFG的血糖水平范围是6.1~6.9 mmol/L，而IGT的血糖水平范围是7.8~11.0 mmol/L。这些标准可以帮助医生和患者更准确地诊断和治疗糖尿病前期患者，从而更好地管理疾病，预防糖尿病的发生和发展。

糖代谢状态	空腹血浆葡萄糖	餐后2小时血糖
IFG	6.1~6.9 mmol/L	<7.8 mmol/L
IGT	<6.9 mmol/L	7.8~11.1 mmol/L

5 出现哪些症状要警惕患糖尿病的可能？

（1）感觉比平时更口渴：有持续性的口渴感以及频繁的饮水需求。

（2）尿频：小便次数增多，尤其是夜尿增多，尿液可能会带有甜味或颜色加深。

（3）体重下降：在没有改变饮食或运动习惯的前提下，体重明显下降，特别是食欲增加而体重下降者更应警惕。

（4）感觉疲惫：体重下降时可能会伴体力下降或者精神不振。

（5）情绪变化：如紧张、焦虑、抑郁、易怒、情绪低落等，并且情绪变化往往具有突发性和不可预测性。

（6）视力减退：可能会出现视物模糊、视力波动，视物模糊常会随血糖水平的改变而波动，具有突发性、暂时性和反复性。

（7）伤口愈合缓慢或易感染：与正常人相比，伤口愈合所需要的时间更长，并且容易发生感染，出现红肿等表现。

（8）认知功能障碍：记忆力减退、注意力不集中等。

6 如何衡量自身的糖尿病风险？

在《中国2型糖尿病防治指南》（2024）中，根据我国成人糖尿病和代谢综合征的流行病学调查制订了《中国糖尿病风险评分表》，应用此表判断糖尿病的最佳切点是评分等于25分，总分≥25分者为糖尿病高危人群，应进行OGTT检查，以明确其糖代谢状态。

中国糖尿病风险评分表

评分指标	分值
年龄/岁	
20~24	0
25~34	4
35~39	8

（续表）

评分指标	分值
40~44	11
45~49	12
50~54	13
55~59	15
60~64	16
65~74	18
收缩压 /mmHg	
<110	0
110~119	1
120~129	3
130~139	6
140~149	7
150~159	8
≥ 160	10
体重指数 /（kg·m^{-2}）	
<22.0	0
22.0~23.9	1
24.0~29.9	3
≥ 30	5
腰围 /cm	
男 <75.0，女 <70.0	0
男 75.0~79.9，女 70.0~74.9	3
男 80.0~84.9，女 75.0~79.9	5
男 85.0~89.9，女 80.0~84.9	7
男 90.0~94.9，女 85.0~89.9	8
男 ≥ 95.0，女 ≥ 90.0	10

（续表）

评分指标	分值
糖尿病家族史（父母、同胞、子女）	
无	0
有	6
性别	
女	0
男	2

诊断为糖尿病前期后，患者还可以恢复正常吗？

可以的，通过生活方式调整或者药物干预，糖尿病前期患者是有希望治愈的。

对于糖尿病前期，关键在于通过一系列措施来预防或延缓其进一步发展成为糖尿病。首先，我们强调的是生活方式的调整，包括两个核心方面：一是合理控制饮食，确保摄入的食物种类和数量都符合健康标准；二是保持适度的运动，通过身体活动来促进血糖保持稳定。

然而，如果调整生活方式无法使血糖水平得到有效控制，那么药物干预就成了必要，可以在医生的指导下选择合适的药物来辅助控制血糖。目前，阿卡波糖和二甲双胍被认为是糖尿病前期管理的有效药物。另外，很多的中医疗法也被证明在糖尿病前期有很好的控制、逆转作用。

中医中药治疗糖尿病前期注重整体调节，通过辨证施治，针对患者的具体病情和体质状况，采用个性化治疗方案。中医药能够有效缓解或消除糖尿病前期的一些不适症状，如口干口渴、乏力、多食易饥等。这些症状虽然不一定与血糖水平直接相关，但严重影响患者的生活质量。中医药通过整体调节，可以缓解或消除这些症状，提高患者的生活质量。

糖尿病可以治愈吗？

（1）1型糖尿病：由于1型糖尿病患者的胰岛β细胞几乎完全破坏，目前尚无法通过药物治疗恢复胰岛素分泌功能。1型糖尿病的治疗主要为胰岛素替代疗法，即通过注射或胰岛素泵持续输注胰岛素来控制血糖。因此，1型糖尿病目前尚无法治愈。虽然胰岛细胞移植和干细胞治疗等新兴技术显示了一定潜力，但这些方法仍处于研究阶段，尚未广泛应用于临床。

（2）2型糖尿病：2型糖尿病的治疗较为复杂，包括生活方式干预、口服降糖药物和胰岛素治疗。治疗目标是控制血糖水平，减少并发症的风险。对于2型糖尿病，在部分患者中，早期通过严格的饮食控制、运动和减重可以使胰岛素抵抗得到显著改善，血糖水平恢复正常，达到所谓的"逆转"状态。然而，这并不意味着糖尿病已经彻底治愈，因为一旦停止生活方式干预，血糖水平可能会再次升高。

（3）妊娠糖尿病：妊娠糖尿病的治疗主要包括饮食控制、适度运动和必要时使用胰岛素。多数妊娠糖尿病患者分娩后血糖可恢复正常，但患者未来患2型糖尿病的风险增加，因此，妊娠糖尿病患者在产后需要进行生活方式干预和定期血糖监测。

（4）治愈糖尿病的挑战：

①胰岛β细胞破坏不可逆：对于1型糖尿病，胰岛β细胞的破坏是永久性的，目前尚无方法使其再生。

②胰岛素抵抗的复杂性：2型糖尿病的胰岛素抵抗机制复杂，涉及多个基因和环境因素。

③生活方式干预的持续性：即在早期通过生活方式干预使2型糖尿

病患者的血糖水平正常化，也需要长期坚持才能维持效果。

（5）糖尿病治疗的新进展：

①胰岛细胞移植：虽然存在排异反应和供体不足等问题，但胰岛细胞移植为1型糖尿病患者带来了治愈的希望。

②干细胞治疗：干细胞技术有望成为治愈糖尿病的新途径，目前正处于积极研究阶段。

③闭环胰岛素输注系统：这种系统可以模拟胰岛细胞的胰岛素分泌，为1型糖尿病患者提供更精确的血糖控制。

④新型降糖药物：如胰高血糖素样肽（GLP）受体激动剂和钠－葡萄糖协同转运蛋白2（SGLT-2）抑制剂等新型药物，为2型糖尿病的治疗提供了更多选择。

随着医学研究的不断深入和新技术的不断涌现，未来治愈糖尿病的可能性正在逐渐增大。然而，这需要时间、资金和全球医学界的共同努力。在此之前，患者和医生应共同努力，通过科学的管理和控制，使糖尿病患者的病情得到有效的控制。

9 糖尿病患者的血糖控制目标是多少？

糖尿病患者的血糖控制目标因人而异，需要根据患者的具体情况（如年龄、病程、并发症、整体健康状况等）来确定个体化的控制目标。以下是一般性的血糖控制目标建议，但患者应遵医嘱，根据医生的指导来确定自己的血糖控制目标。

一般成人糖尿病患者血糖控制目标：①空腹血糖水平范围为4.4~7.0 mmol/L；②餐后2小时血糖＜10.0 mmol/L；③HbA1c≤7.0%。

儿童和青少年糖尿病患者血糖控制目标：①空腹血糖水平范围为 5.0~7.2 mmol/L；②睡前血糖水平范围为 6.1~8.3 mmol/L；③ HbA1c<7.0%，可根据年龄和病情适当放宽。

孕妇糖尿病患者血糖控制目标：①空腹血糖水平范围为 3.3~5.3 mmol/L；②餐后 1 小时血糖 ≤ 7.8 mmol/L；③餐后 2 小时血糖 ≤ 6.7 mmol/L；④ HbA1c 尽可能 <6.0%。

老年糖尿病患者血糖控制目标：①需要更加个体化，通常相对宽松，以减少发生低血糖风险；② HbA1c 一般建议 <7.5%，但对于有严重并发症或预期寿命有限的患者，目标可能更宽松。

血糖控制目标也可能随着新的研究证据和指南的更新而变化，因此，患者应定期与自己的医疗团队沟通，以获取最新的治疗建议。此外，对于有严重低血糖病史、晚期糖尿病并发症、严重心血管疾病或预期寿命有限的患者，血糖控制目标可能会设定得更宽松。

10 2 型糖尿病会遗传吗？

2 型糖尿病有一定的遗传倾向。

（1）遗传因素：2 型糖尿病确实受遗传的影响。研究表明，如果父母中的一方患有 2 型糖尿病，子女的遗传概率介于七分之一和三分之一之间。若父母双方都是 2 型糖尿病患者，那么子女患病的遗传概率会增至一半。

更为显著的是，如果双胞胎中有一方患有糖尿病，另一方患糖尿病的概率可高达 99%。

已经在 2 型糖尿病患者中发现了多种明确定义的基因突变，如胰岛素基因、胰岛素受体基因、葡萄糖激酶基因和线粒体基因等，进一步证实了其遗传性。

（2）环境因素与生活方式：尽管 2 型糖尿病具有遗传性，但环境因素和生活方式也在发病中起着重要作用。即使有遗传背景，通过控制饮食、增强运动和调整生活方式仍然可以有效地预防糖尿病的发生。

肥胖和有不良生活方式的人群患 2 型糖尿病的风险较高。因此，建议对这部分人群定期进行血糖监测，及时进行生活方式的干预。

综上所述，2 型糖尿病确实受遗传的影响，但并非是纯粹的遗传病，环境因素和生活方式在疾病的发生和发展中也起着重要作用。因此，有 2 型糖尿病家族史的人更应该注重生活方式的调整和定期的体检，以降低患病风险。

11　2 型糖尿病会传染吗？

2 型糖尿病不会传染。糖尿病并不是一种传染性疾病，而是一种慢性代谢性疾病。传染性疾病发病通常需要具备传染源、传播途径和易感人群三个条件，而 2 型糖尿病并不满足这些条件。

2 型糖尿病主要是遗传和环境因素共同作用的结果，也与个人的生活方式、饮食习惯、体重等因素有关。因此，即使与 2 型糖尿病患者有密切接触，也不会被传染糖尿病。

需要注意的是，虽然 2 型糖尿病本身不会传染，但同样的不健康的生活方式和饮食习惯等可能会影响家庭成员，从而增加他们患糖尿病的风险。例如，如果家长经常食用高糖、高脂肪的食物，孩子也可能会模仿并养成类似的饮食习惯。同样，如果家庭成员普遍缺乏运动，那么大家可能都会倾向于久坐不动，从而增加患糖尿病的风险。因此，建议家庭成员共同保持良好的生活习惯和饮食习惯，以降低患糖尿病的风险。例如，家庭成员可以一起制订健康饮食计划，选择低糖、低脂、高纤维的食物，并确保饮食均衡；家人可以一起参与运动活动，如散步、慢跑、游泳等，以增加身体活动量，提高代谢率。此外，家庭成员还需要保持规律的作息时间，避免熬夜和过度劳累，这样有助于调节身体内分泌，维持血糖稳定。

12 糖尿病会影响生育吗？

糖尿病作为一种慢性代谢性疾病，不仅影响患者的日常生活和健康，还可能对其生育能力产生一定的影响。

（1）对女性生育的影响：

①月经周期不规律：糖尿病女性的高血糖状态可能会干扰正常的激素平衡，特别是性激素的分泌和调节，可能导致月经周期不规律，甚至停经。月经周期不规律不仅影响女性的生殖健康，还可能降低受孕的机会。

②受孕困难：糖尿病可能对女性的排卵功能产生负面影响，导致排卵不规律或排卵障碍。此外，高血糖还可能影响胚胎的着床过程，进一步降低受孕的机会。

③妊娠并发症：与健康女性相比，糖尿病女性在怀孕期间可能会面临更高的风险，包括流产、胎儿发育异常（如先天性心脏病、神经管缺陷等）、妊娠高血压、巨大儿（由于母体血糖过高，胎儿过度生长）和早产等，不仅威胁母体的健康，还可能对胎儿的生长发育造成不良影响。

④新生儿问题：母亲患糖尿病的婴儿在出生后可能会面临一系列问

题。由于母亲血糖过高，婴儿会过量分泌胰岛素以应对高血糖环境，但在出生后这种环境突然改变，导致血糖水平急剧下降，可能会表现低血糖症状。此外，婴儿发生呼吸窘迫综合征和高胆红素血症等并发症的风险还可能增加。

（2）对男性生育的影响：

①性功能障碍：糖尿病可能会损害供应阴茎的血管和神经，导致男性性功能障碍。最常见的是勃起功能障碍（ED），直接影响男性的性生活质量和生育能力。

②影响精子质量：研究表明，男性糖尿病患者的精子数量和质量可能会受影响。高血糖环境可能对精子的生成和存活产生不利影响，导致精子数量减少、活力下降或形态异常。这些因素都会降低男性的生育能力。

③影响激素水平：糖尿病还可能影响男性的激素水平，进而干扰生育能力。例如，它可能干扰下丘脑—垂体—睾丸轴的正常功能，影响睾酮等性激素的合成和分泌。这些激素水平的紊乱可能对男性的生殖功能产生负面影响。

总之，糖尿病可能会对生育产生一定的影响，但通过良好的血糖控制、适当的医疗管理和健康的生活方式干预，许多女性糖尿病患者仍然能够成功怀孕并拥有健康的宝宝。所以糖尿病患者应定期进行妇科检查或男性生育能力评估，以便及时发现并处理问题；怀孕前应咨询医生，制订合适的孕期管理计划，以确保最佳的生育结果。

13 瘦人得的糖尿病都是 1 型糖尿病吗？

瘦人得的糖尿病并不都是 1 型糖尿病。事实上，2 型糖尿病也可能出现在瘦弱者中。虽然 1 型糖尿病患者中偏瘦的比例较高，但这并不意味着瘦人得的糖尿病都是 1 型糖尿病。同样，2 型糖尿病虽然更常见于肥胖人群，但也有少数瘦弱者会患上此病。瘦人得 2 型糖尿病的原因可能涉及多个方面，包括遗传背景、胰岛功能、自身抗体等。多基因遗传是导致 2 型糖尿病的重要原因之一。即使患者偏瘦，但如果存在多个与 2 型糖尿病相关的遗传变异，也可能增加患病风险。2 型糖尿病患者的胰岛 β 细胞功能可能存在缺陷，导致胰岛素分泌不足或胰岛素抵抗。这种胰岛功能异常并非仅由肥胖引起，瘦人同样可能出现。虽然 1 型糖尿病通常与自身免疫反应相关，表现为胰岛 β 细胞受到破坏和自身抗体阳性，但也有少数 2 型糖尿病患者可能伴有自身免疫反应，这可能与特定的遗传背景和环境因素有关。

14 发生胰岛素抵抗怎么办？

胰岛素抵抗是指身体对胰岛素的反应减弱，导致胰岛素不能有效地促进葡萄糖转化为能量，从而造成血糖水平升高。针对胰岛素抵抗，以下是一些有效的应对策略：

（1）调整饮食结构：选择低碳水饮食，限制碳水化合物的摄取量，可避免血糖高峰。

注意饮食中糖、脂肪、蛋白质三大营养素比例适当，既要保证机体需要的营养，又不因摄入过多而使体重增加。可进食低 GI 的食物，如豆类、粗粮、瘦肉、鱼、坚果等。

（2）增加运动：运动能加强机体有氧代谢，促进能量消耗，增加机体肌肉含量，减少体内脂肪含量。

运动可使机体细胞有效地利用葡萄糖，从而改善胰岛素抵抗。长期科学有规律的运动有助于降低体重，进一步提高胰岛素敏感性。

（3）药物治疗：许多药物具有改善胰岛素敏感性的作用，如吡格列酮等噻唑烷二酮类制剂或二甲双胍。必须在专科医师的指导下用药。

（4）控制血脂和血压：脂代谢紊乱和高血压也会影响胰岛素的敏感性，因此需要纠正脂代谢紊乱和控制血压。

可在医生建议下使用调脂药物和选择适当的降血压药物。

（5）减重：对于超重人群，减轻体重可以显著提高胰岛素敏感性。通过采取低热量饮食和增加运动的方式适当减轻体重。

15 哪些人属于糖尿病的高危人群？

（1）糖尿病前期患者：这一人群的血糖水平已经高于正常范围，但尚未达到糖尿病的诊断标准。如果不进行有效的干预和治疗，很容易进展为糖尿病。

（2）有家族史的人：糖尿病有明显的家族聚集性，如果一个人的直系亲属中有糖尿病患者，那么其患糖尿病的风险也会相应增加。

（3）超重者：超重是糖尿病的主要风险因素之一，特别是中心型肥胖（即腹部肥胖）的人更容易患糖尿病。

（4）生活习惯不健康的人：如长期进食高糖、高脂肪食物，缺乏运动，经常熬夜等，这些不良生活习惯都会增加患糖尿病的风险。

（5）高血压、高血脂患者：这些慢性疾病常常与糖尿病相伴，互为因果，增加了患糖尿病的风险。

（6）年龄因素：随着年龄的增长，尤其是45岁以上的人群，患糖尿病的风险也会相应增加。

（7）有巨大儿（出生体重≥4 kg）生产史，或妊娠糖尿病史的妇女。

（8）高血压（收缩压≥140 mmHg 和/或舒张压≥90 mmHg）或正在接受降压治疗的患者。

（9）动脉粥样硬化性心脑血管疾病患者。

（10）有一过性类固醇糖尿病病史者。

（11）多囊卵巢综合征（PCOS）患者。

（12）长期接受抗精神病药物和/或抗抑郁药物治疗的患者。

需要注意的是，糖尿病的高危人群并不仅限于以上几类，具体情况还需根据个体的身体状况、遗传因素和生活习惯等综合考虑。

16 糖尿病的主要病理生理表现是什么？

（1）糖代谢紊乱：胰岛素分泌不足或利用障碍导致血糖升高，出现高血糖及糖尿。这是糖尿病最基本的病理生理变化。

（2）脂代谢紊乱：糖尿病患者常伴有脂质代谢异常，如高脂血症、高脂蛋白血症等，可能导致血管病变，增加心血管疾病的风险。

（3）蛋白质代谢紊乱：由于胰岛素缺乏或发生胰岛素抵抗，蛋白质合成减少而分解增加，出现负氮平衡。晚期糖尿病患者可能出现低蛋白血症，抵抗力和免疫力下降。

（4）水电酸碱平衡紊乱：糖尿病患者可能出现电解质代谢紊乱，如酮症酸中毒、乳酸性酸中毒等，可能危及生命。

（5）HbA1c异常升高：这是糖尿病患者长期高血糖状态的标志，也是监测血糖控制情况的重要指标。

17 精神因素与糖尿病有关系吗？

精神因素与糖尿病之间确实存在一定的关系，但这种关系并不是直接的因果关系，而是多种因素的相互作用。

（1）精神压力与糖尿病风险：长期的精神压力、焦虑或抑郁等负面情绪可能会影响人体的内分泌系统，导致激素分泌失衡。例如，在精神紧张或激动时，体内会大量分泌升高血糖的激素，如生长激素、去甲肾上腺素、胰升糖素及肾上腺皮质激素等。这些激素的增多可能会导致血糖升高，从而增加糖尿病的风险。

（2）精神因素对胰岛素分泌的影响：胰岛素是体内唯一的降糖激素，其分泌受交感神经控制。焦虑紧张时人体交感神经兴奋，可能会抑制胰岛β细胞分泌胰岛素，从而影响血糖的控制。

（3）精神状态与生活习惯：精神状态不佳可能会影响个人的饮食和运动习惯。例如，情绪低落时可能会导致食欲减退或暴饮暴食，都会对血糖水平产生影响。同时，缺乏运动也会增加患糖尿病的风险。

（4）遗传与环境因素的相互作用：糖尿病是一种由遗传因素和环境因素共同发挥作用的疾病。即使遗传因素存在，通过保持良好的生活习惯和心态，也可以降低糖尿病的发病风险。

综上所述，精神因素与糖尿病之间存在一定的关系，但不是单一的因果关系。为了预防和控制糖尿病，除了关注精神因素外，还需要综合考虑遗传、生活习惯、饮食结构、运动习惯等多方面因素。同时，对于已经患有糖尿病的患者来说，保持良好的精神状态和积极的生活态度也是控制病情的重要方面。

18 引起血糖升高的原因有哪些？

（1）生理性增高：高糖饮食，如摄入过多高糖食物，如泡饭、粥等易吸收的食物，或进食超过身体能量需求，都会导致血糖迅速升高。

情绪激动，如心情烦躁、紧张或焦虑时，可引起糖皮质激素分泌增加，交感神经兴奋，从而使血糖升高。

（2）病理性增高：胰岛素绝对缺乏或身体对胰岛素敏感度降低，导致血糖升高，这是糖尿病患者的常见原因。

甲状腺功能亢进：甲状腺激素分泌过多，加速能量代谢过程，导致血糖水平增加。

药物影响：长期使用某些药物，如噻嗪类利尿剂、口服避孕药、肾上腺糖皮质激素等，可能影响血糖水平。

（3）其他因素：不良生活习惯，如摄入过多高糖食物且运动量过少，或过度紧张和剧烈运动等，都可能导致血糖升高。虽然通常是短暂的轻度升高，但长期维持不良生活习惯可能导致持续性高血糖。

脱水，如长时间在高温环境中或未及时补充水分，可能导致血容量下降和新陈代谢障碍，从而引起血糖升高。

血糖高有一定家族遗传倾向，可能是一种遗传性疾病。因此，基因遗传等先天性因素也是导致血糖升高的一个重要原因。

19 何谓"三多一少"？糖尿病患者常有哪些表现？

"三多一少"是糖尿病患者的典型临床症状，具体指的是：

多尿：血糖过高造成渗透性利尿，导致尿量增多。

多饮：多尿导致体内水分减少，从而引发口渴感，促使患者增加饮水量。

多食：由于营养物质流失和胰岛素分泌障碍，患者经常感到饥饿，食量增加。

体重减少：尽管食量增加，但由于身体不能有效利用葡萄糖，出现身体过度消瘦，体重下降。糖尿病患者每个月的体重可能会下降4~5千克。

除了"三多一少"外，糖尿病患者还可能有以下表现：

手脚麻痹发抖：糖尿病会影响神经末梢，导致手脚麻痹、发抖，甚至夜间抽搐。

身体疲劳感：患者会无故感到全身疲惫，尤其是在运动后更加明显。

视力下降：患者会出现视力模糊、眼疲劳等症状，严重的还可能出现视网膜出血、白内障等。

伤口不容易愈合：由于糖尿病会影响血液循环和免疫系统功能，所以患者身上的伤口很难愈合或者需要较长时间才能愈合。

需要注意的是，"三多一少"虽然是糖尿病的典型症状，但并非所有糖尿病患者都会出现这些症状。因此，如果有疑虑或者出现以上任何症状，应及时就医并进行相关检查，以确诊是否患有糖尿病。

20 为什么肥胖者更容易患糖尿病？

肥胖者更容易患糖尿病的原因可以从多个方面来解释：

（1）不当饮食：肥胖者往往长时间暴饮暴食或经常摄入高糖食物，导致体内脂肪堆积。随着时间的推移，这种饮食习惯会影响个人的代谢功能，从而增加患糖尿病的风险。

（2）生活方式不良：肥胖者更容易出现生活方式不良的情况，如长时间熬夜等，不良的生活方式会影响身体的血液循环，进而诱发糖尿病。此外，缺乏体育锻炼和体力活动也会导致肌肉和脂肪组织对糖的利用减少，从而促使血糖水平增高。

（3）脂肪代谢异常：肥胖者的脂肪细胞增多，会影响身体的脂肪代谢功能，甚至可能诱发胰岛素抵抗，进而增加糖尿病的发病概率。此外，肥胖还可能导致机体对胰岛素敏感性降低，使得血糖更容易升高。

（4）血黏度较高：肥胖者往往同时患有高血压和高脂血症，血黏度也较高，这些都增加了糖尿病的发病风险。血黏度增高可能是由血液中胆固醇、甘油三酯等成分的增加引起的，这些成分与动脉粥样硬化和心血管疾病的发生有关，也与糖尿病的发病有一定联系。

21 糖尿病患者为何容易血脂高呢？

糖尿病患者血糖水平升高时，会导致脂肪细胞分解增加，进而引起血脂升高。这是因为在高血糖状态下，机体试图通过分解脂肪来提供能量，从而导致血脂水平上升。另外，胰岛素抵抗会导致机体对胰岛素的敏感性降低，胰岛β细胞过度分泌胰岛素以维持正常血糖水平。在这种情况下，肝脏摄取葡萄糖减少，但脂蛋白合成和分泌增加，从而导致血清甘油三酯和低密度脂蛋白胆固醇水平升高。

22 糖尿病患者合并高血脂有哪些危害？

（1）加速心脑血管疾病的发展：高血脂（高脂血症），尤其是高胆固醇和高甘油三酯，会导致动脉粥样硬化的进程加快，增加糖尿病患者患心血管疾病的风险，如冠心病、心肌梗死和脑卒中等。

①动脉粥样硬化：高血脂会导致血液中的脂质在血管壁上沉积，形成斑块，使血管壁变厚、变硬，失去弹性，这就是动脉粥样硬化。粥样硬化斑块的形成会减少血管内径，限制血液流动，导致心脏和大脑供血不足。

②冠状动脉疾病：冠状动脉是心脏供血的通道，高血脂导致冠状动脉壁上粥样硬化斑块形成，可能会引起冠状动脉狭窄或阻塞，导致心绞痛、心肌梗死等心脏疾病。

③脑血管疾病：高血脂同样会影响脑部血管，导致脑血管狭窄或阻塞，增加脑卒中的发病风险。

（2）加重糖尿病并发症：高血脂会加重糖尿病患者的大血管和微血管并发症，包括糖尿病肾病、糖尿病视网膜病变和糖尿病足等。

①周围血管疾病：高血脂可能导致四肢的血管狭窄，引起下肢疼痛、麻木、行走困难等症状，严重时可能导致坏疽。

②糖尿病肾病：糖尿病患者合并高血脂可能会导致肾小球硬化、肾小球内皮细胞损伤等，加速肾脏病变的进展，导致肾功能不全甚至肾功

能衰竭。

③糖尿病视网膜病变：高血脂可能会引起视网膜血管阻塞、视网膜渗出和水肿，影响视网膜新生血管形成，增加糖尿病患者视力损害的风险。

④脂肪肝和胆石症：高血脂还可能导致脂肪在肝脏堆积，形成脂肪肝，并增加胆石症的风险。

⑤代谢综合征：糖尿病患者合并高血脂常是代谢综合征的一部分，这是一种包括高血压、肥胖、高血糖和高血脂在内的多种代谢异常的集合，大大增加了心血管疾病的发生风险。

（3）增加胰岛素抵抗：高血脂可以进一步增加胰岛素抵抗，使得糖尿病患者血糖控制更加困难，从而加重糖尿病病情。

23 糖尿病患者为何容易患高血压？

（1）胰岛素抵抗：胰岛素抵抗是糖尿病患者易患高血压的重要原因之一。胰岛素抵抗是指胰岛素作用的靶器官（如肝脏、肌肉、脂肪组织）对胰岛素的敏感性降低，导致胰岛素促进葡萄糖摄取和利用的能力下降。胰岛素抵抗会使胰岛素分泌增加，进而导致肾脏钠潴留、血管收缩、交感神经兴奋等，从而引起血压升高。

（2）血管收缩：胰岛素抵抗使血管平滑肌细胞对胰岛素的敏感性降低，从而导致血管收缩功能异常。血管收缩会使血管内径减小，血流阻力增加，从而引起血压升高。

（3）交感神经兴奋：胰岛素抵抗会使交感神经活动增强，导致心率加快、血压升高。

（4）血管内皮功能障碍：血管内皮细胞具有调节血管张力、抗凝、抗血小板聚集等功能。糖尿病患者血管内皮功能障碍,导致血管舒缩功能异常、血小板聚集增加,从而引起血压升高。

(5)肥胖:肥胖是糖尿病患者高血压的常见原因之一。肥胖者体内脂肪组织过多,导致胰岛素抵抗加重,进而引起血压升高。

(6)水钠代谢异常:糖尿病患者肾脏功能受损,导致水钠代谢异常。水钠潴留会使血容量增加,进而引起血压升高。

(7)遗传因素:糖尿病和高血压具有一定的遗传倾向。研究发现,糖尿病患者亲属中高血压的发病率较高。

(8)生活方式:容易导致糖尿病的不健康生活方式,如高盐高糖饮食、缺乏运动、吸烟、饮酒等,也是导致高血压的重要原因。

24 糖尿病患者合并高血压有哪些危害?

糖尿病患者合并高血压很常见,会对健康构成多方面的严重威胁。高血压的发生主要涉及神经机制、肾脏机制、激素机制、血管机制及胰岛素抵抗等:神经系统功能异常导致交感神经系统活性亢进;肾脏功能异常引起水钠潴留和心排血量增加;激素机制中,肾素-血管紧张素-醛固酮系统的激活是关键;血管结构和功能的变化增加血流阻力;胰岛素抵抗则可能导致血压升高。高血压的危害也是多方面的,涉及心血管系统、神经系统、肾脏、眼睛等多个器官和系统,并对患者的整体健康和生活质量产生不利影响。

(1)心脑血管疾病风险增加:糖尿病患者本身就存在发生心脑血管疾病的高风险,而高血压的加入更是"雪上加霜"。高血压会加重心脏和血管的负担,导致动脉硬化加速,从而增加冠心病、心肌梗死、脑卒中等心脑血管疾病的发病率。这些疾病不仅严重影响患者的生活质量，甚至可能危及生命。

（2）肾脏并发症风险增加：糖尿病和高血压都是造成肾脏损害的危险因素，两者并存对肾脏的损害会更为严重。高血压会增加肾小球内的压力，促进肾小球硬化和肾间质纤维化，从而加速糖尿病肾病的进展。长此以往，患者可能出现蛋白尿、肾功能下降，甚至发展为肾衰竭，需要透析或肾移植治疗。

（3）视网膜并发症风险增加：视网膜病变是常见的糖尿病微血管并发症之一，而高血压会进一步加重视网膜血管的损害。高血压可导致视网膜血管痉挛、硬化和狭窄，从而加重视网膜缺血和缺氧，加速视网膜病变的进展。患者可能出现视力下降、视野缺损，甚至失明。

（4）胰岛素抵抗与血糖控制难度增加：糖尿病合并高血压的患者往往存在胰岛素抵抗，即身体对胰岛素的反应性降低，会导致血糖控制更加困难，需要更高的胰岛素剂量或更多的降糖药物来将血糖维持在正常范围。而胰岛素抵抗本身也会加重高血压和糖尿病的病情，形成恶性循环。

（5）药物不良反应风险与医疗费用增加：糖尿病患者合并高血压通常需要多种药物治疗，包括降糖药、降压药等。多种药物的联合使用可能增加发生不良反应的风险，如低血糖、头晕、乏力等。此外，长期的药物治疗也会给患者带来较大的经济负担，增加医疗费用和医疗资源的消耗。

（6）综合管理与生活方式调整：面对糖尿病合并高血压的严峻挑战，患者需要采取综合的管理措施，包括严格的血糖控制、血压监测、血脂管理、体重控制以及生活方式的调整。患者应该遵循医生的建议，采取合理膳食，减少盐分和脂肪的摄入，增加蔬菜、水果和全谷物的比例；同时加强体育锻炼，保持适度的运动量；戒烟限酒，保持良好的心态和充足的睡眠。

如何同时控制好血糖、血压和血脂？

同时控制好糖尿病患者的血糖、血压和血脂需要综合管理，需要患者、医生以及可能的家庭成员共同努力。

（1）生活方式的调整：

①饮食管理：采用低糖、低盐、低脂、高纤维的饮食模式；限制加工食品和快餐的摄入，减少糖和精制碳水化合物的摄入；增加新鲜蔬菜、水果、全谷物、豆类和坚果的摄入量；控制总热量摄入，维持健康体重。

②规律运动：每周至少进行150分钟的中等强度有氧运动，如快走、游泳或骑自行车；加入力量训练，每周至少2天，以增强肌肉和骨骼保证健康。

③戒烟限酒：戒烟对于控制血糖、血压和血脂都有积极作用；限制乙醇摄入，具体的限制范围可根据个人情况咨询医生。

④减压：通过冥想、深呼吸、瑜伽或其他放松技巧来管理压力。

（2）药物治疗：

①降糖药物：根据医生的指导，使用口服降糖药或胰岛素来控制血糖。

②降压药物：常用的降压药物包括血管紧张素转化酶抑制剂、血管紧张素受体阻滞剂、钙通道阻滞剂、利尿剂和β受体阻滞剂等；可能需要联合使用多种降压药物来达到目标血压。

③降脂药物：他汀类药物是首选的降脂药物，可用于降低低密度脂蛋白胆固醇的水平；在某些情况下，可能还需要使用其他药物，如胆酸结合剂、纤维酸衍生物或烟酸等。

④注意事项：糖尿病患者如果同时合并高血压和高血脂，可能需要

大剂量、多种类联合用药，要注意药物之间的相互作用，警惕不良反应，具体用药方案应该咨询医生，由医生根据实际情况决定。

（3）定期监测和随访：

①血糖监测：进行家庭血糖监测，特别是血糖水平波动范围大或频繁发生血糖水平波动的患者，最好做到每日监测一次空腹血糖和餐后2小时血糖，并记录血糖水平，根据医生的建议调整治疗方案。

②血压监测：每日早晚各测量一次并记录，了解血压控制情况。

③血脂检测：定期进行血脂检测，既往无血脂异常的患者通常每年一次，已经出现异常或高风险者应该在医生建议下加大检测频率。

（4）医疗团队的协作：并发高血脂、高血压的糖尿病患者的治疗通常需要由一个多学科团队来处理，包括内分泌科医生、心血管科医生、运动康复医生、营养师等，应该根据患者的具体情况，为其制订个性化的治疗方案。

（5）健康教育和自我管理：学习有关糖尿病、高血压和高血脂的知识，了解疾病对健康的潜在影响，掌握自我监测和管理技能，如正确使用血糖仪、血压计，了解药物的作用和不良反应。

通过上述综合管理策略，可以有效地控制糖尿病患者的血糖、血压和血脂，从而降低心血管疾病等各种并发症的风险，提高生活质量。患者应与医疗团队保持紧密合作，遵循个性化的治疗方案。

26 糖尿病患者的血压、血脂应该控制在什么范围？

（1）血压控制目标：

①一般成人糖尿病患者：收缩压应控制在小于130 mmHg，舒张压

应控制在小于 80 mmHg。

②老年糖尿病患者或有其他并发症的患者，目标可能会有所不同，应根据医生的建议个性化调整。

（2）血脂控制目标：

①低密度脂蛋白胆固醇：一般糖尿病患者应将低密度脂蛋白胆固醇控制在小于 2.6 mmol/L；对于有心血管疾病或高风险的糖尿病患者，可能需要更严格的控制，如小于 1.8 mmol/L。

②高密度脂蛋白胆固醇：男性糖尿病患者应将高密度脂蛋白胆固醇控制在大于 1.0 mmol/L，女性糖尿病患者应将高密度脂蛋白胆固醇控制在大于 1.3 mmol/L。

③甘油三酯：应控制在小于 1.7 mmol/L。

④非高密度脂蛋白胆固醇：有心血管疾病风险的糖尿病患者，非高密度脂蛋白胆固醇应控制在小于 2.6 mmol/L。

需要注意的是，根据最新的研究结果或指南更新这些目标值可能会有所变化，每位患者的自身状况也有所不同，糖尿病患者应定期检查血压和血脂，并与医生讨论适合自己的个性化治疗目标。

27 糖尿病与甲状腺疾病有关系吗？

糖尿病与甲状腺疾病之间存在一定的联系。

（1）激素相互作用：甲状腺激素在调节人体新陈代谢方面发挥着至关重要的作用，包括对血糖水平的调控。当甲状腺功能出现异常时，无论是亢进还是减退，都可能对血糖控制产生显著影响。甲状腺功能亢进时，甲状腺激素分泌过多会加速糖原分解和糖异生，导致血糖水平升高；

而甲状腺功能减退时，甲状腺激素分泌不足则可能导致胰岛素分泌减少、作用减弱，同样会引起血糖升高。

（2）自身免疫因素：1型糖尿病和某些甲状腺疾病（如格雷夫斯病和桥本甲状腺炎）具有共同的自身免疫性基础，这些疾病的发生通常与机体免疫系统异常有关，导致自身抗体攻击相应的组织或器官。因此，患有其中某种疾病的人可能更容易并发另一种疾病。这种自身免疫性的相互关联增加了糖尿病与甲状腺疾病共患的风险。

（3）甲状腺功能亢进：甲状腺功能亢进时，机体处于高代谢状态，能量消耗增加，同时甲状腺激素还能促进肠道对葡萄糖的吸收和肝糖原的分解，从而导致血糖升高，可能表现为糖耐量异常，甚至可能诱发或加重糖尿病。对于已患糖尿病的患者，甲状腺功能亢进会进一步增加血糖控制的难度，需要更加精细地调整治疗方案。

（4）甲状腺功能减退：甲状腺功能减退则可能导致胰岛素分泌减少和作用减弱，从而降低血糖的利用和储存能力。此外，甲状腺功能减退还可能引起体重增加和血脂异常，这些因素都是糖尿病的危险因素。因此，甲状腺功能减退患者也需要密切关注血糖水平的变化，以及时发现和处理潜在的糖尿病发生风险。

（5）治疗的相互影响：糖尿病和甲状腺疾病的治疗药物可能相互影响，进一步增加了这两种疾病管理的复杂性。例如，治疗甲状腺疾病的某些药物可能影响胰岛素的分泌和作用，从而干扰血糖控制；而某些降糖药物也可能对甲状腺功能产生影响。因此，在治疗过程中，医生需要仔细评估患者的整体情况，制订合理的治疗方案，并密切监测患者的血糖和甲状腺功能指标。

因此，糖尿病患者应该定期进行甲状腺功能的检查，以便早期发现并治疗甲状腺疾病。同样，甲状腺疾病患者也应该注意监测血糖水平，以评估是否存在糖尿病或糖尿病前期的风险。

糖尿病患者为什么容易骨折？

糖尿病患者容易骨折的主要原因有以下几点：

（1）骨代谢紊乱：糖尿病患者的糖代谢紊乱不仅影响血糖水平，还会对骨骼的正常生长和发育产生深远影响。胰岛素对成骨细胞功能有重要的调节作用，能促进骨基质的合成和矿化，有助于维持骨质的正常结构和强度。然而，由于胰岛素的缺乏或抵抗，糖尿病患者成骨细胞的调节功能可能会受到干扰，导致骨质形成减少，质量下降。这种骨代谢紊乱使得骨骼变得更加脆弱，从而增加了骨折的风险。

（2）钙磷代谢紊乱：由于尿糖增加，糖尿病患者常有渗透性利尿现象，导致大量的钙、磷等矿物质自尿中排出。长期如此，患者容易出现钙磷代谢紊乱，进而引发继发性甲状旁腺功能亢进，进一步加速骨质脱钙和骨质疏松的进程，使得骨骼的密度和强度显著降低，从而增加了骨折的可能性。此外，钙、磷等矿物质的缺乏也会影响骨骼的正常生理功能，进一步加剧骨折的风险。

（3）微血管病变：长期的高血糖状态会对血管系统造成损害，特别是微血管系统。高血糖会导致血管内膜受损，血管脆性增加，从而影响骨骼的血液供应。骨骼是高度血管化的组织，其生长和修复过程依赖于充足的血液供应。当骨骼的血液供应不足时，骨细胞的代谢活动会受影响，导致骨骼病变和易于发生骨折。此外，微血管病变还可能引发其他并发症，如糖尿病足等，这些并发症也会间接增加骨折的风险。

（4）神经受损：糖尿病患者的血糖若得不到有效控制，会引发一系列并发症，包括神经受损。神经受损不仅会影响患者的感知和运动功能，还会直接影响骨骼的营养供给。骨骼的营养虽然主要来源于血液，但神经受损时，骨骼的营养供给也会受到限制，导致骨骼变脆。此外，神经受损还可能影响患者的平衡和协调能力，增加跌倒和骨折的风险。

糖尿病患者容易骨折的原因是多方面的，涉及骨代谢、钙磷代谢、微血管病变以及神经受损等多个环节。为了降低骨折的风险，糖尿病患者需要积极控制血糖水平，定期进行骨密度检测，并采取相应的预防措施，如补充钙剂、维生素D等，加强锻炼以提高骨骼强度等。

29 吸烟对糖尿病患者有何危害？

（1）加重血糖、血脂代谢紊乱：糖尿病患者本身就面临着血糖和血脂代谢紊乱，而吸烟无疑会雪上加霜。烟草中的有害物质，如尼古丁和一氧化碳，能够干扰胰岛素的正常作用，导致血糖水平难以控制。同时，吸烟还会影响脂肪代谢，引起高脂血症，进一步加重心血管系统的负担。这种代谢紊乱不仅加剧了糖尿病的病情，还增加了发生其他慢性疾病的风险。

（2）增加心脑血管疾病风险：糖尿病本身就是动脉粥样硬化的危险因素，而吸烟则会显著加快这一进程。烟草中的有害物质会损伤血管内皮，促进血小板聚集，导致血管进一步收缩、痉挛，使血液黏稠度增加。这些变化会严重影响血液循环，使得组织缺血缺氧，加重血管阻塞的风险。长此以往，患者更容易出现心脑血管疾病，如冠心病、脑卒中等，这些疾病不仅严重影响患者生活质量，甚至可能危及生命。

（3）影响胰岛素功能：胰岛素是调节血糖的关键激素，而吸烟却会显著降低胰岛素的敏感性和皮下吸收率。这意味着，即使糖尿病患者增加了胰岛素的用量，也可能无法达到理想的血糖控制效果。长期下来，这种胰岛素抵抗状态会进一步加快糖尿病病情的进展，使得治疗更加困难。

（4）加重糖尿病肾病：糖尿病肾病是糖尿病的常见并发症之一，而吸烟则是其发生和发展的重要推手。研究表明，吸烟的糖尿病患者发生蛋白尿的风险约为非吸烟糖尿病患者的4.5倍。吸烟会加速肾小球硬化和肾小管损伤，导致肾功能逐渐下降，患者最终还可能发展为肾衰竭。这不仅需要长期的透析治疗，还可能增加患者的死亡率。

（5）削弱身体抵抗力：糖尿病患者的免疫力本身就有所下降，而吸烟则会进一步削弱身体的抵抗力。烟草中的有害物质能够抑制免疫细胞的活性，降低机体对病原体的防御能力，使糖尿病患者更容易发生各种感染，如呼吸道感染、尿路感染等。感染不仅会加重糖尿病的病情，还可能引发其他严重的并发症。

30 糖尿病患者为什么容易患心脑血管疾病？

（1）动脉粥样硬化：糖尿病患者常伴脂代谢异常，会加速动脉粥样硬化的形成。动脉粥样硬化会影响血液循环，使得血管变得狭窄，甚至斑块脱落引起血管阻塞，从而增加患者发生脑卒中的风险。

（2）高脂血症：糖尿病患者常伴有脂类代谢异常，表现为血脂水平升高，特别是胆固醇和甘油三酯增高。高脂血症是心脑血管疾病的危险因素之一，因其可以加速动脉粥样硬化的进程。

（3）高血压：高血压也是心脑血管疾病的危险因素。糖尿病患者的高血压患病率较高，高血压和糖尿病共同作用，进一步增加了心脑血管疾病的发生风险。

（4）高血糖：持续的高血糖状态会导致血管内皮细胞受损，是心脑血管病发病的初始环节。高血糖还会引起血液黏稠度增高，血流不畅，从而增加心脑血管疾病的发生概率。

31 糖尿病与胰岛素抵抗有什么关系？

糖尿病与胰岛素抵抗之间存在密切关系，主要体现在以下几个方面：

（1）胰岛素抵抗是糖尿病的重要发病基础：胰岛素抵抗是指各种原因使胰岛素促进葡萄糖摄取和利用的效率下降，常伴有高胰岛素血症，易导致代谢综合征和 2 型糖尿病。这意味着机体对胰岛素不敏感，胰岛素不能正常地发挥降血糖的作用。

胰岛素抵抗是糖尿病，特别是 2 型糖尿病发生和发展的重要因素。由于遗传和后天因素（如肥胖、高龄、缺乏运动等）的影响，机体细胞对胰岛素的敏感性降低，导致胰岛素降血糖的效能降低。为了弥补这一缺陷，胰腺中的 β 细胞会努力分泌更多的胰岛素来使血糖稳定在正常水平，从而形成高胰岛素状态。然而，这种高胰岛素状态反过来会进一步加重胰岛素抵抗，形成恶性循环。随着病程的延长，胰腺 β 细胞可能因功能衰竭而无法分泌足够的胰岛素，最终导致高血糖状态，引发糖尿病。

（2）糖尿病患者的胰岛素抵抗情况：糖尿病患者，尤其是 2 型糖尿病患者，普遍存在胰岛素抵抗现象。研究表明，2 型糖尿病患者胰岛素抵抗的发生率较高，这也是其病情难以控制的一个重要原因。

胰岛素抵抗患者一般无特殊表现，部分患者可能有餐前低血糖反应。

然而，随着病情的发展，他们可能会出现糖尿病的典型症状，如多饮、多尿、多食和体重下降（即"三多一少"）。

（3）胰岛素抵抗与糖尿病并发症的关系：胰岛素抵抗不仅会导致糖尿病的发生和发展，还可能促进糖尿病并发症的发生。例如，胰岛素抵抗可能导致血脂代谢紊乱，从而增加心脑血管疾病的发生风险。此外，胰岛素抵抗还可能导致肾脏损害、神经病变等并发症的发生。

（4）胰岛素抵抗的治疗与糖尿病管理：

①生活方式干预：对于胰岛素抵抗患者来说，生活方式干预是治疗的重要方面，包括保持良好的饮食习惯、适量运动、控制体重等。这些措施有助于提高机体对胰岛素的敏感性，降低胰岛素抵抗的程度。

②药物治疗：对于胰岛素抵抗严重的患者来说，药物治疗也是必要的。常用的药物包括胰岛素增敏剂、降糖药等，有助于提高机体对胰岛素的敏感性。

总而言之，胰岛素抵抗是糖尿病的重要发病基础之一，也是糖尿病患者病情难以控制的一个重要原因。因此，在治疗糖尿病时，需要充分关注胰岛素抵抗的问题并采取有效措施。

32 糖尿病和代谢综合征有什么区别和联系？

（1）糖尿病和代谢综合征之间的区别：在定义和性质上，糖尿病是一种代谢性疾病，以高血糖为特征，是胰岛素分泌不足或作用缺陷引起糖、脂肪及蛋白质等代谢紊乱，属于内分泌系统疾病范畴，并被视为一种具体的疾病状态。代谢综合征则并非一种独立的疾病，而是以肥胖、高血压、高血糖、血脂异常等为主要临床表现的一组复杂的代谢紊乱症候群，描述的是一种病理状态，而不是单一的疾病诊断。

在病因方面，糖尿病主要病因包括遗传因素、免疫功能紊乱、微生物感染及其毒素、自由基毒素、精神因素等，这些因素共同作用导致胰岛功能减退，胰岛素分泌不足或作用缺陷。代谢综合征主要由遗传因素和环境因素共同影响，特别是生活方式不健康或营养过剩，导致体内营养物质的代谢发生紊乱。

在临床表现方面，糖尿病的典型症状包括多尿、多饮、多食和体重下降（"三多一少"），还可能伴有乏力、视力下降、手脚麻木等症状。代谢综合征的常见症状包括腹型肥胖、血脂偏高、身体容易疲乏、容易犯困、容易气喘以及皮肤粗糙暗淡等，反映了体内多种代谢的异常。

在治疗方法方面，糖尿病的治疗需根据病情严重程度，在医生指导下使用口服降糖药（如二甲双胍、格列齐特等）或注射胰岛素来控制血糖；同时，生活方式的调整也至关重要。代谢综合征的治疗需综合考虑多种危险因素，包括饮食控制、适量运动、必要时的药物治疗（如降压药、降脂药等）以及针对具体症状的治疗。

（2）糖尿病和代谢综合征之间的联系：

两者相互促进：糖尿病是代谢综合征的重要组成部分，两者在发病机制上存在相互关联。代谢综合征患者由于多种代谢异常，容易发生糖尿病；糖尿病患者也往往伴有代谢综合征的其他表现。

两者的共同风险因素：肥胖、高血压、高血脂等既是代谢综合征的主要表现，也是糖尿病的重要风险因素。这些因素的存在，会增加个体发生糖尿病和代谢综合征的风险。

两者的生活方式干预：对于糖尿病和代谢综合征患者来说，生活方式的调整都是治疗的重要方面，包括保持健康的饮食习惯、适量运动、控制体重等，有助于提高机体对胰岛素的敏感性，降低血糖和血脂水平。

33 糖尿病患者如何进行心理健康管理？

糖尿病患者进行心理健康管理是一个综合性的过程，涉及多方面的策略和措施。以下是一些关键的建议和方法：

（1）了解疾病，增强信心：

健康教育：通过参加糖尿病教育课程或阅读相关书籍，了解糖尿病的基本知识、治疗方法、并发症的预防等，有助于患者建立对疾病的正确认识，增强自我管理的信心和能力。

接受现实：认识到糖尿病是一种慢性病，需要长期管理和控制，不应过于追求完美和急躁，而是按照医生的建议进行治疗和管理。

（2）积极心态与情绪调节：

保持积极心态：积极的心态对治疗和控制糖尿病非常重要。患者应该尝试寻找生活中的乐趣和积极的事物，培养乐观的心态，减少对负面情绪的专注。

心理调节活动：尝试各种放松技巧，如深呼吸、冥想、瑜伽等，有助于减轻焦虑和压力。此外，参加一些兴趣小组或社交活动，与他人分享经验和感受，也能有效缓解心理压力。

（3）建立支持系统：

家人和朋友的支持：与家人和朋友保持密切联系，分享自己的感受和困扰。他们的支持和鼓励可以帮助患者减轻心理负担，增强战胜疾病的信心。

加入病友会或社交团体：鼓励患者加入糖尿病病友会或相关的社交团体，与经历相似的病友互相交流、分享经验。这种集体支持有助于减轻孤独感，增强患者的社会归属感和自我认同感。

（4）培养健康生活方式：

合理饮食：均衡的饮食对糖尿病患者至关重要。患者应该遵循医生的饮食建议，合理安排每日膳食，避免高糖、高脂肪的食物，多吃蔬菜、水果和全谷类食物。

适量运动：适量的体育锻炼有助于控制血糖，减轻体重，提高心肺功能。患者应该根据自己的身体状况和兴趣爱好选择合适的运动方式，如散步、慢跑、游泳等。

规律作息：保持规律的作息时间有助于稳定血糖水平，改善睡眠质量。患者应该尽量避免熬夜和过度劳累，保证充足的睡眠时间。

（5）寻求专业帮助：

心理咨询：如果患者的心理问题较为严重或持续存在，建议及时寻求心理咨询师的帮助。心理咨询师可以通过专业的心理评估和治疗技术，帮助患者识别和解决心理问题，提高心理健康水平。

与医生保持密切沟通：患者应该定期与医生进行沟通和交流，及时反馈自己的病情和心理状态。医生可以根据患者的具体情况调整治疗方案，提供必要的心理支持和指导。

34 糖尿病对免疫系统有什么影响？

糖尿病对免疫系统的显著影响主要体现在以下几个方面：

（1）免疫功能受损：

免疫细胞功能下降：糖尿病状态下，高血糖会抑制白细胞的功能，降低其对病原体的杀伤能力。同时，长期高血糖还会导致免疫系统中各种细胞和分子的异常表达，使得机体对病原体的防御能力降低。

自身抗体产生增加：糖尿病患者体内可能会出现自身抗体产生增加的情况，这些自身抗体可能攻击自身组织器官，导致自身免疫性疾病的发生。

（2）感染风险增加：

慢性炎症状态：持续存在的高血糖水平会引起一系列炎症介质的释放，包括白介素-6等，导致机体处于慢性炎症状态。这种炎症状态不仅损害血管内皮细胞，还可能促进粥样硬化斑块形成，增加心脑血管疾病的风险。

感染易感性提高：由于免疫功能受损，糖尿病患者更容易受细菌、真菌和其他病原体的侵袭，感染的风险显著增加。这些感染可能发生在呼吸道、泌尿系统等多个部位，严重时甚至可能导致败血症等严重后果。

（3）其他免疫系统相关并发症：

移植排斥反应风险增加：高血糖环境可能会改变移植物表面的抗原表达，使其更易于被宿主免疫系统识别为外来物质，从而加速移植物的排异过程，缩短移植物存活时间。

自身免疫性疾病：由于免疫系统的异常活化和炎症反应的增强，糖尿病患者易发生多种自身免疫性疾病，如自身免疫性甲状腺疾病、风湿性关节炎等。

（4）综合影响：

代谢紊乱：糖尿病患者的胰岛素缺乏或作用不足会导致机体对葡萄糖的利用降低，从而影响免疫功能。此外，胰岛素抵抗还可能导致血糖升高，以及蛋白质、脂肪和碳水化合物的代谢紊乱。

微血管病变：糖尿病患者还可能出现微血管病变，如糖尿病视网膜病变、糖尿病肾病和糖尿病神经病变等。这些病变不仅影响相关器官的功能，还可能通过影响局部血液循环和神经调节等途径间接影响免疫功能。

糖尿病对肝脏有何影响？

糖尿病对肝脏的影响是多方面的，主要有：

（1）肝脏功能受损：糖尿病状态下，长期的高血糖会导致肝细胞受损，进而影响肝脏的正常功能。肝脏在糖代谢中扮演着重要角色，当血糖升高时，肝脏会将其转化为糖原储存起来；当血糖降低时，肝脏又会将糖原转化为葡萄糖释放到血液中，以维持血糖的稳定。然而，在糖尿病状态下，肝脏对葡萄糖的调节能力下降，导致血糖波动加剧，这不仅会加重糖尿病的症状，还会对肝脏造成进一步的损害。

（2）非酒精性脂肪性肝病风险增加：糖尿病患者往往伴有血脂代谢异常，导致脂肪在肝脏中沉积，形成脂肪肝，不仅会影响肝脏的正常功能，还可能进一步发展为肝硬化甚至肝癌。研究显示，糖尿病患者的脂肪肝发病率显著高于非糖尿病患者。

（3）肝脏酶学异常：糖尿病患者的肝脏酶活性常常出现异常，可能与高血糖、高血脂以及胰岛素抵抗等因素有关。肝脏酶学异常可能会导致肝脏解毒能力下降，增加肝脏负担，从而进一步损害肝脏健康。

（4）可能引发肝脏并发症：如果糖尿病患者的病情控制不佳，长期处于高血糖状态，还可能引发一系列肝脏并发症，如肝炎、肝硬化等。这些并发症会进一步加重肝脏损害，影响患者的预后和生活质量。

（5）形成恶性循环：糖尿病与肝功能障碍会互相影响：一方面，糖尿病导致的高血糖和血脂代谢异常会损害肝脏功能；另一方面，肝脏功能受损又会影响胰岛素的分泌和作用，从而加重糖尿病病情。这种恶性循环使得糖尿病患者的肝脏健康问题更加复杂和严重。

因此，为了减轻糖尿病对肝脏的损害，糖尿病患者应定期检查肝功能，积极治疗并发症，高度重视肝脏健康问题，采取积极措施进行管理和治疗以减少对肝脏的损害。

36 糖尿病的慢性并发症有哪些？

糖尿病慢性并发症遍及全身各组织器官，可以单独或以不同组合同时、先后出现，主要包括以下几种。

（1）糖尿病肾脏病变：这是糖尿病患者肾衰竭的主要原因，在糖尿病患者中的发生率为20%~40%。糖尿病患者应每年检测血清肌酐浓度，估算肾小球滤过率。糖尿病肾病患者早期可能无症状，仅在尿液检测时可发现微量蛋白尿，中期可能出现蛋白尿、水肿、高血压，晚期可能出现肾功能不全、贫血、恶心呕吐等，终末期甚至会出现心衰等危急重症。

糖尿病视网膜病变：病程超过10年的糖尿病患者，大部分都合并不同程度的视网膜病变，其是导致糖尿病患者失明的重要原因之一。早期，糖尿病视网膜病变可能没有明显症状，因此定期眼科检查对于早期发现非常重要；中期可能出现视物模糊、视力波动、夜视困难等；晚期可能出现视野缺失、视力突然下降、眼前出现漂浮的小黑点或线状物，甚至视网膜脱落等。

（2）糖尿病性心脏病变：2型糖尿病死于心血管并发症者占70%以上。

①糖尿病性心肌病：可诱发心力衰竭、心律失常、心源性休克和猝死。

②冠心病：糖尿病患冠心病者较非糖尿病者高4倍，病死率高6倍，并且发病年龄早，病情进展快，易发生心肌梗死。因此，糖尿病患者若

出现胸部不适等症状，应及时就医。

③糖尿病心脏自主神经病变：常表现为静息性心动过速、心率固定、直立性低血压等。

（3）糖尿病性脑血管病变：脑血管病变以脑梗死多见，尤其是腔隙性脑梗死、脑血栓形成；其次为脑出血。脑梗死的征兆包括突然的麻木感或无力，通常发生在身体的一侧，包括面部、手臂或腿部；突发混乱或理解困难，可能表现为说话或理解语言困难；突发视力问题，单眼或双眼可能出现视力模糊或视野缺失；突发行走困难，可能表现为平衡失调或协调能力下降；突发严重头痛，与平时不同的头痛，可能伴随恶心或呕吐。脑出血的征兆包括突然的严重头痛，通常被描述为一生中最严重的头痛；呕吐，可能与头痛同时出现；意识丧失，可能会突然失去意识或昏迷；神经系统症状，如偏瘫、面部偏斜、说话困难等。出现以上征兆或有明显其余不适者应及时就医。

（4）糖尿病神经病变：占糖尿病患者的60%以上，以周围神经病变最为常见。

①周围神经病变：特点为多发性、对称性，下肢比上肢严重。早期有肢端感觉异常，如麻木感、灼热感、痛觉过敏或自发疼痛，呈袜套、手套样分布。后期神经损害加重，肌力、肌张力减弱，肌肉萎缩，腱反射可减弱或消失。也可见单一神经受损，如面神经、动眼神经麻痹，表现为面部表情不对称、鼻唇沟变浅、口角歪斜、流涎、上睑下垂，以眼球运动受限、疼痛等。

②自主神经病变：常表现为食管动力障碍、胃食管反流、胃轻瘫、顽固性腹泻、便秘或两者交替出现等胃肠动力障碍，尿潴留、尿失禁等膀胱功能障碍，男性勃起功能障碍、女性性欲降低等性功能障碍，出汗异常也很常见。

（5）糖尿病足：糖尿病足是糖尿病最严重和治疗费用最高的慢性并发症，严重者可导致截肢、残疾。轻者表现为足部畸形、皮肤干燥、发凉等，重者可出现下肢疼痛、间歇性跛行、足部溃疡和坏疽。

（6）其他：白内障是导致糖尿病患者双目失明的重要原因之一。此外，糖尿病患者还常伴有青光眼、视网膜黄斑病变和虹膜睫状体病变等；皮肤病变也很常见，包括皮肤感染、瘙痒和干燥、皮肤敏感度降低、糖尿病性皮疹（如腿部或臀部红色或棕色的小斑点）等；牙周病为糖尿病最常见的口腔并发症，可能出现牙龈出血、牙龈肿胀、牙齿松动、牙齿敏感、牙周脓肿等。

37 如何预防糖尿病慢性并发症？

（1）控制血糖水平：定期监测血糖并将其控制在理想范围内。根据医生的建议，合理使用口服降糖药或胰岛素。

（2）控制血压：将血压控制在 130/80 mmHg 以下，如有必要，应服用降压药物。

（3）控制血脂：通过饮食和药物控制血脂水平，降低心血管疾病的风险。

（4）合理膳食：减少食物中蛋白质的摄入量，特别是动物蛋白。限制盐的摄入量，以降低血压升高的风险。增加膳食纤维的摄入，有助于控制血糖和血脂。多食用富含抗氧化剂和维生素的食物，如深绿色蔬菜、鱼类和坚果，有助于保护眼睛健康。

（5）健康生活方式：戒烟限酒。吸烟是心血管疾病的重要危险因素，戒烟对预防心脑血管疾病至关重要。保持适当的体重，减少肥胖带来的额外负担。定期进行体育活动,增强体质。

（6）定期体检：定期检查尿液中的微量白蛋白,这是早期发现糖尿病肾病的敏感指标。定期进行肾功能检查,包括血清肌酐、尿素氮等。定期进行心血管风险评估,包括心电图、超声心动图、颈动脉超声等检查。定期进行足部检查,包括感觉测试和血管评估。至少每年进行一次全面的眼科检查,如果发现视网膜病变的迹象,可能需要加大检查频率。

（7）避免使用肾毒性药物：避免使用可能对肾脏有损害的药物,如非甾体抗炎药、某些抗生素等。

（8）日常足部护理：每天清洗双脚,用温水和中性肥皂,洗后彻底擦干,尤其是趾间。定期检查双脚,注意任何割伤、水疱、红肿、溃疡或感染等异常情况。定期修剪指甲,避免剪得太短或太圆。

（9）及时治疗已有疾病：泌尿系统感染可能会加重肾脏损害,应尽早治疗。如有足部真菌感染等,也应及时治疗。

（10）保持心理健康：保持良好的心理状态,减轻压力,必要时寻求心理咨询。

38 如何选择合适的鞋袜来预防糖尿病足?

每个人的脚形都不同,所以个人的舒适度是选择鞋袜时最重要的考虑因素。如果有特殊的足部问题,建议及时咨询医生,可能需要定制的鞋子或鞋垫。

（1）选择合适的鞋子：

①试穿时间：尽量在下午或晚上试穿鞋子,因为这时候脚部可能会因为一天的活动而略微膨胀。

②合适的尺寸：确保鞋子既不太紧也不太松。脚趾应有足够的空间活动，鞋跟应牢固，不会滑动。

③鞋型：选择圆头或方头的鞋子，避免尖头鞋，以减少对脚趾的压力。

④鞋面材料：选择透气性好的材料，如皮革或网眼布，以减少脚部出汗和滋生细菌的风险。

⑤鞋底：鞋底应坚固且有良好的抓地力，避免使用薄底或硬底鞋，以减少脚底的压力。

⑥鞋垫和内衬：选择有良好缓冲和支撑性的鞋垫，可以减少足部压力。对于糖尿病患者，可能需要定制鞋垫。

⑦易穿脱：选择容易穿脱的鞋子，如带有魔术贴或扣子的鞋子，避免需要过度挤压脚部才能穿上的鞋子。

（2）选择合适的袜子：

①材质：选择透气、吸汗的材质，如棉、竹纤维或合成纤维混纺。

②尺寸：确保袜子既不太紧也不太松，避免勒痕或摩擦。

③无缝设计：选择无缝或接缝较少的袜子，以减少摩擦和压迫。

④袜口：袜口不宜过紧，以免影响血液循环。

⑤袜底：袜底应有良好的缓冲作用，减少脚底的压力。

⑥颜色：选择浅色袜子，以便及时发现脚部的伤口或感染。

39 糖尿病的急性并发症有哪些？

糖尿病的急性并发症包括酮症酸中毒、糖尿病高血糖高渗性综合征、乳酸性酸中毒等。

（1）酮症酸中毒：本病多见于1型糖尿病患者，在一定诱因下2型糖尿病患者也可发生，常见的诱因有感染、停用或减用胰岛素、饮食失调、外伤、手术、麻醉、急性脑血管疾病、精神因素、妊娠与分娩等。在酮症酸中毒早期，"三多一少"、疲倦等症状加重；酸中毒时则出现食欲减退、恶心、呕吐、极度口渴、尿量增多、呼吸深快、呼气有烂苹果味；后期可有尿少、失水、眼眶下陷、皮肤黏膜干燥、血压下降、心率加快、四肢厥冷；晚期常有不同程度的意识障碍，严重者可昏迷。糖尿病患者若出现酮症酸中毒的早期症状，应及时就医。

（2）糖尿病高血糖高渗性综合征：本病多见于原无糖尿病病史，或仅有轻度症状，通过饮食控制或口服降糖药物治疗的2型糖尿病老年患者。常见诱因有感染、脱水、外伤、手术、急性脑血管疾病、心血管疾病、严重肾脏疾病、使用糖皮质激素或利尿剂等。本病起病缓慢，严重脱水和神经精神症状逐渐出现，表现为迟钝、烦躁或淡漠、嗜睡、幻觉、定向障碍、抽搐、偏瘫，甚至昏迷；晚期尿少甚至尿闭，严重脱水、休克。糖尿病患者出现不明原因的脱水、精神症状时，均应想到本病的可能性，尤其是血压低而尿量多者，均应及时就医，明确或排除本病。

（3）乳酸性酸中毒：本病常见于肝肾功能不全、心衰或服双胍类降糖药的患者，常见症状有厌食、恶心、昏睡、呼吸深快等。

40 糖尿病患者出现昏迷怎么办？

糖尿病患者出现昏迷的原因通常包括酮症酸中毒、高血糖高渗性综合征、乳酸性酸中毒、低血糖等。其中，酮症酸中毒昏迷起病缓慢，一般为2~4天；乳酸性酸中毒导致昏迷起病较急；高血糖高渗性综合征和低血糖导致昏迷起病急，多在数小时内。

糖尿病患者昏迷后通常无法自救，重要的是身边的家人朋友能迅速采取紧急措施。

（1）避免单独行动：在出现可能引起昏迷的糖尿病并发症的征兆后，在进行可能引起低血糖的活动（如长时间锻炼）时，尽量避免单独行动，确保发生危险时有了解患者病情的家人或朋友在身边。

（2）及时拨打急救电话：昏迷通常无法自行处理，发现糖尿病患者昏迷首先应及时拨打120，并保持冷静，等待医护人员的到来。

（3）保持呼吸道通畅：确保患者呼吸道畅通，必要时进行心肺复苏。

（4）避免移动患者：除非有生命危险，否则尽量避免移动昏迷的患者，以免造成进一步的伤害。

（5）提供信息：尽可能向急救人员提供患者的糖尿病病史、正在使用的药物、最近的饮食和胰岛素使用情况等信息。

（6）低血糖情况下立即摄入糖分：昏迷前如果意识到自己出现低血糖症状，应立即摄入可被人体快速吸收的糖类，如方糖、果汁或含糖饮料，条件允许的情况下还可以自备专为处理低血糖而设计的葡萄糖片或葡萄糖凝胶。

41 糖尿病患者容易并发哪些感染？

糖尿病患者由于免疫功能降低，容易并发多种感染，不仅会加重糖尿病的病情，还可能引发严重的并发症。常见的感染包括：

（1）化脓性细菌感染：化脓性细菌感染在糖尿病患者中非常常见，主要发生在皮肤、口腔、呼吸道、泌尿道和胆道等部位：皮肤化脓性感染包括疖、痈等，口腔感染如牙周炎、齿槽脓肿，呼吸道感染如支气管炎、肺炎，尿路感染如膀胱炎、肾盂肾炎，胆道感染如胆囊炎等。这些感染通常病情较重且可能反复发作。慢性感染往往顽固难治，而急性感染则易扩散，可能引发败血症、脓毒血症等严重并发症。

（2）肺结核：糖尿病患者的肺结核发病率比非糖尿病患者高4~5倍。糖尿病合并肺结核的治疗相对复杂，需要采用胰岛素和抗结核药物联合治疗。糖尿病患者的肺结核表现可能不典型且病情进展较快，治疗难度较大。

（3）真菌感染：糖尿病患者发生真菌感染也很常见，主要发生在皮肤、黏膜、肠道、泌尿道和呼吸道等部位：皮肤真菌感染如体癣、甲癣等，黏膜真菌感染如口腔念珠菌病、阴道念珠菌病等，肠道、泌尿道和呼吸道真菌感染则可能导致严重的系统性感染。糖尿病患者的真菌感染往往病情较重且易反复发作，严重的可致死。

42 糖尿病患者如何预防感染？

（1）控制血糖：严格按照医生的指导使用降糖药物或胰岛素，不随意更改剂量或停药。定期监测血糖水平，确保将血糖控制在目标范围内。这些措施有助于减少高血糖对免疫系统的损害，降低感染风险。保持合理饮食，均衡摄入各类营养物质，特别是控制碳水化合物的摄入，避免血糖波动过大。

（2）注意个人卫生：养成勤洗手的习惯，特别是在进食前、如厕后以及接触伤口前后，以减少手部细菌、病毒的数量。保持皮肤清洁干燥，避免搔抓皮肤，以减少皮肤破损和感染的机会。定期洗澡，更换干净衣物，保持身体清洁。

（3）注意足部健康：每天检查足部，注意是否有破损、水疱、红肿等现象,及时发现并及时处理。穿合适宽松的鞋袜,避免赤脚行走,以减少足部受伤的风险。定期修剪指甲,但避免剪得太短损伤皮肤。

(4)保持口腔卫生:定期进行口腔检查,及时发现并治疗口腔问题。保持口腔清洁,每天刷牙至少2次,使用软毛牙刷和正确的刷牙方法。必要时使用牙线清洁牙缝,预防牙周病。

(5)增强免疫力:保持适量的体育锻炼,如散步、慢跑、太极拳等,有助于增强体质,提高免疫力。避免过度劳累,保证充足的睡眠时间,有助于身体恢复和免疫力提升。根据医生建议接种相关疫苗,如流感疫苗、肺炎球菌疫苗等,以增强对特定疾病的免疫力。

(6)避免感染传染性疾病:尽量减少去人多拥挤的地方,特别是在流感季节等传染病高发期。外出时做好个人防护,如佩戴口罩、勤洗手等。尽量避免与患有传染性疾病的人密切接触,减少感染风险。

(7)坚持健康的生活方式:戒烟限酒有助于减少对免疫系统的损害,降低感染风险。保持良好的心态和情绪,减少压力和焦虑,有助于保持身体健康,提升免疫力。

(8)定期体检:定期进行全面的身体检查,包括血糖、血脂、肝肾功能等指标的监测。一旦发现潜在的感染灶或其他健康问题,应及时就医并接受规范治疗,防止病情恶化。

43 口服降糖药物有哪些种类?如何选择适合自己的药物?

目前,国内市场上的口服降糖药物主要有双胍类、磺脲类、α-葡萄糖苷酶抑制剂、格列酮类、格列奈类、二肽基肽酶-4抑制剂、SGLT-2

抑制剂等，糖尿病患者应当在正规医院就医，遵医嘱服用降糖药物，避免自行服药、自行换药或自行调整药量等行为。

（1）双胍类：目前主要使用的是二甲双胍，如格华止、双乐欣等，适用于2型糖尿病患者，尤其是无明显消瘦及伴有血脂异常、高血压或高胰岛素血症的患者；也可用于1型糖尿病患者，与胰岛素合用可减少胰岛素用量和血糖波动。不良反应包括恶心呕吐等胃肠道反应，饭后服用可减轻；皮肤红疹、荨麻疹等过敏反应；乳酸性酸中毒是最严重的不良反应。

（2）磺脲类：主要有格列本脲、格列喹酮等，如优降糖、糖适平等。适用于经饮食和运动治疗未能良好控制的非肥胖2型糖尿病患者，和胰岛素治疗每天用量在0.3 U/kg以下者；对1型糖尿病无效，也不适用于2型糖尿病合并严重感染、酮症酸中毒、高渗性昏迷、大手术、伴有肝肾功能不全及合并妊娠者。不良反应以低血糖反应为主，常见于用量过大、使用长效制剂、体力活动过度或饮食不当时，老年患者和肝肾功能不全者尤易发生；部分患者可出现消化道反应、肝肾功能损害、贫血、白细胞减少、血小板减少、皮肤过敏、高胰岛素血症和体重增加等。

（3）α-葡萄糖苷酶抑制剂：主要有阿卡波糖，如拜糖平。适用于2型糖尿病患者或糖耐量异常，尤其是餐后高血糖为主者；1型糖尿病患者用胰岛素和本药可改善疗效，减少胰岛素剂量，避免发生餐前低血糖。常见不良反应包括肠胀气、矢气增多及腹泻等。肝功能异常者慎用，胃肠功能障碍者忌用，儿童、孕妇、哺乳妇女不宜使用。

（4）格列酮类：主要有罗格列酮和吡格列酮，如圣奥、卡司平。主要应用于2型糖尿病患者，尤其是肥胖、胰岛素抵抗明显者。可单独使用，也可与磺脲类或胰岛素等联合应用。体重增加和水肿是此类药物的常见不良反应，与胰岛素联合使用时表现更明显。

（5）格列奈类：主要用于控制餐后高血糖，具有吸收快、起效快和作用时间短的特点，适合2型糖尿病早期餐后高血糖阶段或以餐后高血糖为主的老年患者。

（6）二肽基肽酶-4抑制剂：主要有西格列汀等，如捷诺维。可与多种降糖药联合使用，单独使用时不增加低血糖风险，不影响体重。

（7）SGLT-2抑制剂：主要有恩格列净、达格列净等，如孚来欣、罗安达等。不仅可用于控制血糖，还具有降低体重、血压、血脂的作用，尤其适合合并冠心病、高血压的糖尿病患者。

44 什么情况下糖尿病患者需要注射胰岛素治疗？

注射胰岛素是临床控制高血糖的重要手段。1型糖尿病患者依赖外源胰岛素维持生命和控制高血糖。2型糖尿病患者虽然不需要外源胰岛素来维持生命，但口服降糖药失效或出现口服药物使用的禁忌证时，仍需要使用外源胰岛素来控制高血糖，以减少糖尿病急、慢性并发症。在某些时候，尤其是病程较长时，胰岛素治疗可能会成为最佳，甚至是必需的血糖控制措施。以下情况通常需要胰岛素治疗：

（1）1型糖尿病患者需终身胰岛素替代治疗。

（2）2型糖尿病患者经饮食、运动和口服降糖药（大剂量多种联合）治疗未获得良好控制，HbA1c仍大于7%时。

（3）2型糖尿病患者无明显诱因而体重显著下降时，应该尽早使用胰岛素治疗。

（4）新诊断2型糖尿病患者，HbA1c>9%或空腹血糖>11.1 mmol/L，可首选胰岛素治疗。

（5）发生糖尿病酮症酸中毒、高血糖高渗性综合征和乳酸性酸中毒伴高血糖时。

（6）各种严重的糖尿病其他急性或慢性并发症。

（7）糖尿病患者进行手术、妊娠和分娩时。

（8）某些特殊类型糖尿病患者。

45 糖尿病患者怀孕需要注意什么？

糖尿病患者在怀孕期间需要特别注意以下几个方面：

（1）孕前准备：

①控制血糖：在计划怀孕前，糖尿病患者应将血糖控制在理想范围内，HbA1c应尽量控制在6.5%以下。

②健康体检：进行全面体检，评估心、肝、肾等器官功能，及时发现并治疗并发症。

③营养调整：在医生指导下，调整饮食结构，保证营养均衡，为怀孕做好准备。

④体重管理：保持适宜的体重，过重或过轻都会增加孕期风险。

⑤停用有害药物：在医生指导下，停用可能对胎儿有害的药物。

⑥避孕措施：在血糖控制不稳定的情况下，采取有效的避孕措施，避免意外怀孕。

（2）孕期注意事项：

①血糖监测：孕期血糖控制更为严格，需密切监测血糖，并根据医生建议调整治疗方案。建议将空腹血糖控制在≤5.3 mmol/L，餐后1小时血糖控制在≤7.8 mmol/L，餐后2小时血糖控制在≤6.7 mmol/L；对于HbA1c的水平，怀孕期间通常建议控制在≤6.0%~6.5%，某些情况下可

能会要求≤5.5%。这里的指标只是普遍接受的血糖控制目标，具体到个人，可能会根据孕妇的病情、胎儿的健康状况以及其他医学因素进行调整。因此，患有糖尿病的孕妇应该遵循其医疗团队的具体建议。

②饮食管理：控制总热量摄入，保持体重适宜增长。确定合理的蛋白质、脂肪、碳水化合物摄入比例，增加膳食纤维摄入，有助于控制血糖和胆固醇。定时定量，少量多餐，避免血糖波动过大。

③运动疗法：适度运动，如散步、孕妇瑜伽等，有助于控制血糖和体重。避免剧烈运动，防止低血糖发生。运动前后注意监测血糖，适时调整饮食和胰岛素剂量。

④药物治疗：妊娠首选治疗药物为胰岛素，可根据血糖水平调整剂量。部分口服降糖药在孕期可以在医生指导下使用。

⑤定期检查：定期进行产检，监测胎儿生长发育情况，及时发现并处理胎儿异常。监测孕妇血压、尿蛋白等指标，预防妊娠高血压。定期进行眼科检查，预防视网膜病变。

⑥预防并发症：预防感染，如尿路感染、呼吸道感染等。预防低血糖，随身携带糖果、饼干等应急食物。预防酮症酸中毒，发现并及时处理。

⑦心理调适：保持良好的心态，减轻心理压力，有助于血糖控制。

（3）分娩期注意事项：

①选择合适的分娩方式：根据孕妇身体状况、胎儿情况及医生建议选择合适的分娩方式。

②控制血糖：分娩过程中密切监测血糖，保持血糖稳定。

③预防感染：注意个人卫生，预防产褥期感染。

④准备应急药物：备好胰岛素、葡萄糖等药物，以备不时之需。

⑤保持冷静和遵从医嘱：家属应在到达医院后及时向医生告知孕妇近期未在医院有记录的身体状况变化或病情变化，并在产妇分娩的过程

中保持冷静，遵医嘱行事。

（4）产后注意事项：

①血糖监测：产后继续监测血糖，调整胰岛素剂量。

②哺乳期管理：在医生指导下，合理安排饮食，保持血糖稳定。糖尿病患者可以哺乳，但需注意监测血糖。

③预防并发症：密切关注身体状况，预防感染、低血糖等并发症。

④恢复期管理：产后6周（42天）内注意休息，适当运动，逐步恢复正常生活。

总之，糖尿病患者在怀孕期间需要密切关注血糖变化，合理调整饮食、运动和药物，预防并发症，确保母婴安全。选择正规的医院进行检查、治疗、分娩，保持与医生的密切沟通，遵循医生的建议，是顺利度过孕期的关键。

46 孕期血糖高有什么风险？

孕期血糖水平过高，即妊娠糖尿病或原有糖尿病在孕期加重，可能会带来以下风险：

（1）胎儿并发症：

①巨大儿：高血糖可能导致胎儿生长过快，增加巨大儿的风险，这可能会增加难产和剖宫产的可能性。

②先天畸形：孕早期高血糖可能会增加胎儿器官发育异常的风险。

③早产：高血糖可能导致早产。

④胎儿死亡：严重的孕期血糖控制不良可能会增加胎儿死亡的风险。

（2）新生儿并发症：

①新生儿低血糖：出生后，新生儿可能会因为习惯了高血糖环境而出现低血糖。

②新生儿呼吸窘迫综合征：高血糖可能导致胎儿肺部发育不全，增加发生新生儿呼吸窘迫综合征的风险。

（3）母亲并发症：

①妊娠期高血压疾病：高血糖增加了妊娠高血压期的风险。

②妊娠糖尿病：未经治疗的妊娠糖尿病可能发展为2型糖尿病。

③感染：高血糖降低了身体的抗感染能力，增加了发生尿路感染和其他感染的风险。

④酮症酸中毒：严重的高血糖可能导致酮症酸中毒，这是一种严重的并发症。

⑤心血管疾病：长期高血糖可能会增加心血管疾病的风险。

（4）分娩并发症：

①难产：巨大儿可能导致分娩困难，增加剖宫产的需求。

②产后出血：高血糖可能会增加产后出血的风险。

③感染：高血糖状态下增加了产后感染的风险。

（5）长期健康影响：

①糖尿病：孕期血糖控制不良可能会增加母亲未来患2型糖尿病的风险。

②肥胖：孕期体重过度增加可能会增加母亲未来肥胖的风险。

因此，孕期血糖管理对于保护母亲和胎儿的健康都至关重要，孕妇应该遵循医生的建议，通过饮食、运动和必要的药物治疗来维持血糖在目标范围内。

什么是妊娠糖尿病？

妊娠糖尿病指在妊娠期间首次发生或识别的糖耐量异常，是妊娠常见的并发症之一。它不同于孕前已存在的1型或2型糖尿病，而是在妊娠期间由于胎盘激素的影响和胰岛素抵抗的增加而发生的。

（1）定义及分类：妊娠糖尿病是指在妊娠期间发生的一种特殊类型的糖尿病，根据病情严重程度和发病机制，可分为以下两类：

①A类妊娠糖尿病：妊娠期间出现的轻度糖耐量异常，通常在产后恢复正常。

②B类妊娠糖尿病：妊娠期间出现的严重糖耐量异常，产后可能发展为2型糖尿病。

（2）病因及危险因素：

①胎盘激素作用：妊娠期间，胎盘分泌的激素如绒毛膜促性腺激素、黄体酮、催乳素等具有胰岛素拮抗作用，导致机体对胰岛素的敏感性降低。

②胰岛素抵抗：妊娠期间，孕妇体内胰岛素抵抗逐渐增加，尤其在孕晚期更为明显。胰岛素抵抗的增加导致胰岛素分泌相对不足，血糖升高。

③胰岛 β 细胞功能受损：部分孕妇胰岛 β 细胞功能受损，胰岛素分泌不足，导致血糖升高。

④遗传因素：家族中有糖尿病史、妊娠糖尿病史等遗传因素，使孕妇患妊娠糖尿病的风险增加。

⑤年龄因素：年龄越大，妊娠糖尿病的发病率越高。

⑥肥胖：肥胖孕妇胰岛素抵抗增加，易患妊娠糖尿病。

⑦其他因素：种族、地域、饮食习惯等也与妊娠糖尿病的发生有关。

（3）临床表现及并发症：

①无症状：多数妊娠糖尿病患者无明显症状，部分患者可能出现多饮、多尿、多食、疲乏无力、反复感染、视物模糊等。

②妊娠期高血压疾病：妊娠糖尿病孕妇易并发妊娠期高血压疾病，表现为血压升高、蛋白尿、水肿等。

③巨大儿：胎儿长期处于高血糖环境中，胰岛素分泌增加，促进胎儿生长发育，导致巨大儿。

④胎儿窘迫：血糖控制不佳的孕妇，发生胎儿宫内缺氧、窘迫的风险增加。

⑤新生儿低血糖：新生儿脱离母体高血糖环境后，体内胰岛素水平仍较高，易发生低血糖。

⑥新生儿呼吸窘迫综合征：早产儿及巨大儿易发生新生儿呼吸窘迫综合征。

（4）诊断：

①筛查：妊娠 24~28 周进行 OGTT，诊断标准如下：空腹血糖 ≥ 5.1 mmol/L，服糖后 1 小时血糖 ≥ 10.0 mmol/L，服糖后 2 小时血糖 ≥ 8.5 mmol/L，符合上述任一标准即可诊断为妊娠糖尿病。

②随机血糖：孕妇的随机血糖 ≥ 11.1 mmol/L，伴有糖尿病症状，可诊断为妊娠糖尿病。

③胰岛素释放试验：胰岛素释放曲线异常，有助于诊断妊娠糖尿病。

（5）治疗：

①饮食管理：合理分配碳水化合物、蛋白质、脂肪摄入，保持营养均衡。控制总热量摄入，避免血糖波动。选择低 GI 的食物，如全谷物、豆类、蔬菜和大部分水果。减少糖分和精制碳水化合物的摄入，避免过

多甜食和含糖饮料。保持饮食均衡，确保摄入足够的蛋白质、健康脂肪和纤维。

②运动疗法：适度运动，如散步、孕妇瑜伽等，有助于提高机体对胰岛素的敏感性，降低血糖。避免长时间久坐，保持活跃的生活方式。

③胰岛素治疗：血糖控制不佳时，需使用胰岛素治疗。胰岛素不会通过胎盘影响胎儿，孕期使用安全。

④血糖监测：定期监测空腹血糖、餐后血糖，了解血糖控制情况。

⑤产后管理：产后6周（42天）内继续监测血糖，调整饮食和运动。部分妊娠糖尿病患者产后血糖恢复正常，但仍需关注糖尿病风险。

（6）预防：

①妊娠前咨询：有糖尿病家族史、肥胖、年龄偏大等高危因素的孕妇，孕前应咨询医生并采取合理的预防措施。

②健康的生活方式：保持良好的饮食睡眠习惯，减少压力，适度运动，控制体重，避免吸烟和过量饮酒，这些习惯可能会增加妊娠糖尿病的发生风险。应寻求家人和朋友的支持，保持积极的生活态度。

③定期产检：孕期定期进行产检，及时发现并治疗妊娠糖尿病。

④体重管理：在孕前和孕期保持健康的体重，避免体重过度增加。根据医生的建议，确定合理的体重增长目标。

⑤药物预防：在某些情况下，医生可能会建议使用药物来预防妊娠糖尿病，尤其是高风险孕妇。

总之，妊娠糖尿病是一种常见的孕期并发症，通过合理的饮食、运动和药物治疗，多可将血糖控制在正常范围内。孕期血糖控制对母婴健康至关重要，孕妇应重视妊娠糖尿病的预防和治疗。

48 糖尿病对儿童有哪些危害？

糖尿病对儿童的健康和发展有深远的影响，以下是一些主要的危害：

（1）生长发育受阻：糖尿病可以影响儿童的生长速度和发育，尤其是1型糖尿病，患儿可能会出现生长迟缓。

（2）酮症酸中毒：1型糖尿病患者由于胰岛素缺乏，容易发生酮症酸中毒，这是一种严重的并发症，可能导致昏迷甚至死亡。

（3）心血管疾病：长期高血糖可以损害血管，增加儿童未来患心血管疾病的风险。

（4）视网膜病变：糖尿病可以损伤视网膜血管，导致儿童视力下降，甚至失明。

（5）心理影响：除了常见的损害，糖尿病对儿童的影响还主要表现在心理上。糖尿病的管理和治疗可能给儿童带来心理压力，导致焦虑、抑郁或其他心理问题。

（6）学习能力影响：糖尿病可能影响儿童的认知功能和学习能力，尤其是在血糖控制不稳定时。糖尿病所带来的心理问题，也可能导致儿童出现注意力不集中，甚至厌学。

（7）社交和活动受限：糖尿病的管理可能限制儿童参与某些社交活动和运动，影响他们的生活质量和全面发展。

（8）口腔问题：糖尿病儿童可能更容易出现牙齿和牙龈问题，如牙周病。

为了减少这些危害，需要定期监测糖尿病患儿的血糖，遵循医生的建议控制饮食，进行运动和药物治疗；重视心理支持和教育，家庭和社会的支持对于帮助糖尿病儿童健康成长至关重要。

如何降低儿童患糖尿病的风险？

（1）了解家族病史：应详细询问是否有糖尿病家族史，特别是直系亲属（如父母、祖父母）是否患有1型或2型糖尿病，了解家族病史有助于评估儿童患糖尿病的风险。如果有糖尿病家族史，应更加关注儿童的饮食、运动和体重管理。有条件时，可以考虑进行基因检测，以更准确地评估儿童患糖尿病的遗传风险。

（2）健康饮食：确保儿童摄入足够的蛋白质、脂肪、碳水化合物、维生素和矿物质，以满足其生长发育的需要。严格控制儿童摄入加工食品、高糖食品和含糖饮料的量。这些食品不仅会增加儿童患糖尿病的风险，还会影响其他健康方面。通过教育引导儿童了解健康饮食的重要性，培养良好的饮食习惯和口味偏好。

（3）保持适当体重：定期监测儿童的体重和身高，计算其身体质量指数，确保体重处于健康范围内。通过合理调整饮食结构和控制摄入量，帮助儿童保持适当的体重。肥胖是2型糖尿病的主要风险因素之一，因此应特别注意预防儿童肥胖的发生。

（4）定期运动：鼓励儿童每天至少进行60分钟的中等强度运动，如快走、跑步、游泳等。家长应带领儿童参与多种形式的运动，包括团队运动、户外活动等，以提高他们的身体活力和兴趣。培养儿童坚持运动的习惯，将运动融入日常生活，如步行上下学、做家务等。

（5）减少久坐时间：严格控制儿童看电视、玩电脑和电子游戏的时间，每天不超过 2 小时。虽然学习是重要的，但也要注意适度，避免长时间坐着不动。鼓励儿童在学习或看电视的间隙进行简单的活动。

（6）家长的作用：家长应以身作则，成为儿童的榜样，积极参与健康饮食和运动活动。通过鼓励和引导，帮助儿童建立健康的生活习惯和饮食习惯。对于高风险儿童，家长应密切监测其血糖、身高、体重等指标，如有异常应及时就医。

50 如何维护糖尿病患儿的心理健康？

面对糖尿病患儿，维护其心理健康至关重要。通过家庭支持、医护人员支持和社会支持，以及心理问题应对策略，可以帮助糖尿病患儿树立正确的价值观，提高心理素质，使其积极面对疾病。同时，家长和医护人员应关注儿童的心理变化，及时发现并解决问题，为糖尿病患儿创造良好的成长环境。

（1）理解儿童心理特点：

①认知发展：由于儿童的认知不完善，对疾病和治疗的理解能力有限，需要家长和医护人员提供适当的教育和支持。

②情感发展：儿童在情感上可能表现焦虑、恐惧、抑郁等情绪，需要家长和医护人员及时发现并给予关爱。

③社会交往：儿童需要与同龄人建立良好的关系，参与集体活动，以增强自信心和社交能力。

（2）心理健康维护方法：

①家庭教育：家长需要了解糖尿病的相关知识，包括疾病特点、治疗方法和可能的心理影响，并在医生的指导下采取相应的措施。

②情感支持：家长应给予患儿足够的关爱，关注其心理需求，减轻心理压力。

③心理评估：医护人员应定期对患儿进行心理评估，了解其心理状态。

④心理健康教育：医护人员应向家长和患儿普及心理健康知识，提高患儿的心理素质。

⑤心理干预：针对已出现的心理问题，医护人员可采取心理咨询、心理治疗等干预措施。

（3）社会支持：

①同伴支持：鼓励患儿参与糖尿病儿童互助小组，与病友交流，面对同样患糖尿病的伙伴，患儿可能更容易放下自卑等不良情绪，与其建立友谊。

②学校支持：与学校老师沟通，了解患儿在校表现，关注其学习和生活情况，作为老师应该尽可能多关注患儿的身心状况，必要情况下可以特殊照顾。

③社会公益活动：家长可以多带患儿参与糖尿病公益活动，让其感受社会的关爱。

（4）心理问题应对策略：

①焦虑情绪：家长应耐心倾听患儿的心声，给予关爱和支持，可以采取帮助孩子转移注意力等方法。医护人员可采取心理咨询、心理治疗等方法，帮助患儿缓解焦虑。

②抑郁情绪：家长应关注患儿的心理变化，及时发现抑郁症状，多陪伴孩子，尽量避免让有严重抑郁情绪的患儿独处，以防发生不测。

③社交障碍：家长应鼓励患儿参与集体活动，培养社交能力，可与学校老师沟通，关注患儿在校表现，帮助其融入集体。

④逆反心理：家长应理解患儿的心理需求，尊重其意见，尽量避免

争吵，但是尊重患儿意见应该建立在树立正确的三观的基础上，不能做出违背道德甚至违法的行为。

51 老年糖尿病有哪些特点？

老年糖尿病，通常指的是发生在60岁及以上者发生的糖尿病。老年糖尿病具有发病隐匿、症状不典型、并发症多、治疗个体化等特点，针对这些特点，老年糖尿病患者的管理和治疗需采取综合措施，以降低并发症风险，提高生活质量。

（1）发病特点：

①隐匿性强：老年糖尿病起病隐匿，症状不典型，易被忽视。

②发病率较高：随着年龄的增长，发病率逐渐上升。

③2型糖尿病为主：以2型糖尿病为主，占90%以上。

（2）临床表现：

①多饮、多尿、多食症状不明显：老年糖尿病患者的"三多一少"（多饮、多尿、多食，体重减轻）症状较年轻患者不明显。

②非特异性症状多：老年糖尿病患者常表现为乏力、视力模糊、瘙痒、便秘、胸闷等症状。

③低血糖风险高：老年糖尿病患者在使用降糖药物时，容易发生低血糖且症状不典型，易被误诊。

（3）并发症特点：

①并发症种类多：老年糖尿病的并发症种类繁多，包括心血管疾病、脑血管疾病、肾病、视网膜病变、神经病变等。

②并发症进展快：老年糖尿病的并发症进展较快，严重影响生活质量。

③心血管并发症风险高：老年糖尿病的心血管并发症风险较高，是重要死因之一。

（4）治疗特点：

①个体化治疗：老年糖尿病的治疗需根据患者的年龄、病情、并发症等因素进行个体化调整。

②控制目标宽松：老年糖尿病的血糖控制目标相对宽松，以防低血糖发生。

③药物治疗谨慎：老年糖尿病的药物治疗需谨慎，注意药物相互作用和不良反应。

④非药物治疗重要：饮食、运动、心理等非药物治疗在老年糖尿病管理中具有重要意义。

（5）护理特点：

①健康教育：加强老年糖尿病患者的健康教育，提高自我管理能力。

②监测血糖：定期监测血糖，及时发现并处理血糖波动。

③预防并发症：加强并发症的预防和治疗，降低致残率和死亡率。

④心理护理：关注老年糖尿病患者的心理健康，提供心理支持。

52 糖尿病患者如何保持良好的睡眠？

（1）了解睡眠与糖尿病的关系：

①睡眠不足与血糖控制：睡眠不足会影响胰岛素敏感性，导致血糖水平升高；长期睡眠不足可能导致糖尿病的发病风险增加。

②睡眠障碍与糖尿病：糖尿病患者常有睡眠障碍，如失眠、睡眠呼吸暂停等；睡眠呼吸暂停会导致夜间血糖波动，加重糖尿病病情。

（2）改善睡眠的环境和习惯：

①保持规律的睡眠时间：每天尽量在同一时间上床睡觉和起床，包括周末。

②创建舒适的睡眠环境：确保卧室安静；使用遮光窗帘，减少外界光线干扰；尽量调整至适宜的温度和湿度。

③选择合适的床垫和枕头：使用适合自己睡眠习惯的床垫和枕头，保持舒适。

④避免睡前使用电子设备：至少睡前1小时避免使用手机、计算机和电视等。

⑤限制咖啡因和酒精摄入：下午和晚上避免摄入咖啡因和酒精，因为这些物质可能干扰睡眠。

（3）生活方式调整：

①增加日间活动量：适量的日间活动可以帮助改善夜间睡眠质量，避免在睡前进行剧烈运动。

②控制血糖水平：保持良好的血糖控制可以减少夜间低血糖或高血糖的发生，从而改善睡眠。

③管理压力和焦虑：学习放松技巧，如深呼吸、冥想、瑜伽等，以减轻压力和焦虑。

④避免午睡时间过长：如果需要午睡，控制在30分钟以内，避免影响夜间睡眠。

（4）饮食习惯调整：

①避免晚餐过晚或过饱：晚餐应在睡前至少3小时进行，避免油腻、辛辣和重口味的食物。

②控制晚餐碳水化合物的摄入：过多的晚餐碳水化合物摄入可能导致夜间血糖波动，影响睡眠。

③避免睡前饮水过多：睡前大量饮水可能导致夜间起床上厕所，影响睡眠连续性。

（5）建立睡前辅助程序：

①进行可以放松身心的睡前活动：如阅读、听轻音乐、热水澡或深呼吸练习。

②避免刺激性活动：避免在睡前进行紧张的工作或激烈讨论。

（6）监测和记录：

①记录睡眠模式：使用睡眠日记或应用程序记录睡眠时间和质量。

②分析睡眠问题：定期回顾睡眠记录，找出可能影响睡眠的因素。

糖尿病患者可以采取一系列措施来改善睡眠质量。然而，每个人的情况不同，可能需要个性化方案。如果睡眠问题持续存在，应咨询医生。良好的睡眠是糖尿病管理的重要组成部分，对患者的身体健康和生活质量至关重要。

53 糖尿病患者如何应对夜间低血糖？

（1）了解夜间低血糖：

①夜间低血糖的定义：夜间低血糖通常指的是在夜间睡眠时发生的血糖水平低于 70 mg/dL（3.9 mmol/L）事件。

②夜间低血糖的症状：夜间低血糖的症状可能并不明显，包括出汗、噩梦、头痛、晨起疲惫、情绪波动等。

（2）预防夜间低血糖的措施：

①调整晚餐和睡前少量进食：确保晚餐包含复杂的碳水化合物，如糙米、全麦面包、燕麦等，结合蛋白质来源，如瘦肉、鱼类、豆腐或坚果，

减缓食物的消化速度，有助于维持夜间血糖水平。

如果确定经常发生夜间低血糖，可以在咨询医生，由医生进行综合判断并同意后，睡前吃少量含有碳水化合物的食物，如水果、全谷物饼干或一杯牛奶。

②调整胰岛素和口服降糖药物的使用：咨询医生，由医生综合考虑病情后决定是否需要调整胰岛素或口服降糖药物的剂量或时间。

尽量避免在睡前注射过量的速效胰岛素。

③定期监测血糖：在睡前和夜间醒来时监测血糖，以了解血糖水平的变化。

④保持稳定的运动计划：避免在晚餐前后进行剧烈运动，可能导致血糖水平下降过快，从而引发夜间低血糖。

（3）夜间低血糖的应对策略：

①立即识别症状：了解夜间低血糖可能出现症状，特别是糖尿病患者的家人应学会识别这些症状。

②立即采取措施：如果怀疑出现夜间低血糖，应立即进食15~20克可被人体快速吸收的碳水化合物，如葡萄糖片、果汁、糖水或含糖饮料等。

③重新评估血糖水平：在摄入碳水化合物15分钟后，重新监测血糖。如果血糖仍然低于3.9 mmol/L，再次摄入15~20克碳水化合物，必要时应及时就医。

④提前准备好紧急物资：确保床边有可被人体快速吸收的碳水化合物，如葡萄糖片、果汁等。保持手机或其他通信工具在触手可及的地方，以便在紧急情况下求助。

（4）长期管理策略：

①个性化治疗计划：咨询医生，制订适合个人需求的糖尿病管理计划，根据血糖监测结果调整胰岛素和口服药物的剂量。

②健康教育：参加糖尿病教育课程，学习如何管理夜间低血糖，糖尿病患者的家人或室友也应该学习如何识别和处理夜间低血糖。

③保持良好的生活习惯：保持规律的作息时间，避免过度饮酒和吸烟，积极处理抑郁和焦虑等情绪。

④定期随访：定期与医生沟通，及时调整治疗方案。

（5）特殊糖尿病患者：

①儿童和青少年糖尿病患者：儿童和青少年在夜间低血糖的风险较高，需要特别关注。

②老年糖尿病患者：老年人可能对低血糖的症状不太敏感，更需要家人或护理人员帮助识别症状并及时应对。

③孕妇糖尿病患者：孕妇在夜间低血糖的风险增加，应密切监测血糖并遵循医生的建议。

通过上述策略，糖尿病患者可以更好地预防和应对夜间低血糖；每位患者的具体情况不同，因此在实施这些策略时应遵循医生的专业指导。夜间低血糖严重危害糖尿病患者的身体健康和生活质量，糖尿病患者及其家属应该高度重视。

54 什么是一过性类固醇糖尿病？

一过性类固醇糖尿病是一种特殊类型的糖尿病，其发病与使用或过量使用类固醇药物密切相关。类固醇作为一类强效的抗炎和免疫抑制剂，被广泛应用于多种疾病的治疗，包括炎症性疾病、变态反应、某些癌症，以及在器官移植后用于防止免疫排斥反应等。然而，类固醇的使用，尤其是大剂量或长期使用，往往会对人体的糖代谢产生不良影响，从而可能引发一过性类固醇糖尿病。

（1）发病机理：类固醇药物通过影响胰岛素的分泌和作用，导致血糖调节失衡。具体来说，类固醇可能减少胰岛素的分泌，同时促进肝脏生成葡萄糖，降低外周组织对胰岛素的敏感性。这些效应共同作用，使得血糖水平升高，进而可能诱发糖尿病。

（2）风险因素：并非所有使用类固醇的人都会出现一过性类固醇糖尿病，其发病还受到多种因素的影响，包括遗传因素、肥胖、年龄、基础血糖控制水平以及类固醇的剂量和使用时长等。有糖尿病家族史、超重、高龄以及原本就存在血糖控制问题的人，在使用类固醇时更容易发生一过性类固醇糖尿病。

（3）临床表现：一过性类固醇糖尿病的临床表现可能因个体差异而异，部分患者可能不会出现明显的症状，而仅在血糖检测时发现异常。然而，当血糖水平显著升高时，患者可能会出现多尿、多饮、体重减轻等典型症状。此外，还可能出现疲劳、视力模糊等。

（4）诊断与治疗：对于疑似一过性类固醇糖尿病的患者，医生通常会进行血糖检测以明确诊断。一旦确诊，治疗的首要任务是调整类固醇的剂量或停止使用类固醇，以减轻对血糖的影响。同时，为了控制血糖水平，可能需要采取一系列措施，包括调整饮食、增加活动量等。在饮食方面，建议减少高糖、高脂肪食物的摄入，增加膳食纤维的摄入，有助于控制血糖。此外，适量的运动也能提高机体对胰岛素的敏感性，有助于降低血糖。

在必要时，医生可能会考虑使用口服降糖药物或胰岛素来控制血糖。然而，这些药物的使用需要谨慎，因为类固醇药物本身就可能对肝脏和肾脏造成一定负担，而降糖药物也可能对这些器官产生不良影响。因此，在使用降糖药物时，需要密切监测患者的肝肾功能，并根据实际情况调整药物剂量。

55 胰岛素有哪些种类?

（1）速（短）效胰岛素：

①作用时间：起效快，通常在注射后30分钟开始发挥作用，高峰期在2~4小时，持续时间为6~8小时。

②作用：主要用于控制餐后高血糖，短效胰岛素静脉注射还可用于抢救糖尿病酮症酸中毒。

（2）中效胰岛素：

①作用时间：起效时间较慢，通常在注射后2~4小时开始发挥作用，高峰期在8~12小时，持续时间可达18~24小时。

②作用：主要控制第1、2餐后高血糖，以后者为主。

（3）长效胰岛素：

①作用时间：起效时间更慢，通常在注射后5~7小时开始发挥作用，高峰期在16~18小时，持续时间可达30~36小时。

②作用：主要用于提供基础水平胰岛素。

（4）预混胰岛素：是短效和中效胰岛素的混合制剂，根据短效和中效胰岛素的比例不同，有多种预混胰岛素，如70/30（70%中效胰岛素和30%短效胰岛素）。

①作用时间：通常在注射后0.5小时开始发挥作用，高峰期在2~8小时，持续时间可达24小时。

②作用：适合需要同时控制基础血糖和餐后血糖的患者。

（5）超短效胰岛素：

①作用时间：起效非常快，通常在注射后15~30分钟起效，高峰期

在 1~3 小时，持续时间约 35 小时。

②作用：适合在进餐前注射，以控制餐后血糖。

不同种类的胰岛素适应不同的治疗需求，患者应根据医生的建议或处方选择合适的类型。此外，胰岛素的给药方式也有所不同，包括皮下注射、胰岛素泵输注等，也要根据医生的建议来选择。使用胰岛素时，患者需要定期监测血糖并记录血糖水平，以供医生参考。

56 胰岛素注射方式有哪些？

（1）胰岛素注射笔：这类方式的优点是操作简便、便于携带，笔式设计使得剂量调整和注射过程更加方便。

①预填充笔：这种笔通常是一次性使用的，内含预装的胰岛素，使用后即丢弃。

②可重复填充笔：这种笔可以多次使用，通过更换笔芯来重复填充。

（2）胰岛素注射器：使用时需将胰岛素抽取到注射器中，然后进行注射。这类方式的优点是剂量精确、成本较低，注射器上有刻度，可以帮助患者准确抽取和注射胰岛素，而且与注射笔相比，注射器通常成本更低。

（3）胰岛素泵：胰岛素泵可以持续地输注基础胰岛素，并在餐时提供额外的胰岛素剂量；灵活性高，可以根据患者的饮食和活动情况调整胰岛素的输注速率和剂量。使用胰岛素泵还可以减少每天的注射次数。

（4）胰岛素喷射器：这种装置通过高压喷射将胰岛素透过皮肤注入体内，无须传统针头，可以减少疼痛和恐惧，对于畏针晕针的患者，喷射器可能是一个较好的选择。

（5）胰岛素笔注射器：这种针头是专门为胰岛素注射笔设计的，需要与注射笔配合使用，针头有不同的长度和直径，以适应不同患者的需求。

57 如何选择胰岛素注射部位？

（1）常用的注射区域：

①腹部：胰岛素在腹部的吸收最快，因此是首选的注射部位。应避免在肚脐周约5厘米的范围内注射。

②上臂外侧：在上臂三角肌下缘的部位注射。

③大腿前侧和外侧：在大腿前方和外侧的部位注射，避免选择大腿内侧和后方。

④臀部：臀部是次选的注射部位，因为胰岛素在这里的吸收较慢。注射时应避开坐骨神经走行区域。

（2）考虑胰岛素类型和作用时间：

①速效胰岛素：通常在餐前注射，可以选择腹部，因为吸收快。

②中效或长效胰岛素：通常在早晨和晚上注射，可以选择腹部、上臂或大腿，因为这些部位的吸收速度较慢，更符合长效胰岛素的作用曲线。

（3）注射部位的检查和准备：

①检查皮肤：在注射前检查皮肤是否有硬结、脂肪萎缩、感染、瘢痕或其他损伤。

②清洁：使用酒精棉球清洁注射部位，避免使用碘酒或其他含碘消毒剂，因为它们可能刺激皮肤。

（4）注射技巧：

①捏皮法：对于较瘦或儿童患者，可以轻轻捏起皮肤形成皮褶，然

后垂直注射。

②角度：成人通常采用 90 度角注射，儿童和较瘦的成人可能需要采用 45 度角注射。

③避免肌肉注射：确保针头没有插入肌肉层，因为这可能导致胰岛素吸收过快。

（5）注射部位的轮换：

①不要在同一位置重复注射，每次注射应至少间隔 2.5 厘米左右。

②定期轮换区域：不要总是在同一个区域注射，而是应该在不同的区域之间轮换。

（6）注意事项：

①避免在神经和血管丰富的区域进行注射。

②注射后不要按摩注射部位，这可能导致胰岛素吸收过快，引发低血糖。

（7）个性化选择：

①根据个人体形调整：较胖的患者可能需要在更深层次的脂肪组织中注射。

②舒适度：选择自己能够轻松注射的部位。

选择注射部位时，患者应该根据自己的具体情况和医生的建议来做出决定。正确的注射部位和方法有助于确保胰岛素的有效吸收，减少发生并发症的风险，并提高生活质量。

58 如何选择胰岛素注射时间？

（1）根据胰岛素类型选择注射时间：

①速效胰岛素：通常在进餐前 15~30 分钟注射，以覆盖餐后血糖的

升高。如果进餐时间推迟，可以相应推迟注射时间。

②短效胰岛素：餐前30~60分钟注射，作用高峰在注射后1~3小时，因此需要在餐前30~60分钟注射，并根据血糖水平进行调整；如果血糖较低，可以适当推迟注射时间或减少剂量。

③中效胰岛素：效胰岛素通常在早餐前和睡前注射，以满足基础胰岛素需求，作用时间通常为12~18小时。

④长效胰岛素：每天注射1次或2次，长效胰岛素通常在每天同一时间注射，满足全天的基础胰岛素需求。长效胰岛素的作用时间超过24小时，有助于维持血糖稳定。

（2）根据患者具体情况调整注射时间：

①1型糖尿病患者：通常需要采用长效胰岛素实现基础控制，采用速效或短效胰岛素应对餐后血糖升高。

②2型糖尿病患者：根据患者的饮食习惯、工作和睡眠模式、血糖控制目标等来调整注射时间。

（3）生活方式因素：

①饮食习惯：如果患者有固定的餐时，应在餐前相应时间注射胰岛素。如果餐时不固定，需要根据实际情况调整注射时间。

②运动：运动可能会影响血糖水平，可能需要在运动前后调整胰岛素剂量或进食。

③睡眠：通常在睡前注射长效或中效胰岛素，以满足夜间的基础胰岛素需求。

选择胰岛素注射时间需要考虑胰岛素的类型、作用时间，患者的血糖控制目标、生活方式和饮食习惯等。合理安排注射时间，可以有效地控制血糖，减少发生并发症的风险，并提高生活质量。患者应该及时咨询医生，由医生根据患者的具体情况制订或调整胰岛素注射方案。

医用的胰岛素可以完全代替内源性胰岛素吗？二者有什么区别？

医用胰岛素可以在很大程度上模拟内源性胰岛素的功能，对于糖尿病患者而言，是控制血糖的重要手段。但是，尽管医用胰岛素在许多方面可以代替内源性胰岛素，但它并不完全等同于内源性胰岛素。因为人体内源性胰岛素的分泌是一个复杂的动态过程，受多种因素的调控；而外源性胰岛素的释放模式相对固定，难以完全模仿这种自然过程。内源性胰岛素的分泌与血糖水平之间存在生理反馈机制，所以内源性胰岛素的分泌量可以根据血糖水平实时调整；而外源性胰岛素缺乏这种反馈机制，其注射剂量和作用时间只能依靠医生的经验和患者的监测等来进行预测和调整。因此，与内源性胰岛素相比，外源性胰岛素的使用剂量和作用时间还是不够精准，可能会导致血糖控制不稳定。

（1）医用胰岛素与内源性胰岛素方面的相似之处：

①控制血糖：医用胰岛素能够降低血糖水平，1型糖尿病患者完全依赖外源性胰岛素来控制血糖。

②模拟模式：现代胰岛素产品有很多种类，包括快速作用、短效、中效、长效和超长效胰岛素等，可以模拟内源性胰岛素的释放模式和作用。

（2）医用胰岛素与内源性胰岛素的区别：

①来源：内源性胰岛素由胰腺 β 细胞分泌，是人体自然产生的激素。医用胰岛素通过基因工程技术在大肠杆菌或酵母细胞中生产，或从猪和牛体内提取并经过纯化处理。

②释放和作用时间：内源性胰岛素分泌后迅速进入血液循环，作用

时间短，可以根据血糖水平实时调整分泌量。

根据不同的类型，医用胰岛素有不同的起效时间、高峰期和作用持续时间，需要患者根据血糖监测结果进行注射。

③生理调节：内源性胰岛素受血糖水平、激素信号、神经调节等多种因素的精细调控。

医用胰岛素缺乏这种动态调节机制，需要患者自行监测和调整剂量。

④安全性和不良反应：内源性胰岛素不存在过敏或病毒感染的风险。

使用医用胰岛素时，虽然现代生产技术极大地降低了发生变态反应和病毒感染的风险，但仍然存在一定的可能性。

⑤个体差异：每个人的内源性胰岛素分泌和作用情况可能有所不同。

医用胰岛素虽然有多种类型可供选择，但难以完全适应每个患者的个体差异。

总结来说，医用胰岛素在很大程度上可以代替内源性胰岛素，但它并不完全等同于内源性胰岛素。随着科学技术的发展，医用胰岛素的制剂和给药方式正在不断改进，以更好地模拟内源性胰岛素的功能。

60 糖尿病的类型之间有什么区别？

糖尿病是一种慢性代谢性疾病，主要特征为高血糖。根据病因、发病机制及临床表现的不同，糖尿病主要被分为1型糖尿病、2型糖尿病、妊娠糖尿病以及特殊类型糖尿病。

1型糖尿病是一种自身免疫性疾病，患者的免疫系统错误地攻击胰岛β细胞，导致这些细胞无法产生足够的胰岛素。由于胰岛素的绝对缺乏，

1型糖尿病患者通常需要依赖外源性胰岛素来维持生命。此型糖尿病多在青少年时期发病,但也可在任何年龄段出现。症状通常较为急剧,包括多尿、口渴、体重减轻等。

2型糖尿病是糖尿病中最常见的类型,占所有糖尿病患者的绝大多数。2型糖尿病的发生与遗传因素、环境因素(如不良饮食习惯、缺乏运动)以及胰岛素抵抗和胰岛素分泌相对不足有关。与1型糖尿病不同,2型糖尿病患者通常仍能产生胰岛素,但量不足或无法有效利用。这类糖尿病通常在中老年人群中更为常见,但随着生活方式的改变,年轻患者也日益增多。症状可能较为隐匿,初期可能仅表现为轻微的乏力、口渴或体重减轻。

妊娠糖尿病是一种在妊娠期间首次出现或确诊的糖尿病,可能是由妊娠期间激素变化导致的胰岛素抵抗增加所致。妊娠糖尿病对母婴健康均有一定影响,因此需要密切监测和管理。

特殊类型糖尿病是一组由特定原因引起的糖尿病,包括遗传缺陷、药物或化学物质诱导的糖尿病,胰腺炎或胰腺手术后的糖尿病等。

不同类型的糖尿病发病机制各异,治疗策略也需根据具体情况而定。

61 血糖在人体中起什么作用?

血糖代表着血液中葡萄糖的浓度,是人体不可或缺的能量源泉。葡萄糖作为一种单糖,通过循环系统被输送到我们身体的每一个角落,为细胞提供开展各种生命活动所必需的能量。在人体这台"精密的机器"中,血糖水平受多种激素的严格调控,以确保其维持在一个相对稳定且适宜的范围内,对保证人体健康至关重要。血糖在人体中扮演着多重角色,作用广泛而深远:

（1）能量供应的核心：葡萄糖是细胞进行有氧呼吸和无氧呼吸的主要底物。在有氧呼吸过程中，葡萄糖通过糖解作用、柠檬酸循环和氧化磷酸化等一系列复杂生化反应，在细胞内逐步释放能量。这些能量随后被转化为 ATP（三磷酸腺苷），成为细胞进行各种生命活动的直接能量来源。无论是细胞的分裂、物质的合成与运输，还是肌肉的收缩、神经的传导，都离不开血糖提供的能量支持。

（2）大脑功能的守护者：大脑作为人体的"指挥中心"，对葡萄糖的依赖性极高。即使在饥饿状态下，身体也会通过一系列生理机制优先保证大脑的葡萄糖供应。这是因为脑细胞无法像其他细胞那样利用脂肪或蛋白质作为能量来源，它们几乎完全依赖葡萄糖供能。因此，低血糖会对大脑功能造成严重影响，导致头晕、注意力不集中、记忆力减退等症状，严重时甚至会出现昏迷甚至危及生命。

（3）激素调节的枢纽：血糖水平的变化不仅影响细胞的能量供应，还深刻影响着多种激素的分泌。其中，胰岛素和胰高血糖素是调节血糖水平的关键：血糖水平升高时，胰岛 β 细胞会分泌胰岛素，促进血糖进入细胞并被利用或储存起来，从而降低血糖；而当血糖水平降低时，胰岛 α 细胞则会分泌胰高血糖素，促使肝脏释放葡萄糖进入血液，以升高血糖。这两种激素相互拮抗、协同作用，共同维持血糖的稳定。

（4）代谢过程的重要参与者：血糖不仅是细胞能量的直接来源，还是体内多种代谢途径的重要中间产物。例如，在糖原合成过程中，多余的葡萄糖会被转化为糖原储存在肝脏和肌肉；在糖异生过程中，非糖物质如乳酸、甘油等可以被转化为葡萄糖；此外，血糖还参与脂肪和蛋白质的合成与分解等代谢过程。这些代谢途径的顺利运行都离不开血糖的参与。

综上所述，血糖在人体中发挥着至关重要的作用，不仅为细胞提供能量、维持大脑功能、调节激素分泌，还参与多种代谢过程。因此，保持血糖水平的稳定对于维护人体健康具有重要意义。在日常生活中，我们应该通过合理饮食、适量运动等方式来保持血糖水平的稳定，以预防糖尿病等代谢性疾病的发生。

62 什么是黎明现象和黄昏现象？

黎明现象和黄昏现象是糖尿病患者在特定时间段内血糖水平升高的现象。

黎明现象通常发生在清晨，与体内激素的变化密切相关。在夜间，由于人体处于休息状态，血糖水平相对较低。然而，在清晨时分，随着体内多种激素（如皮质醇、生长激素等）的分泌增加，这些激素具有升高血糖的作用，导致血糖水平在清晨时显著升高。黎明现象在1型糖尿病患者中更常见，因为他们通常缺乏足够的胰岛素来对抗这些升糖激素的作用。

黄昏现象则发生在傍晚时分，其机制与黎明现象相似，也与体内激素的变化有关。在傍晚时，随着人体活动量的减少和晚餐的摄入，血糖水平开始上升。同时，体内某些升糖激素的分泌也可能增加，进一步推动血糖水平的升高。黄昏现象在2型糖尿病患者中更常见，尤其是那些胰岛素分泌相对不足或胰岛素抵抗的患者。

为了有效管理这两种现象，糖尿病患者需要密切监测血糖水平，并根据医生的建议调整胰岛素用量或口服降糖药物的剂量。同时，保持健康的生活方式，如合理饮食、适量运动等，也有助于改善这两种现象。

63 胰岛素在糖尿病管理中扮演什么角色？

胰岛素是糖尿病管理中至关重要的激素。它由胰岛 β 细胞分泌，主要作用是促进细胞对葡萄糖的摄取和利用，从而降低血糖水平。在糖尿病管理中，胰岛素扮演着以下几个关键角色：

（1）精准降低血糖：胰岛素通过促进肌肉、脂肪和肝脏等组织对葡萄糖的摄取和利用，有效降低了血糖水平。在这一过程中，胰岛素与细胞膜上的受体结合，激活一系列信号通路，促进葡萄糖转运体向细胞膜移动，从而加速葡萄糖进入细胞内部被利用。同时，胰岛素还抑制了肝糖原的分解和糖异生作用，减少了血糖的来源，多管齐下，共同维持血糖的稳定。

（2）促进糖原的合成与储存：胰岛素不仅降低血糖，还能促进肝脏和肌肉中的糖原合成。在血糖水平较高时，胰岛素将多余的葡萄糖转化为糖原储存起来，作为"能量储备库"。当血糖水平下降时，这些糖原又可以被分解为葡萄糖释放到血液中，及时补充血糖，确保血糖水平的动态平衡。

（3）抑制糖异生，减少血糖波动：糖异生是指非糖物质（如乳酸、甘油等）转化为葡萄糖的过程。胰岛素能够抑制肝脏的糖异生作用，减少非糖物质向葡萄糖的转化，从而进一步降低血糖水平并维持其稳定。这一作用对于预防空腹低血糖和减少血糖水平波动具有重要意义。

（4）调节脂肪和蛋白质代谢，维护内环境稳定：胰岛素还参与脂肪和蛋白质的代谢过程，能够促进脂肪的合成和储存，抑制脂肪的分解，有助于维持体内脂肪的平衡；同时，胰岛素还能促进蛋白质的合成并抑制蛋白质的分解，保护肌肉组织不被消耗。这些作用共同维护了体内内环境的稳定，为患者的健康提供了有力保障。

在糖尿病治疗中，胰岛素的应用非常广泛。对于 1 型糖尿病患者来说，由于他们的胰腺无法产生足够的胰岛素，因此必须依赖外源性胰岛素来维持生命。对于 2 型糖尿病患者来说，虽然他们通常仍能产生胰岛素，但量不足或无法有效利用。因此，在病情严重或口服降糖药物无法有效控制血糖时，也需要使用胰岛素进行治疗。

64 糖尿病患者为何需要定期监测血糖？

定期监测血糖对于糖尿病患者来说至关重要。通过监测血糖，患者和医生可以及时了解病情的变化，并采取相应的治疗措施。以下是糖尿病患者需要定期监测血糖的几个主要原因：

（1）评估治疗效果：通过监测血糖水平，可以评估当前治疗方案的有效性。如果血糖水平持续升高或波动较大，说明当前的治疗方案可能需要调整。

（2）预防并发症：高血糖是糖尿病并发症发生和发展的重要因素。通过定期监测血糖并控制在合理范围内，可以有效预防或延缓并发症的发生和发展。

（3）指导饮食和运动：血糖水平的变化与饮食和运动密切相关。通过监测血糖，患者可以了解自己的饮食习惯和运动量对血糖的影响，从而调整饮食结构和运动量，更好地控制血糖。

（4）及时发现低血糖：低血糖是糖尿病治疗过程中常见的并发症之一。通过定期监测血糖，可以及时发现低血糖症状并采取相应的处理措施，避免低血糖对身体健康造成损害。

（5）调整治疗方案：随着病情的变化和时间的推移，糖尿病患者的治疗方案可能需要进行调整。通过定期监测血糖并结合其他检查结果，医生可以为患者制订个性化治疗方案。

65 糖化血红蛋白检测对糖尿病管理有何重要意义？

糖化血红蛋白（HbA1c）检测在糖尿病管理中具有举足轻重的地位，其重要性不仅体现在对血糖控制的评估上，更贯穿于糖尿病防治的全过程。糖化血红蛋白是红细胞中的血红蛋白与血糖结合后形成的产物，其水平能够稳定地反映过去 2~3 个月内患者的平均血糖水平，不受短期血糖波动的影响。以下是糖化血红蛋白检测在糖尿病管理中的几个重要作用：

（1）全面评估长期血糖控制情况：与日常血糖监测相比，糖化血红蛋白检测能够提供更长时间段内的血糖控制情况，从而帮助医生和患者更全面地了解病情。日常血糖监测虽然能够即时反映血糖水平，但会受多种因素的影响，如饮食、运动、药物等，波动较大。糖化血红蛋白检测则能够平滑这些短期波动，更准确地反映患者的长期血糖控制状况。

（2）准确预测并发症风险：高血糖是糖尿病并发症发生和发展的关键因素。糖化血红蛋白水平越高，说明患者的平均血糖水平越高，发生并发症的风险也就越大。通过糖化血红蛋白检测，医生可以准确预测患者未来发生并发症的风险，如心血管疾病、视网膜病变、肾脏病变等，并据此采取相应的预防措施，从而有效延缓并发症的发生和发展。

（3）科学指导治疗方案调整：糖化血红蛋白检测结果是调整糖尿病治疗方案的重要依据。根据糖化血红蛋白的检测结果，医生可以判断当前治疗方案是否有效，并据此调整治疗方案。如果糖化血红蛋白水平较高，说明当前的治疗方案可能需要加强，如增加药物剂量、优化药物组合或加强生活方式干预等；如果糖化血红蛋白水平较低，甚至低于正常范围，说明当前的治疗方案可能过于严格，需要适当放宽，以避免低血糖等不良反应的发生。

（4）有效提升患者依从性：糖化血红蛋白检测的结果直观且易于理解，有助于加深患者对糖尿病管理的认识和重视程度。通过定期检测并了解自己的糖化血红蛋白水平，患者可以更加清晰地了解自己的血糖控制状况，从而更积极地参与糖尿病管理，提高治疗依从性。同时，糖化血红蛋白检测还能够激励患者坚持健康的生活方式，如合理饮食、适量运动等，以更好地控制血糖水平。

根据最新的糖尿病管理指南，糖化血红蛋白检测被推荐为评估糖尿病患者血糖控制情况的金标准。指南建议，对于所有糖尿病患者，应至少每年进行一次糖化血红蛋白检测，以评估血糖控制情况并调整治疗方案。对于血糖控制不稳定或存在并发症风险的患者，可能需要更频繁地进行检测。此外，指南还强调了糖化血红蛋白检测在糖尿病预防和管理中的重要作用。通过早期发现糖化血红蛋白水平升高的人群，及时进行生活方式干预或药物治疗，可以有效预防或延缓糖尿病的发生和发展。因此，在糖尿病的防治过程中，应充分重视并合理利用糖化血红蛋白检测这一重要工具。

66 妊娠糖尿病的发生率是多少？

妊娠糖尿病的发生率因地区、人种、年龄、肥胖程度等多种因素的不同而异。根据不同的研究和统计数据，妊娠糖尿病的发生率为1%~14%。这一范围的差异较大，主要是由于不同研究中的样本选择、诊断标准以及统计方法等因素存在不同所致。

在一些高风险群体中，如肥胖、有糖尿病家族史或妊娠糖尿病史的孕妇，妊娠糖尿病的发生率可能更高。此外，随着年龄的增长，孕妇患妊娠糖尿病的风险也会增加。

妊娠糖尿病对母婴健康均有一定影响，包括增加孕妇患妊娠高血压、感染、羊水过多等并发症的风险，增加胎儿畸形、巨大儿、新生儿低血糖等风险。因此，对于所有孕妇来说，在妊娠期间进行糖尿病筛查和监测都是非常重要的。通过及时的诊断和治疗，可以有效控制血糖水平，降低并发症的风险，保障母婴健康。

67 为什么会出现妊娠糖尿病？哪些因素会增加患妊娠糖尿病的风险？

妊娠糖尿病是多因素综合作用的结果，涉及生理变化、遗传背景、环境因素以及个人生活习惯等多个层面。在妊娠这一特殊生理时期，孕妇体内的激素水平发生了显著变化，雌激素和孕激素的增加尤为明显。这些激素在体内发挥多种重要作用，但同时它们也具有拮抗胰岛素的功能，导致机体对胰岛素的敏感性下降。胰岛素是体内唯一的降血糖激素，其敏感性的降低意味着胰岛素的降糖效果减弱，从而容易引发血糖升高。此外，随着胎儿的生长发育，母体对葡萄糖的需求量也在不断增加。如果母体胰岛素分泌不能满足这种增加的需求，就会导致血糖水平进一步升高，进而发展为妊娠糖尿病。以下因素会增加患妊娠糖尿病的风险，值得特别关注：

（1）遗传因素：遗传在妊娠糖尿病的发病中起着不可忽视的作用。如果孕妇的一级亲属，如父母、兄弟姐妹中有糖尿病患者，那么她患妊娠糖尿病的风险就会显著增加。这表明遗传因素在妊娠糖尿病的发病中占据重要地位。

（2）年龄因素：随着年龄的增长，身体机能会逐渐下降，代谢也会减慢。对于高龄孕妇（≥35岁）来说，她们患妊娠糖尿病的风险相对较高。这可能与高龄孕妇的身体机能下降、代谢减慢以及胰岛素敏感性降低等因素有关。

（3）肥胖与超重：孕前体重指数高是妊娠糖尿病的一个重要危险因素。肥胖者体内脂肪堆积过多，不仅影响美观，更重要的是会影响胰岛素的分泌和利用。脂肪细胞会分泌某些因子，这些因子会干扰胰岛素的正常功能，导致胰岛素抵抗和血糖升高。因此，孕前保持健康的体重对于预防妊娠糖尿病至关重要。

（4）饮食结构：不合理的饮食结构也是导致妊娠糖尿病的重要因素之一。长期高糖、高脂饮食以及喜食甜食和米饭等富含碳水化合物的食物，都可能导致孕妇体内热量过剩。这些过剩的热量会转化为脂肪储存在体内，进一步加重胰岛素抵抗和血糖升高。因此，孕妇应该保持均衡的饮食结构，适量摄入各种营养素，避免过度摄入高糖、高脂食物。

（5）内分泌异常：某些内分泌疾病，如多囊卵巢综合征等，也会影响胰岛素的分泌和利用。这些疾病会导致体内激素水平紊乱，进而影响胰岛素的正常功能，增加妊娠糖尿病的发病风险。因此，对于患有内分泌疾病的孕妇来说，应该更加关注自己的血糖水平，并及时就医进行诊断和治疗。

（6）既往病史：如果孕妇在之前的妊娠中患过妊娠糖尿病，或者有糖尿病家族史，那么她再次怀孕后更容易发生妊娠糖尿病。这是因为这些病史表明孕妇可能存在胰岛素分泌或利用方面的缺陷，使得她在妊娠期间更容易出现血糖升高的情况。

此外，还有一些其他因素也可能增加患妊娠糖尿病的风险。例如，孕妇尿糖阳性可能意味着她的血糖水平已经超过了正常范围；胎儿增长过快和羊水过多可能与孕妇的血糖水平高有关；不良的孕产史，如畸形胎儿、不明原因的死胎或新生儿死亡等，也可能是妊娠糖尿病的高危因素之一。因此，孕妇在妊娠期间应该定期进行产前检查，及时发现并处理任何可能的风险因素，以确保自己和胎儿的健康。

68 妊娠糖尿病通常在怀孕的哪个阶段被诊断出来？

妊娠糖尿病的诊断通常发生在妊娠第 24~28 周，这是因为在这个阶段，孕妇的生理变化相对稳定，且胎儿的生长发育对母体的代谢影响也较为明显，便于准确检测血糖水平的变化。在这一时期，医院通常会安排孕妇进行一项名为葡萄糖耐量实验（也称为糖耐量试验或 OGTT）的检查，这是诊断妊娠糖尿病的主要手段。

葡萄糖耐量实验是一种口服一定量葡萄糖后，分别检测空腹血糖及服糖后 1 小时、2 小时的血糖水平，以此来评估机体对葡萄糖的耐受能力的检查。具体来说，如果孕妇的空腹血糖值 ≥ 5.1 mmol/L，或者服糖后 1 小时的血糖值 ≥ 10.0 mmol/L，又或者服糖后 2 小时的血糖值 ≥ 8.5 mmol/L，只要这三个时间点中的任何一个点的血糖值达到或超过了上述标准，即可初步判定为妊娠糖尿病。

值得注意的是，妊娠糖尿病的诊断并非仅凭一次血糖检测就能确定，通常需要结合孕妇的病史、临床表现以及其他相关检查结果进行综合判断。例如，如果孕妇在妊娠早期就出现了多饮、多食、多尿以及体重异常增加等糖尿病的典型症状，或者存在糖尿病的高危因素（如家族史、肥胖、高龄等），那么医生可能会提前进行血糖检测，以便及早发现并处理妊娠糖尿病。

此外，即使孕妇在糖耐量试验中未被诊断为妊娠糖尿病，也应该在整个孕期保持对血糖水平的关注，因为妊娠期间血糖水平的变化是一个动态过程，受到多种因素的影响。如果孕妇在妊娠期出现任何不适或异常症状，应及时就医并告知医生自己的血糖情况，以便得到专业的指导和治疗。

69 妊娠糖尿病患者在不同孕周控制血糖的目标一致吗？

妊娠糖尿病患者在整个孕期中控制血糖的目标确实是一致的，但这种一致性并不意味着在每个具体的时间点或每种生理状态下血糖的控制都毫无差异。实际上，血糖控制的目标是在一个相对稳定的范围内，以确保母婴的健康和安全。

根据权威医疗机构和专家的建议，妊娠糖尿病患者的血糖控制应遵循一系列具体的目标值。这些目标值通常包括：空腹血糖在 3.3~5.3 mmol/L，这是一个相对较低的范围，有助于减少孕妇在夜间或长时间未进食时的低血糖风险；餐前 30 分钟的血糖同样建议在 3.3~5.3 mmol/L，这是为了确保孕妇在进食前血糖不会过高，从而有利于餐后的血糖控制；餐后 1 小时血糖应控制在 5.6~7.8 mmol/L，餐后 2 小时血糖则应在 4.4~6.7 mmol/L，这两个时间点的血糖控制对于预防妊娠糖尿病的急性并发症，如酮症酸中毒等，至关重要；睡前血糖建议控制在 4.4~6.7 mmol/L，有助于减少夜间低血糖的风险，并确保孕妇在睡眠中的血糖水平相对稳定。

虽然这些血糖控制目标在整个妊娠期是一致的，但在实际操作中，医生会根据孕妇的具体情况，如孕周、胎儿生长发育情况、孕妇的体重和营养状况等，进行个体化的调整。例如，在妊娠早期，由于胎儿对营养的需求相对较低，对孕妇的血糖控制可能会相对宽松一些；而在妊娠晚期，随着胎儿的快速生长和对营养需求的增加，对孕妇的血糖控制可能需要更严格。

此外，在控制孕妇血糖的过程中，还需要注意避免低血糖的发生。低血糖不仅会对孕妇的身体健康造成影响，还可能危及胎儿的安全。因此，孕妇控制血糖应遵循医生的建议，合理调整饮食和药物治疗方案，以确保血糖控制在安全范围内。

总之，妊娠糖尿病患者在不同孕周控制血糖的目标虽然一致，但在实际操作中需要根据个体情况进行适当调整，以确保母婴的健康和安全。同时，孕妇应密切监测血糖水平，及时发现并处理任何异常情况，以减少并发症的发生。

70 妊娠糖尿病与孕前糖尿病有何区别？

妊娠糖尿病与孕前糖尿病是两种不同的疾病状态，它们在多个方面存在显著的区别。

（1）发病时间和诊断：妊娠糖尿病是在妊娠期间首次发现或确诊的糖代谢异常疾病。由于妊娠期间孕妇的生理变化，如激素水平的变化和胰岛素抵抗的增加，部分孕妇可能会在这一时期出现血糖升高的情况。通常，在妊娠第24~28周，会对孕妇进行葡萄糖耐量实验来诊断是否患有妊娠糖尿病。孕前糖尿病与妊娠糖尿病不同，孕前糖尿病是在怀孕前就已经存在糖尿病的情况，意味着孕妇在受孕前就已经有血糖控制的问题，需要在孕前就进行诊断和治疗。

（2）病因和发病机制：妊娠糖尿病的发生与妊娠期间的生理变化密切相关，如雌激素、孕激素等激素水平的增加导致胰岛素敏感性下降。此外，遗传因素、肥胖、不合理的饮食结构以及高龄等，也可能增加妊娠糖尿病的风险。孕前糖尿病的病因更为复杂多样，可能涉及遗传、环境、生活方式等多种因素。这些因素相互作用，导致胰岛功能受损或胰岛素抵抗增加，从而引发糖尿病。

（3）管理和治疗：妊娠糖尿病的管理的重点在于通过饮食控制、运动锻炼和必要的胰岛素治疗来将血糖维持在正常范围内。由于妊娠糖尿病通常在妊娠结束后会自然消失，因此治疗的目标是确保母婴在妊娠期间的安全和健康。孕前糖尿病的管理则更为复杂和长期。除了需要控制血糖外，还需要关注并发症的预防和治疗，如心血管疾病、视网膜病变等。此外，孕前糖尿病患者在怀孕后还需要更加密切地监测血糖和胎儿情况，以确保母婴的安全。

（4）对母婴健康的影响：虽然妊娠糖尿病可能对母婴健康产生不良影响，如增加巨大儿、羊水过多、早产等的风险，但由于它通常只在妊娠期间存在，且通过积极治疗可以得到有效控制，因此对母婴健康的影响相对可控。由于孕前糖尿病在整个孕期和产后都可能持续存在，对母婴健康的影响更为严重和持久。孕前糖尿病可能增加孕妇在妊娠期间发生高血压、感染等并发症的风险，同时也可能对胎儿的生长发育产生不良影响，如增加胎儿畸形、流产等的风险。此外，孕前糖尿病患者在产后仍需要继续关注血糖控制和并发症的预防。

综上所述，妊娠糖尿病与孕前糖尿病在发病时间和诊断、病因和发病机制、管理和治疗以及对母婴健康的影响等方面都存在显著的区别。因此，在临床实践中，需要针对不同类型的糖尿病患者制订个体化的治疗方案和管理策略。

71 妊娠糖尿病对孕妇会有什么影响？

妊娠糖尿病对孕妇可能产生多方面的影响，这些影响不仅关乎孕妇自身的健康，还可能对胎儿的生长发育造成不利影响。以下是对这些影响的详细阐述：

（1）增加妊娠期并发症的风险：

①妊娠高血压：妊娠糖尿病可能使孕妇更容易患上妊娠高血压，这是一种在妊娠期间出现的血压升高的情况，可能对孕妇的心血管系统造成压力，甚至引发更严重的并发症。

②感染：由于妊娠糖尿病患者的免疫力下降，她们更容易发生各种感染，如尿路感染、生殖道感染等。这些感染不仅可能影响孕妇的健康，还可能对胎儿造成威胁。

③羊水过多：妊娠糖尿病还可能导致羊水过多，这是因为高血糖可能导致胎儿排尿增多，从而增加羊水量。羊水过多可能引发早产、胎膜早破等风险。

（2）影响分娩过程：

①产程延长：妊娠糖尿病可能导致孕妇在分娩过程中出现产程延长的情况。这是因为高血糖可能影响子宫肌肉的收缩力，使得分娩过程更加困难。

②难产：由于妊娠糖尿病可能导致胎儿过大或孕妇产道异常，因此可能增加难产的风险。难产不仅可能对孕妇造成身体上的伤害，还可能危及胎儿的生命安全。

（3）增加产后患糖尿病的风险：

妊娠糖尿病孕妇产后患 2 型糖尿病的风险可能显著增加。这是因为妊娠糖尿病本身就是 2 型糖尿病的一个重要风险因素，而妊娠期间的生理变化可能进一步加剧胰岛功能的损害。

此外，妊娠糖尿病还可能对孕妇的心理健康产生负面影响。由于担心胎儿的健康和自身的病情，孕妇可能会出现焦虑、抑郁等情绪问题。这些心理问题不仅可能影响孕妇的生活质量，还可能对胎儿的生长发育产生不利影响。

因此，对于妊娠糖尿病孕妇来说，及时诊断和治疗至关重要。通过合理的饮食控制、运动锻炼和必要的药物治疗，可以有效控制血糖水平，减少并发症的发生，保障母婴的健康和安全。同时，孕妇还应保持积极的心态，寻求心理支持，以应对妊娠糖尿病带来的各种挑战。

72 妊娠糖尿病对胎儿会有什么影响？

妊娠糖尿病不仅会对孕妇的健康产生不良影响，还可能对胎儿的生长发育造成多方面的威胁。以下是对妊娠糖尿病对胎儿可能产生影响的详细分析：

（1）增加胎儿畸形的风险：妊娠糖尿病孕妇的高血糖状态可能对胎儿的多个器官系统发育产生不利影响，尤其是神经系统和心血管系统。高血糖环境可能导致胎儿神经管发育缺陷，增加发生无脑儿、脊柱裂等神经系统畸形的风险。同时，心血管系统的发育也可能受影响，导致胎儿心脏结构异常或功能缺陷。这些畸形不仅影响胎儿的生存质量，还可能对其未来的健康造成长期影响。

（2）导致胎儿生长受限或巨大儿：妊娠糖尿病对胎儿的生长发育具有双重影响。一方面，如果孕妇的血糖控制不佳，胎儿可能因营养供应不足而出现生长受限的情况，即胎儿体重低于正常标准，可能影响其未来的生长发育和健康状况；另一方面，如果孕妇的血糖过高，胎儿可能过度吸收营养，导致体重过大，成为巨大儿。巨大儿不仅增加了分娩的难度和风险，还可能导致新生儿低血糖、呼吸窘迫综合征等并发症的发生。

（3）引发新生儿并发症：妊娠糖尿病孕妇的新生儿在出生后可能面临一系列并发症的风险，最常见的是新生儿低血糖。这是因为胎儿在母体内适应了高血糖环境，出生后糖分供应突然中断，可能导致血糖水平急剧下降。此外，新生儿还可能出现呼吸窘迫综合征，表现为呼吸困难、发绀等症状，可能与胎儿肺部发育不成熟或肺表面活性物质缺乏有关。这些并发症不仅影响新生儿的健康状况，还可能对其未来的生长发育产生不良影响。

综上所述，妊娠糖尿病对胎儿的影响是多方面的，包括增加胎儿畸形的风险，导致胎儿生长受限或巨大儿，以及引发新生儿并发症等。因此，孕妇在妊娠期间应严格控制血糖水平，定期进行产检和血糖监测，以确保母婴的健康和安全。同时，孕妇还应保持健康的生活方式，包括合理的饮食、适当的运动以及良好的心态等，以减少妊娠糖尿病对胎儿的不良影响。

73 妊娠糖尿病是否会影响分娩方式？

妊娠糖尿病确实可能会影响分娩方式，这种影响主要源于妊娠糖尿病对孕妇和胎儿可能产生的多种不良影响。

（1）妊娠糖尿病对孕妇的影响：妊娠糖尿病可能增加孕妇患妊娠高血压、感染、羊水过多等并发症的风险。这些并发症都可能对分娩过程产生不利影响，使得剖宫产等手术分娩方式成为更安全的选择。

妊娠糖尿病可能导致孕妇体重过度增加，进而影响产道条件，使得阴道分娩的难度增加。

（2）妊娠糖尿病对胎儿的影响：妊娠糖尿病可能导致胎儿生长受限，也可能使胎儿成为巨大儿。巨大儿通过阴道分娩容易发生肩难产，因此，在胎儿体积过大的情况下，剖宫产通常是更安全的选择。

妊娠糖尿病可能对胎儿的健康状况产生不利影响，如胎儿宫内缺氧、胎儿窘迫等。这些情况都可能使得剖宫产成为更合适的分娩方式，以确保胎儿的安全。

（3）分娩方式的选择：具体的分娩方式需要根据孕妇和胎儿的具体情况来确定。医生会综合考虑孕妇的血糖控制情况、胎儿的大小、胎位、骨盆条件，以及是否存在其他并发症等因素来制订分娩计划。

孕妇应遵循医生的建议，选择最适合自己的分娩方式。在分娩前，孕妇应进行全面的产前检查，包括 B 超、血糖监测等，以了解胎儿的情况和孕妇的身体状况。

（4）特殊情况的处理：如果妊娠糖尿病导致羊水过多且伴有胎位不正等，剖宫产通常是更安全的选择。因为羊水过多和胎位不正都可能增加阴道分娩的难度和风险。

如果妊娠糖尿病孕妇还伴有其他并发症，如妊娠高血压、胎盘功能不良等，也可能影响分娩方式的选择。

综上所述，妊娠糖尿病确实可能影响分娩方式，但并不意味着所有妊娠糖尿病孕妇都需要进行剖宫产。在医生的指导下，根据孕妇和胎儿的具体情况来选择最合适的分娩方式是最重要的。

74 妊娠糖尿病只能靠运动饮食控制吗？

妊娠糖尿病的管理是一个综合过程，不仅仅局限于运动和饮食控制。虽然饮食控制和运动锻炼在妊娠糖尿病的管理中占据着举足轻重的地位，但有时候，这些措施可能并不足以将血糖控制在理想范围内。

（1）饮食控制：饮食控制是妊娠糖尿病管理的基础。通过合理调整饮食结构，控制碳水化合物的摄入，增加蛋白质、膳食纤维和维生素的摄入，可以有效帮助孕妇维持血糖在正常范围内。同时，饮食控制还有助于避免孕妇体重过度增加，降低并发症的发生风险。

然而，饮食控制并非一成不变。孕妇需要根据自己的血糖水平和身体状况，不断调整饮食计划。必要时，营养师或医生可能会为孕妇制订个性化的饮食方案，以确保其获得充足的营养，同时控制血糖水平。

（2）运动锻炼：运动锻炼也是妊娠糖尿病管理的重要组成部分。适当的运动可以帮助孕妇消耗多余的糖分，提高胰岛素敏感性，从而降低血糖水平。此外，运动还有助于增强孕妇的体质，提高分娩的顺利性。

然而，孕妇在运动时需要特别注意安全，避免进行过于剧烈或高风险的运动，以免对胎儿造成不良影响。同时，孕妇还需要根据自己的身体状况和医生的建议，选择适合自己的运动方式和强度。

（3）药物治疗：当饮食和运动无法有效控制血糖时，孕妇可能需要接受药物治疗。在妊娠糖尿病的管理中，胰岛素是最常用的药物之一。胰岛素可以有效降低血糖水平，减少并发症的发生风险。同时，胰岛素治疗还可以帮助孕妇更好地控制体重，提高顺利分娩的可能。

然而，胰岛素治疗并非没有风险。孕妇需要在医生的指导下注射胰岛素并密切监测血糖水平，以避免低血糖等不良反应的发生。此外，孕妇还需要了解胰岛素的储存和使用方法，确保其安全性和有效性。

（4）综合管理：妊娠糖尿病的管理应综合考虑饮食、运动和药物治疗等多个方面。医生会根据孕妇的具体情况，制订个性化治疗方案，以确保血糖控制在理想范围内。同时，孕妇还需要定期进行产检和血糖监测，及时发现并处理任何异常情况。

此外，心理支持也是妊娠糖尿病管理中不可忽视的一部分。孕妇可能会因为病情和未来的不确定性而感到焦虑和不安。因此，医生和家人应给予孕妇充分的关心和支持，帮助其保持积极的心态，顺利度过妊娠期。

75 妊娠糖尿病患者能吃二甲双胍吗？

关于妊娠糖尿病患者是否能吃二甲双胍的问题，存在不同的观点和建议，但总体而言，对妊娠糖尿病患者通常不推荐使用二甲双胍。以下是对此问题的详细分析。

（1）二甲双胍在妊娠糖尿病中的应用现状：

不推荐使用：根据权威医疗机构和专家的建议，妊娠糖尿病的首选治疗药物是胰岛素。胰岛素在妊娠期间使用是安全的，并且可以有效控制血糖水平。二甲双胍虽然是一种常用的口服降糖药物，但在妊娠期间的使用安全性尚未得到充分证实。有研究表明，二甲双胍可能影响胎儿的生长发育，甚至导致胎儿发育畸形。

谨慎使用：也有观点认为，在知情同意的基础上，部分妊娠糖尿病患者可慎用二甲双胍。在某些情况下，如孕妇对胰岛素过敏或无法耐受胰岛素治疗时，医生可能会考虑使用二甲双胍作为辅助治疗。然而，这种情况下的使用必须严格遵循医生的指导，并且需要密切监测母婴的健康状况。

（2）二甲双胍在妊娠糖尿病中的潜在风险：

对胎儿的影响：二甲双胍可能通过胎盘屏障进入胎儿体内，对胎儿的生长发育产生不良影响，包括可能增加胎儿畸形的风险、影响胎儿的正常发育等。此外，二甲双胍还可能引起孕妇的胃肠道反应，如恶心、呕吐、腹泻等，这些反应不仅会影响孕妇的身体健康，还可能影响营养摄入，对胎儿的生长发育造成不利影响。

对孕妇的影响：在妊娠期间使用二甲双胍可能对孕妇的肝肾功能造成损害。由于孕妇在妊娠期间身体发生了一系列生理变化，对药物的代谢和排泄能力可能有所下降，因此更容易受到药物不良反应的影响。此外，二甲双胍还可能引起孕妇低血糖等不良反应，严重时可能危及母婴的生命安全。

（3）妊娠糖尿病的管理建议：对于妊娠糖尿病的孕妇来说，首选的治疗药物是胰岛素。胰岛素是一种人体自然产生的激素，用于调节血糖水平。在妊娠期间使用胰岛素是安全的，并且可以根据孕妇的血糖水平进行调整，以实现最佳的治疗效果。

除了药物治疗外，孕妇还应通过饮食和运动来控制血糖水平。合理的饮食结构和适量的运动有助于孕妇将血糖维持在正常范围，减少并发症的发生风险。

孕妇应定期监测血糖水平以便及时发现并处理任何异常情况，有助于确保母婴的健康和安全。

综上所述，妊娠糖尿病通常不推荐使用二甲双胍。如果孕妇需要使用降糖药物来控制血糖水平，应在医生的指导下首选胰岛素治疗，并结合饮食和运动控制来综合管理糖尿病。

76 妊娠糖尿病患者能用胰岛素吗？

妊娠糖尿病确实可能会使用胰岛素进行治疗。以下是对妊娠糖尿病使用胰岛素治疗的详细解释：

（1）胰岛素治疗的必要性：

血糖控制的挑战：妊娠糖尿病是指妊娠期间发生的糖尿病，特点是血糖水平高于正常水平。由于妊娠期体内会产生拮抗胰岛素的物质，使母体对胰岛素的敏感性下降，导致血糖难以控制。普通的口服降糖药在妊娠期没有经过充分试验，可能对胎儿造成影响，因此通常不推荐使用。

胰岛素的优势：胰岛素是一种由胰腺分泌的激素，主要作用是降低血糖，有助于孕妇有效控制血糖水平，防止高血糖对母婴健康的危害。

胰岛素是大分子蛋白，不会通过胎盘对胎儿造成不良影响，因此被认为是妊娠期控制糖代谢紊乱的最佳选择。

（2）胰岛素治疗的实施：

治疗方案：胰岛素治疗通常从应急阶段开始，当孕妇需要迅速控制血糖、纠正代谢紊乱和酮症时，首选胰岛素进行皮下注射。在病情稳定后，可以使用低精蛋白胰岛素和精蛋白锌胰岛素等长效胰岛素来维持血糖稳定。胰岛素的用量需要根据孕妇的血糖水平、体重、孕周等因素进行个性化调整。

监测与调整：孕妇在使用胰岛素治疗期间需要密切监测血糖水平，以便及时调整胰岛素剂量和饮食方案。医生应根据孕妇的血糖监测结果和身体状况来制订和调整胰岛素治疗方案。

（3）胰岛素治疗的注意事项：

饮食控制：孕妇在使用胰岛素治疗期间需要继续控制饮食，避免高糖、高脂肪食物的摄入。同时，应保持规律的进餐时间和定量，以避免低血糖的发生。

适当运动：适当的运动可以帮助孕妇提高身体对胰岛素的敏感性，有助于降低血糖水平。但需要注意的是，孕妇应选择适合自己的运动方式和强度，避免剧烈运动和长时间久坐。

心理支持：妊娠糖尿病可能会给孕妇带来一定的心理压力，产生焦虑等不良情绪。因此，家人和医生应给予孕妇充分的关心和支持，帮助其保持积极的心态和良好的生活习惯。

（4）胰岛素治疗的持续性与分娩后调整：

持续性：妊娠糖尿病的胰岛素治疗通常需要持续到分娩。在整个妊娠期，孕妇需要密切监测血糖水平，并根据医生的建议进行胰岛素治疗。

分娩后调整：分娩后，随着胎盘的排出和体内抗胰岛素物质的减少，产妇的胰岛素需求通常会明显降低。因此，在分娩后需要根据产妇的血糖水平重新调整胰岛素治疗方案。

综上所述，胰岛素是妊娠糖尿病治疗的重要手段之一，在医生的指导下合理使用胰岛素可以有效控制血糖水平，减少并发症的发生，保障母婴的健康安全。

77 妊娠糖尿病患者如何进行血糖监测？

妊娠糖尿病患者进行血糖监测是非常重要的，有助于及时了解血糖水平的变化并调整治疗方案。以下是妊娠糖尿病患者进行血糖监测的一些建议：

（1）定期监测血糖：孕妇应定期进行血糖监测，包括空腹血糖、餐后血糖和睡前血糖等，监测频率和具体时间点应根据医生的建议来确定。

（2）使用便携式血糖仪：便携式血糖仪是妊娠糖尿病患者常用的血糖监测工具之一。孕妇可以在家中使用便携式血糖仪进行血糖监测，方便快捷。

（3）记录血糖值：孕妇应记录每次监测的血糖值，以便及时发现血糖波动的趋势并调整治疗方案。同时，记录血糖值也有助于医生评估治疗效果和调整治疗计划。

（4）注意监测时间和方法：血糖监测的时间和方法对于结果的准确性非常重要。孕妇应严格按照医生的建议进行血糖监测，包括监测前的饮食和运动要求等。

78 为什么如果母亲患妊娠糖尿病，要给新生儿喂糖水呢？

妊娠糖尿病的产妇分娩后，要给新生儿喂糖水的原因主要涉及新生儿低血糖的预防和治疗。以下是对这一做法的详细解释：

（1）新生儿低血糖的风险：

胎儿胰岛素分泌增加：当母亲患有妊娠糖尿病时，胎儿的体内环境长期处于高血糖状态。为了适应这种环境，胎儿的胰岛细胞会代偿性增生，胰岛素水平升高，以维持血糖的稳定。

出生后血糖急剧下降：当胎儿娩出后，来自母体的葡萄糖供应突然中断，但此时新生儿的胰岛素水平仍然较高，会导致新生儿在出生后数小时内血糖急剧下降，出现低血糖症状。

（2）喂糖水的作用：

迅速提高血糖水平：给新生儿喂糖水可以迅速补充体内的葡萄糖，提高血糖水平，从而预防低血糖的发生。

提供能量和营养：葡萄糖是脑细胞主要的能量来源，低血糖可以影响脑细胞能量代谢，长时间低血糖可导致新生儿的脑损害。喂糖水可以为新生儿提供必要的能量和营养，促进其正常生长发育。

（3）实施注意事项：

血糖监测：在给新生儿喂糖水前后都需要对其进行血糖监测，有助于了解新生儿的血糖水平，从而决定是否需要喂糖水以及喂多少。

医生建议：喂糖水的具体做法和剂量应根据新生儿的血糖监测结果来确定。医生会根据新生儿的体重、出生后的时间、血糖水平以及是否存在其他并发症等因素来制订个性化方案。

避免过量：虽然喂糖水可以预防新生儿低血糖，但过量摄入葡萄糖也可能导致血糖过高，引起其他并发症。因此，在给新生儿喂糖水时需要严格控制剂量和频率。

（4）其他预防措施：除了给新生儿喂糖水外，还可以采取其他措施来预防新生儿低血糖的发生，如早期开奶，鼓励产妇尽早进行母乳喂养，以提供新生儿所需的能量和营养。监测新生儿体征，密切观察新生儿的生命体征和临床表现，如出现低血糖症状应及时处理。

综上所述，如果母亲是妊娠糖尿病给新生儿喂糖水是为了预防新生儿低血糖的发生，具体实施时应根据新生儿的血糖监测结果和医生的建议来确定，并注意避免过量摄入葡萄糖。同时，还可以采取其他预防措施来降低新生儿低血糖的风险。

79 妊娠糖尿病患者产后还需要继续监测血糖吗？

妊娠糖尿病患者在产后确实需要继续监测血糖，以下是对此观点的详细阐述：

（1）产后继续监测血糖的必要性：

评估糖尿病风险：妊娠糖尿病患者产后患 2 型糖尿病的风险显著增加。这是因为妊娠糖尿病本身就是糖尿病的一个前期状态，表明患者的胰岛功能可能已经受到一定程度的损害。通过产后继续监测血糖，可以及时发现血糖异常，从而评估患者是否已经发展为 2 型糖尿病或处于糖尿病前期。

及时发现并处理血糖异常：产后血糖异常如果得不到及时处理，可能会对患者的健康造成长期影响，如增加心血管疾病、肾脏疾病等慢性并发症的风险。通过定期监测血糖，可以及时发现血糖异常，并采取相应的治疗措施，如调整饮食、增加运动、使用药物等，从而有效控制血糖水平。

评估妊娠糖尿病的长期影响：妊娠糖尿病不仅对胎儿的生长发育有影响，还可能对孕妇的长期健康造成潜在威胁。产后继续监测血糖有助于评估妊娠糖尿病对患者长期健康的影响，从而提供更为个性化的健康管理建议。

（2）产后血糖监测的建议：

监测频率：产后初期，建议妊娠糖尿病患者每天监测血糖，以便及时发现血糖异常。随着时间的推移，如果血糖水平稳定，可以适当减少监测频率，但建议至少每周监测一次空腹血糖和一次餐后血糖。

监测方法：可以使用家用血糖仪进行指尖血糖监测，这种方法简便易行，适合患者在家中进行自我监测。如果有条件，也可以定期到医院进行静脉血糖监测，以获取更为准确的血糖水平。

记录与分析：每次监测血糖后，应将结果记录下来，并定期进行分析，有助于发现血糖变化的趋势，从而及时调整治疗方案。

（3）产后血糖管理的其他建议：

饮食调整：产后饮食应以清淡、易消化为主，避免高糖、高脂肪食物的摄入。根据血糖水平调整饮食，如增加膳食纤维的摄入，减少碳水化合物的摄入等。

增加运动：产后适当的运动有助于降低血糖水平，提高身体的代谢能力。建议在医生的指导下选择适合自己的运动方式，如散步、瑜伽等。

定期随访：产后应定期到医院进行随访，以便及时了解自己的健康状况。医生会根据患者的血糖水平、体重、饮食习惯等因素，为患者提供个性化的健康管理建议。

综上所述，妊娠糖尿病患者在产后确实需要继续监测血糖，有助于及时发现血糖异常，评估糖尿病风险，并采取相应的治疗措施；同时，通过合理的饮食调整、增加运动和定期随访，可以有效控制血糖水平，保障患者的长期健康。

80 妊娠糖尿病患者应如何进行运动管理？

妊娠糖尿病患者的运动管理，对于控制血糖、维持健康体重和减少并发症具有重要意义。以下是一些建议：

（1）选择适当的运动类型：妊娠糖尿病患者应选择低强度、有氧运动为主的运动方式，如散步、游泳、孕妇瑜伽等。这些运动有助于提高患者心肺功能，促进血液循环和控制血糖水平。

（2）控制运动时间和强度：孕妇应根据自己的身体状况和医生的建议来控制运动时间和强度。一般来说，每次运动时间不宜过长，以20~30分钟为宜；运动强度应以轻微出汗、不感到疲劳为度。

（3）避免剧烈运动和高风险运动：妊娠糖尿病患者应避免进行剧烈运动和高风险运动，如跳跃、球类运动等，这些运动可能增加孕妇和胎儿的风险。

（4）注意运动前后的准备和放松：孕妇在进行运动前后应进行适当的准备和放松活动，如热身运动、拉伸运动等，有助于减少运动损伤和提高运动效果。

（5）监测血糖和胎儿情况：孕妇在进行运动时应定期监测。

81 妊娠糖尿病会遗传吗？

妊娠糖尿病的遗传性问题涉及多个层面的因素。首先，从遗传学角度看，妊娠糖尿病确实有一定的遗传倾向，意味着如果母亲在怀孕期间患有糖尿病，其子女在未来患糖尿病的风险可能会增加。这种风险的提升并非单一基因作用的结果，而是多个基因变异与环境因素相互作用的综合体现，即多基因遗传和环境因素的共同作用。

除了遗传因素，环境因素在妊娠糖尿病的遗传传递中也扮演了重要角色。例如，母亲的孕期营养状况、体重管理、生活方式以及是否暴露于某些有害物质等，都可能影响胎儿未来的糖尿病风险。因此，即使存在遗传风险，通过改善环境因素，也可以有效降低后代患病的可能性。

对于有家族史的高危人群，预防和早期筛查是降低后代患糖尿病风险的关键，包括定期进行血糖检测、保持健康的生活方式（如合理饮食、适量运动）、避免肥胖和超重等。此外，对于已经怀孕的妇女，早期筛查妊娠糖尿病并采取有效的管理措施，对于保障母婴健康至关重要。

近年来，表观遗传学的研究为理解妊娠糖尿病的遗传机制提供了新的视角。表观遗传学关注的是基因表达而非基因序列本身的变化，这些变化可能受环境因素的影响，并在一定程度上决定了个体对疾病的易感性。因此，更多医学研究团队针对妊娠糖尿病的表观遗传机制进行进一步研究，以更深入地理解其遗传传递的复杂性，为未来的预防和治疗提供新的思路。

82 妊娠糖尿病患者在妊娠期需要接受哪些特殊检查？

血糖监测是妊娠糖尿病患者孕期管理的核心，包括空腹血糖、餐后血糖以及糖化血红蛋白的检测，以全面评估患者的血糖控制情况。根据血糖水平，医生可以调整治疗方案，确保母亲和胎儿的安全。

尿糖和尿酮体的检测有助于了解妊娠糖尿病患者的肾脏功能和代谢状态。当血糖过高时，部分糖分可能通过尿液排出，形成尿糖。同时，如果身体无法有效利用糖分作为能量来源，可能会产生酮体。因此，定期检测尿糖和尿酮体对于评估患者的病情和治疗效果具有重要意义。

妊娠糖尿病患者还需要接受定期的产前检查，包括超声检查以监测胎儿大小、发育情况和羊水量等，有助于评估胎儿的健康状况，并及时发现潜在的问题。此外，对于高危孕妇，可能还需要进行更频繁或更详细的胎儿监测，如胎心监护等，以确保胎儿的安全。

除了上述特殊检查外，妊娠糖尿病患者还需要密切关注并发症的管理。例如，高血压是妊娠糖尿病患者常见的并发症之一，因此需要定期监测血压并采取相应的治疗措施。此外，妊娠糖尿病还可能增加患者患妊娠高血压、感染、羊水过多等并发症的风险，因此需要加强对这些并发症的监测和预防。

83 妊娠糖尿病是否会影响胎儿的生长发育？

妊娠糖尿病对胎儿的生长发育有显著影响。由于母体高血糖环境，胎儿可能会过度生长，形成巨大儿。这不仅增加了分娩的难度和风险，还可能导致胎儿在出生后出现低血糖、呼吸窘迫综合征等并发症。

除了影响胎儿的体重和大小外，妊娠糖尿病还可能对胎儿的器官发育产生长期影响。例如，高血糖环境可能影响胎儿的心脏、肾脏和神经系统发育，增加其未来患心血管疾病、糖尿病等慢性病的风险。

妊娠糖尿病还可能增加早产和流产的风险。这是因为高血糖环境可能导致胎盘功能异常、羊水过多等问题，从而影响胎儿的稳定性和安全性。

针对妊娠糖尿病对胎儿生长发育的影响，医生可能会采取一系列的干预策略。例如，通过调整母亲的饮食和药物治疗方案，控制血糖水平；加强胎儿监测，及时发现并处理潜在的问题；在必要时，可能还需要采取提前分娩等措施，以确保胎儿的安全和健康。

84 糖尿病是爱吃糖引起的吗？少吃糖就能降低得糖尿病的风险吗？

糖尿病并不是单纯由吃糖多引起的，虽然长期过量吃糖可能会对血糖产生一定影响，但糖尿病的发病是多种因素综合作用导致的，包括遗传因素、生活方式、年龄增长等。因此，不能简单地将糖尿病归咎于吃糖多。实际上，日常所吃的碳水化合物等食物在体内经消化后也会转化为葡萄糖，机体通过自身的调节机制来维持血糖的平衡。而当机体有胰岛功能缺陷或者胰岛素抵抗时，就无法有效地调节血糖，从而导致血糖升高，最终引发糖尿病。

少吃糖可以在一定程度上降低得糖尿病的风险，但这并不是唯一的预防措施。因为糖尿病的发生是一个复杂的过程，受到多种因素的综合影响。少吃糖可以避免过多的糖分在体内堆积，减少血糖的剧烈波动，降低胰岛细胞的负担，从而在一定程度上有助于维持血糖的稳定。然而，仅仅依靠少吃糖是远远不够的。为了全面有效地预防糖尿病，还需要采取以下措施：

（1）保持健康的饮食习惯：多吃蔬菜、水果、全谷物等富含膳食纤维的食物，适量摄入蛋白质和健康脂肪。

（2）坚持规律的运动：每周至少进行 150 分钟的中等强度有氧运动和两次以上的力量训练，以维持健康的体重和良好的身体代谢状态。

（3）注意劳逸结合：避免长期处于高度紧张和压力的状态，保证充足的睡眠。

（4）定期体检：监测血糖、血压、血脂等指标，以便早期发现异常并及时采取干预措施。

综上所述，虽然吃糖多不是糖尿病的唯一成因，但少吃糖可以在一定程度上降低得糖尿病的风险。然而，为了全面预防糖尿病，还需要综合考虑多种因素，并采取综合的预防措施。

85 年轻人也会得糖尿病吗？

年轻人同样会得糖尿病。实际上，随着生活方式的改变，糖尿病在年轻人中的发病率正在逐年上升。

（1）年轻人患糖尿病的现状：根据多项调查和研究，年轻人患糖尿病的情况并不罕见。例如，有数据显示我国18~29岁人群的糖尿病患病率已达2%，而30~39岁的人群更是高达6.3%。这一数据表明，糖尿病已经不再是中老年人的专利，它正在逐渐蔓延至年轻群体。

（2）年轻人患糖尿病的原因：年轻人患糖尿病的原因是多方面的，主要包括以下几点：

①遗传因素：糖尿病具有明显的家族遗传性。如果家族中有糖尿病患者，那么年轻人患糖尿病的概率会相对较高。遗传因素在糖尿病的发病中起着重要作用。

②不良的生活方式：这是导致年轻人患糖尿病的主要原因之一。随着生活节奏的加快和工作压力的增大，很多年轻人长期处于不健康的生活状态中，可能经常食用高脂肪、高糖分、高热量的食物，缺乏运动，

长期熬夜，作息不规律等。这些不良生活习惯会导致身体代谢功能紊乱，增加患糖尿病的风险。

③肥胖问题：肥胖是诱发糖尿病的重要因素之一。随着生活水平的提高和饮食习惯的改变，越来越多的年轻人面临肥胖问题。肥胖会导致胰岛素抵抗，使胰岛素的作用减弱，从而导致血糖升高。

④精神压力过大：长期的精神压力过大也会影响内分泌系统，对血糖调节产生不利影响。现代社会竞争激烈，很多年轻人承受着巨大的工作压力和生活压力，这也可能增加患糖尿病的风险。

86 糖尿病患者没有明显症状还需要检查和治疗吗？

糖尿病是一种慢性疾病，早期可能并没有明显症状，但这并不意味着疾病不存在或不需要治疗。

糖尿病早期，特别是2型糖尿病，在病情较轻或血糖升高不多时，患者可能并没有明显的自觉症状。这是因为身体在一定程度上能够适应高血糖状态，而且糖尿病的早期症状往往比较轻微，容易被忽视。

那么为什么需要检查和治疗呢？

（1）预防并发症：糖尿病的可怕之处在于其并发症，如心血管疾病、视网膜病变、肾脏病变、神经病变等。这些并发症可能在不知不觉中发生和发展，严重影响患者的生活质量和寿命。通过早期检查和治疗，可以有效控制血糖，减少并发症的发生和发展。

（2）保护胰岛功能：糖尿病患者的胰岛功能会逐渐减退，早期治疗可以保护胰岛功能，延缓病情进展。如果等到出现明显症状再治疗，胰岛功能可能已经受到严重损害，治疗难度会大大增加。

（3）提高生活质量：早期治疗可以使患者更好地控制血糖，减少血糖波动带来的不适。通过合理的饮食和运动治疗，患者还可以保持健康的生活方式，提高生活质量。

87 血糖维持正常还需要服药吗？

血糖维持正常的情况下，通常仍需要继续服药。以下是详细的解释：

（1）糖尿病的慢性与进展性：糖尿病是一种慢性疾病，特点是血糖水平持续高于正常范围。尽管通过治疗可以将血糖控制在正常范围内，但这并不意味着疾病已经完全治愈。糖尿病的进展意味着随着时间的推移，胰岛功能可能会逐渐减退，导致血糖控制变得更加困难。

（2）药物的多重作用：降糖药物不仅仅可控制血糖水平，还能提高机体对胰岛素敏感性，减少肝脏葡萄糖生成以及抑制碳水化合物的吸收等。这些药物的综合作用有助于长期稳定血糖水平，并减少糖尿病并发症的风险。

（3）停药的风险：一旦停止药物治疗，血糖水平很可能会再次升高。这是因为身体可能已经无法自行有效调节血糖水平，需要依赖药物来维持正常血糖。长期高血糖状态会对心血管系统、肾脏、眼睛和神经系统等多个器官造成损害，严重威胁患者的健康。

（4）个体化治疗方案：虽然多数糖尿病患者需要终身用药，但每个人的具体情况可能有所不同。有些患者可能通过严格的饮食控制和运动锻炼就能维持正常血糖水平，而无须依赖药物。然而，这种情况需要在医生的密切监测和指导下进行。对多数患者来说，继续服药是维持正常血糖水平、预防并发症的重要措施。

（5）医生的建议与随访：患者应该定期到门诊进行随访，由医生根据血糖监测结果和患者的具体情况来评估是否需要继续服药以及如何调整药物剂量。遵循医嘱、按时服药，对于保持血糖稳定至关重要。

综上所述，即使血糖维持正常，糖尿病患者通常仍需要继续服药以维持病情稳定并预防并发症的发生。当然，具体治疗方案应根据患者的个体情况和医生的建议来确定。

88 长期服用二甲双胍有什么不良反应？会损伤肾脏吗？

二甲双胍作为2型糖尿病的一线用药，长期服用确实可能带来一些不良反应，但其对肾脏的影响需具体情况具体分析。

长期服用二甲双胍，患者可能会出现以下不良反应：

（1）消化道不良反应：是最常见的不良反应，包括恶心、呕吐、腹泻、腹痛、胃烧灼感、食欲减退、口中有金属味等。这些表现在用药初期尤为明显，但多数患者可以通过调整用药时间（如餐后服用）或从小剂量开始逐渐加量来减轻。

此外，长期服用二甲双胍可能会影响身体对维生素B_{12}的吸收，导致维生素B_{12}缺乏，可能会引起贫血、四肢末端麻木、疼痛等神经系统症状。因此，长期服用二甲双胍的患者需要定期监测维生素B_{12}水平，必要时进行补充。

（2）乳酸性酸中毒：虽然这种不良反应相对罕见，但一旦发生，后果可能较为严重，表现包括严重的乏力、呼吸急促、呕吐、腹泻或肌肉痉挛等。如果出现这些表现，应立即停药并就医。

（3）低血糖风险：单独使用二甲双胍时，患者发生低血糖的风险较低；与胰岛素或促胰岛素分泌剂联合使用时，低血糖的发生风险可能增加。因此，联合用药时需密切监测血糖水平。

（4）其他不良反应：少数患者可能出现乏力、头晕、头痛、意识障碍、皮疹、皮肤瘙痒等。此外，长期服用二甲双胍还可能对体重有一定影响，部分患者可能出现体重减轻或消瘦。

二甲双胍对肾脏的影响主要取决于患者的肾功能状况和用药剂量。对于肾功能正常的患者来说，二甲双胍通常不会对肾脏造成损害，这是因为二甲双胍主要以原型随尿液排出，清除迅速，肾脏的负担较小。

对于肾功能异常的患者来说，尤其是肾小球滤过率低于 30 mL/min 的患者，长期使用二甲双胍可能会增加肾脏负担。因为肾功能受损会导致二甲双胍排出障碍，使其在体内蓄积，进而可能引发乳酸堆积和代谢障碍。因此，这类患者应在医生的指导下谨慎使用二甲双胍。

长期大量服用二甲双胍也可能增加肾脏负担，并引发乳酸堆积的风险。因此，患者应遵医嘱用药，避免擅自增加剂量或延长用药时间。

综上所述，长期服用二甲双胍可能会带来某些不良反应，但其对肾脏的影响需具体分析。对于肾功能正常的患者来说，二甲双胍通常不会对肾脏造成损害；而对于肾功能异常的患者来说，应在医生的指导下谨慎使用。此外，无论肾功能如何，患者都应遵医嘱用药，并定期监测相关指标以确保用药安全。

89 自行频繁换药有什么危害？

糖尿病患者自行频繁换药可能会带来一系列危害，这些危害主要源于药物更换过程中可能出现的不稳定性和不可预测性。

（1）血糖波动过大：糖尿病患者自行频繁换药，很容易导致血糖波动过大。不同降糖药物的作用机制和效果可能不同，身体需要适应新的药物，可能导致血糖在短时间内出现剧烈波动。血糖过高或过低都可能对患者造成不良影响，甚至危及生命。特别是老年糖尿病患者，由于自身机体反应能力较差，更容易发生低血糖昏迷等严重后果。

（2）影响药物疗效：降糖药物要发挥降糖作用，必须达到一定的血药浓度。较长时间服用某种药物后，该药物的血药浓度往往是恒定的。如果频繁更换降糖药物，必然会影响原先应用药物的血药浓度，从而影响降糖效果。新换的药物若剂量掌握不好，同样会造成血糖波动，给血糖达标造成不利影响。

（3）增加并发症风险：频繁换药还可能增加糖尿病并发症的风险。有些降糖药物可能不适合某些患者，或者与其他药物存在相互作用，从而增加并发症的发生风险。例如，某些药物可能会加重肝肾负担，导致肝肾功能损伤，或者增加心血管事件的风险。

（4）延误治疗：自行频繁换药还可能导致治疗被延误。如果患者没有在医生的指导下换药，可能会错过最佳的治疗时机，导致病情恶化。此外，频繁换药还可能使医生难以判断患者的真实病情和药物疗效，从而影响治疗方案的制订和调整。

（5）药物存在不良反应：每种药物都有其特定的不良反应和风险。频繁换药可能使患者暴露于不同的药物不良反应之下，增加不良反应的发生风险。例如，某些药物可能会引起胃肠道不适、过敏反应、肝酶升高等不良反应。

综上所述，糖尿病患者自行频繁换药可能会带来血糖波动过大、影响药物疗效、增加并发症风险、延误病情治疗以及药物不良反应等一系列危害。因此，建议糖尿病患者在医生的指导下进行药物治疗，严格遵守医嘱进行用药调整。

90 司美格鲁肽是种什么药？

司美格鲁肽是一种新型长效胰高血糖素样肽-1（GLP-1）受体激动剂，主要用于治疗2型糖尿病和肥胖症。司美格鲁肽是一种人工合成的多肽类药物，与人体自身的GLP-1有94%的序列同源性。司美格鲁肽属于GLP-1（胰高血糖素样肽-1）受体激动剂，通过激活GLP-1受体以葡萄糖浓度依赖的方式促进胰岛素分泌，抑制胰高糖素分泌，延缓胃排空而增加饱腹感，并通过抑制下丘脑摄食中枢的作用而抑制食欲，从而达到降糖减重的效果。

（1）主要适应证：

①2型糖尿病：在饮食控制和运动基础上，司美格鲁肽可用于接受二甲双胍和/或磺脲类药物治疗血糖不达标的2型糖尿病成人患者的血糖控制。

②肥胖症：司美格鲁肽也被用于帮助肥胖症患者减轻体重，改善健康状况。

用法用量：司美格鲁肽通常以注射液的形式给药，具体剂量和使用频率需根据患者的具体情况和医生的建议来确定。

（2）药物优势：

①降糖效果显著：司美格鲁肽的降糖效果非常出色，多项临床研究已经明确证实，它可使2型糖尿病患者糖化血红蛋白降低1.5%~1.8%，降糖效果优于利拉鲁肽、艾塞那肽周制剂、西格列汀等药物。无论原来采

取什么治疗措施,无论糖尿病的病程长短,司美格鲁肽均可显著降低糖化血红蛋白,而且治疗前的糖化血红蛋白越高,使用司美格鲁肽后降幅越大。

②心血管保护作用:司美格鲁肽还能降低伴有心血管疾病的 2 型糖尿病患者的主要心血管不良事件风险,如心血管死亡、非致死性心肌梗死或非致死性卒中。

③低血糖风险低:司美格鲁肽的降糖效果呈血糖依赖性,即血糖水平越高,降糖效果越明显;当血糖降至正常时,其作用明显减弱,因此发生低血糖的风险相对较低。

④减重效果:司美格鲁肽在降糖的同时还能帮助患者减轻体重,特别是对于肥胖的 2 型糖尿病患者来说,这一效果尤为显著。

(3)不良反应与注意事项:司美格鲁肽可能引起某些不良反应,如恶心、呕吐、腹泻等胃肠道症状,以及低血糖、头痛、关节痛等,但多比较轻微,可以通过调整剂量或停药来缓解。

在使用司美格鲁肽期间,医生需要密切监测患者血糖水平来调整剂量。此外,对于 1 型糖尿病、糖尿病酮症酸中毒、重度胃肠道不良反应以及有严重过敏反应的患者来说,禁用司美格鲁肽。

(4)市场与监管:

研发与生产:司美格鲁肽是由丹麦制药商诺和诺德研发生产的药物。最初获批用于治疗成年 2 型糖尿病患者的药物,后在美国获批用于长期体重管理。2017 年 12 月,司美格鲁肽获得 FDA(美国食品药品监督管理局)批准用于成年 2 型糖尿病患者控制血糖。2020 年 1 月,FDA 再次批准司美格鲁肽用于伴有心血管疾病的成年 2 型糖尿病患者以降低相关疾病风险。2021 年 4 月,司美格鲁肽在中国获批上市,适应证与美国市场最早获批的上述 2 项适应证相同。2024 年 6 月,诺和诺德公司研发生产的诺和盈(用于长期体重管理的司美格鲁肽注射液)在中国获批上市。

市场情况：司美格鲁肽在全球范围内已获批糖尿病和减重两大适应证，并得到了广泛应用。在中国，司美格鲁肽也已获得国家药品监督管理局的批准上市。

监管要求：作为处方药，司美格鲁肽的销售和使用需严格遵守相关法规。患者应在医生的指导下使用司美格鲁肽，并遵循医生的用药建议。

综上所述，司美格鲁肽是一种强效的降糖药物，具有显著的降糖效果和一定的减重作用。然而，患者在使用过程中也需要注意其不良反应和注意事项，并在医生的指导下进行用药调整。

91 糖尿病患者可以在随意时间服药吗？

糖尿病患者不能随意时间服药。糖尿病是一种慢性代谢性疾病，需要长期用药控制血糖。不同种类的降糖药用药方式也不一样，有的要求餐前服用，有的则在餐后服，还有的要求和第一口饭一起嚼服，因此，糖尿病患者必须按照医生的建议按时按量服用药物。

（1）降糖药服用时间的重要性：降糖药的服用时间对于药物疗效的发挥至关重要。不同种类的降糖药具有不同的作用机制和达峰时间，因此，在正确的时间服药可以确保药物在血糖高峰时发挥最大的降糖效果，从而有效控制血糖水平。

（2）常见降糖药的服用时间：

①二甲双胍：

作用机制：控制血糖，减少肝脏葡萄糖输出，改善胰岛素抵抗。

服用时间：为避免胃肠道反应，通常建议在餐后或餐中服用。对于缓释片，建议晚餐后服用，以控制次日空腹血糖。

②糖苷酶抑制剂（如阿卡波糖、伏格列波糖）：

作用机制：抑制或延缓碳水化合物的吸收。

服用时间：就餐时服用，与饭菜一起嚼烂服用，以达到最佳的降糖效果。

③促进胰岛素分泌药物（如格列齐特、瑞格列奈）：

作用机制：刺激胰岛 β 细胞分泌胰岛素。

服用时间：餐前服用，服用后 5~10 分钟或 15 分钟再吃饭，以实现较好的降糖效果。

④其他药物（如达格列净、西格列汀）：

作用机制：通过不同途径降低血糖。

服用时间：没有固定的服药时间，但应遵循医生的建议。

（3）随意服药的危害：

①血糖波动：不按时服药可能导致血糖水平出现大幅波动，增加并发症的风险。

②药物疗效降低：在错误的时间服药可能会影响药物的吸收和代谢，从而降低降糖效果。

③不良反应增加：随意服药可能增加药物不良反应的风险，如胃肠道不适、低血糖等。

92 "糖尿病药物吃一种就好，没必要吃几种"的说法对吗？

糖尿病是一种复杂的慢性疾病，治疗往往需要综合考虑患者的具体病情、个体差异以及药物的疗效和不良反应等因素。在某些情况下，糖尿病患者可能需要同时吃好几种药品，以下是对这一现象的详细解释：

（1）可能同时吃好几种糖尿病药物的原因：

病情需要：糖尿病患者的病情严重程度不同，对药物的需求也不同。对于病情较重的患者，单一药物可能无法有效控制血糖水平，因此需要联合使用多种降糖药物。

随着病程的延长，糖尿病患者的胰岛功能可能逐渐衰退，对药物的反应也会发生变化。此时，医生可能会根据患者的具体情况调整治疗方案，增加药物种类或剂量。

药物作用机制与适应证：不同的降糖药物具有不同的作用机制和适应证。例如，有些药物通过刺激胰岛 β 细胞分泌胰岛素来降低血糖（如磺脲类、格列奈类），而有些药物则通过增加胰岛素敏感性（如双胍类、噻唑烷二酮类）或延缓葡萄糖吸收（如 α - 葡萄糖苷酶抑制剂）来发挥作用。联合使用多种降糖药物可以发挥协同作用，更全面地控制血糖。

糖尿病患者可能同时存在其他代谢异常，如高血压、血脂紊乱等。为了综合管理这些代谢异常，医生可能会开具降压药、降脂药等其他药物，导致患者需要同时吃好几种药物。

个体差异：每位糖尿病患者的病情和身体状况都是独特的，对药物的反应也存在个体差异。有些患者可能对某种降糖药物不敏感或会发生不良反应，因此需要联合使用其他药物以达到更好的降糖效果。

患者的年龄、体重、肝肾功能等因素也会影响药物的代谢和排泄，从而影响药物的疗效和不良反应。因此，医生在制订治疗方案时需要考虑患者的个体差异，可能需要联合使用多种降糖药物。

（2）联合用药的注意事项：

遵循医嘱：糖尿病患者在联合使用降糖药物时，必须严格遵循医生的指导，按时按量服用药物，并定期监测血糖水平。

药物相互作用：联合使用多种降糖药物时，需要注意药物之间的相互作用。某些药物联合使用可能会增加不良反应或降低疗效，因此需要在医生的指导下进行选择。

监测血糖：联合使用降糖药物时，需要密切监测血糖水平，及时调整药物剂量和种类，以确保血糖控制在理想范围内。

综上所述，糖尿病患者可能需要同时吃好几种药物的情况并不少见，是根据患者的具体病情、个体差异以及药物的疗效和不良反应等因素综合考虑的结果。在联合用药时，患者需要遵循医嘱，注意药物相互作用并密切监测血糖水平，以确保治疗的安全性和有效性。

93 使用胰岛素会上瘾吗？用上就不能停药了吗？

首先，使用胰岛素不会上瘾。胰岛素是人体内自然存在的一种激素，由人体胰腺 β 细胞分泌，也是体内唯一的降血糖激素，通过促进肝、肌肉和脂肪组织摄取和氧化葡萄糖，抑制糖异生、减少肝糖释放，促进葡萄糖转变成脂肪酸等一系列反应，减少血糖形成，增加血糖消耗，进而维持人体血糖稳定。胰岛素本身并没有让人上瘾的成分，目前临床也未发现有上瘾的案例。依赖性是指药物具有成瘾性，连续使用会产生严重的躯体依赖性和心理依赖性，一旦停药则可导致生理功能紊乱，出现戒断症状。停用胰岛素制剂不会发生戒断症状，只会导致血糖异常相关问题。因此，胰岛素不具有成瘾性。

胰岛素是否可以停药需根据病情判断，胰岛素的使用和停药并不是基于药物依赖性，而是根据患者的具体病情来决定的。

1型糖尿病患者，由于胰岛功能衰竭，胰岛素绝对缺乏，因此需要终身注射胰岛素来维持血糖水平,不能随意停药。

部分2型糖尿病患者,在病程较长、胰岛功能明显减退的情况下,也需要长期使用胰岛素。然而,对于病程较短、新诊断的2型糖尿病患者,如果经过短期胰岛素强化治疗后,胰岛功能有所恢复,血糖控制稳定且没有明显的并发症,可以在医生指导下逐渐停用胰岛素,改为口服降糖药物治疗。

如糖尿病伴有肝肾功能衰竭、癌症、心功能衰竭、胰腺炎、糖尿病眼底出血等,以及妊娠期、哺乳期的糖尿病女性,通常需要长期注射胰岛素。而在应急状态下,如心肌梗死、重症感染、妊娠分娩等,也可能需要暂时使用胰岛素治疗,待应激因素消除后,可根据病情调整治疗方案。

总的来说,胰岛素的使用和停药应严格遵循医生的建议,根据患者的具体病情和胰岛功能状况来决定。

在口服降糖药无效时才需要使用胰岛素吗?

胰岛素并不是在口服药无效时才需要使用的。胰岛素的使用取决于多种因素,包括糖尿病的类型、病情的严重程度、患者的具体情况等。

(1)胰岛素的使用指征:

①新诊断的糖尿病患者:空腹血糖超过一定水平(如13.9 mmol/L)或糖化血红蛋白(HbA1c)大于11%。

②糖尿病难以分型的患者。

③患者存在药物治疗禁忌证。

④患者本人希望使用胰岛素强化治疗。

⑤生活方式干预和口服药物治疗无效的患者:在生活方式干预基础

上应用2~3种口服药物治疗，3~6个月血糖仍不能达标的患者，可能是胰岛功能衰竭，此时开始胰岛素治疗是唯一可行的方法。

⑥特殊情况：

围术期：对于接受大型手术、手术时间较长、需禁食或肠外营养的患者，由于口服药物具有持续降糖作用，手术所致的缺血和缺氧可导致药物清除受损。在这些情况下，需要应用胰岛素治疗。

重症患者：在ICU或CCU的糖尿病患者，应用胰岛素静脉点滴，将血糖控制在接近正常范围，可大大提高患者的生存率，减少并发症，缩短住院时间。

妊娠：胰岛素仍是DM合并妊娠或妊娠糖尿病的唯一降糖药物。

严重器官功能障碍和药物过敏：这些情况下，禁用口服降糖药物，胰岛素是唯一选择。

（2）口服药与胰岛素的关系：虽然胰岛素并不是在口服降糖药无效时才需要使用的，但在某些情况下，口服降糖药可能无法满足血糖控制的需求。例如，当糖尿病患者胰岛功能明显减退或存在胰岛素抵抗时，单纯依靠口服降糖药可能无法实现理想的血糖控制效果。此时，胰岛素的使用可以作为一种有效的补充或替代治疗手段。

胰岛素的使用应根据患者的具体情况来确定。医生会根据患者的糖尿病类型、病情严重程度、胰岛功能、并发症情况等因素，综合考虑是否需要使用胰岛素以及使用何种类型的胰岛素。同时，患者在使用胰岛素期间也需要密切监测血糖变化，及时调整用药方案，以确保血糖控制的稳定和安全。

95 同时使用胰岛素和口服降糖药会导致低血糖吗?

胰岛素和口服降糖药同时使用确实有可能导致低血糖。当胰岛素和口服降糖药同时使用时，两者都可能对血糖水平产生影响。胰岛素是一种降低血糖的激素，通过促进细胞对葡萄糖的摄取和利用来降低血糖；而某些口服降糖药，如磺脲类药物，也是通过刺激胰岛细胞分泌更多的胰岛素来降低血糖的。因此，当这两者联合使用时，如果剂量不当或未及时调整，就可能导致血糖水平降得过低，从而引发低血糖。

低血糖的风险因素包括：

①药物剂量过大：无论是胰岛素还是口服降糖药，如果剂量过大，都可能导致血糖水平降得过低。

②饮食不足：同时如使用口服降糖药，饮食摄入不足，特别是碳水化合物的摄入不足时，就可能导致血糖水平下降。

③运动过量：运动可以增加身体对葡萄糖的利用，如果在用药后进行了过量的运动，也可能导致低血糖的发生。

④个体差异：不同患者对药物的反应可能存在差异，部分患者可能对药物更敏感，从而更容易发生低血糖。

如果发生低血糖，可以采取以下措施进行处理：对于意识清醒的患者，可以立即喝点糖水，吃点糖果或巧克力等含糖量高的食物来迅速提高血糖水平。对于意识不清的患者，应立即送往医院处理，通过静脉注射高渗葡萄糖来纠正低血糖。

综上所述，同时使用胰岛素和口服降糖药确实有可能导致低血糖。因此，在使用这两种药物时，需要密切关注血糖水平的变化，并采取必要的预防措施来降低低血糖的风险。如果出现低血糖的情况,应及时进行处理以避免不良后果的发生。

96 胰岛素用得多了会发胖吗?

是的,注射胰岛素过多可能会导致体重增加,这是因为胰岛素具有促进体内蛋白质和脂肪合成的作用。如果糖尿病患者在接受胰岛素治疗后不进行饮食控制,也可能会导致体重增加。因此,在使用胰岛素的过程中,患者需要注意饮食控制和适量运动,以避免体重过度增加。

97 注射胰岛素比口服降糖药好吗?

这个问题涉及糖尿病治疗的个体化和综合性。注射胰岛素和口服降糖药各有其优势和局限性。对于 1 型糖尿病患者,由于胰岛素分泌不足或完全缺失,注射胰岛素是必需的。对于 2 型糖尿病患者,初期通过口服降糖药、饮食调整和运动就能有效控制血糖;随着病情的进展,部分患者可能需要加用或改用胰岛素治疗。胰岛素的优势在于它能直接补充体内缺乏的胰岛素,可快速降低血糖且对肝肾功能无损害。但注射胰岛素也存在一些不便,如需要定期注射、可能引发低血糖等。口服降糖药则相对方便,但可能对肝肾功能有一定影响,降糖效果可能不如胰岛素直接。因此,应根据患者的具体病情、医生的建议和患者的偏好进行选择。

98 既然胰岛素不良反应少，那是否应尽早使用胰岛素呢？

胰岛素的不良反应相对较少，特别是与某些口服降糖药物相比。然而，这并不意味着胰岛素没有不良反应或应无条件早期使用。胰岛素的主要不良反应包括低血糖、体重增加、注射部位疼痛或过敏反应等。对于早期 2 型糖尿病患者，通过饮食调整、运动和口服降糖药通常可以控制血糖，而无须立即使用胰岛素。此外，早期使用胰岛素可能导致患者对胰岛素产生依赖，降低自身胰岛素分泌的能力。因此，是否早期使用胰岛素应根据患者的具体情况，如血糖水平、胰岛功能、并发症风险等，以及医生的建议来决定。

99 儿童糖尿病都是 1 型糖尿病吗？

儿童糖尿病并不都是 1 型糖尿病。虽然 1 型糖尿病是小儿糖尿病中最常见的一种类型，但还有 2 型糖尿病、特殊类型糖尿病和妊娠糖尿病等其他类型。其中，2 型糖尿病在小儿中较为少见，近年来发病率有所上升，主要是由遗传因素和肥胖等因素引起的。特殊类型糖尿病则是一类较为罕见的糖尿病，病因多样。因此，对于儿童糖尿病的诊断和治疗，需要综合考虑患者的具体病情和病因。

100 刚刚确诊糖尿病，是否就不可能得并发症呢？

这是一个常见的误解。糖尿病的并发症可以在疾病病程中的任意时间点发生，尽管它们通常在疾病持续多年后更为常见。并发症的发生与血糖控制的程度、持续时间以及个体差异等多种因素有关。高血糖会损害血管、神经和器官，导致一系列并发症，如心血管疾病、肾病、神经病变、视网膜病变等。因此，即使刚刚被诊断为糖尿病，患者也应该积极控制血糖，以降低并发症的风险，包括遵循医生的建议、调整饮食、增加运动、定期监测血糖等。

101 糖尿病患者早晚都会发生并发症吗？

并不是所有糖尿病患者都会发生并发症。并发症的发生与多种因素有关，包括血糖控制的程度、生活方式的选择（如饮食和运动）、遗传因素、年龄、病程等。通过积极控制血糖、采取健康的生活方式、定期接受医疗检查和及时治疗潜在问题，许多糖尿病患者能够避免或延缓并发症的发生。此外，随着医学的进步和新型治疗方法的出现，糖尿病患者的生活质量和预期寿命也在不断提高。

102 降糖药能治糖尿病并发症吗？

降糖药的主要作用是控制血糖水平，从而减缓或防止糖尿病并发症的发生和发展。然而，降糖药本身并不能直接治疗已经发生的并发症。对于已经出现的并发症，需要采取有针对性的治疗措施，如改善血液循环、控制血压和血脂、保护肾功能等。此外，降糖药的选择和使用应根据患者的具体情况和医生的建议来决定，以确保安全和有效。

103 我和病友情况差不多，可以效仿他的方案用药吗？

不建议效仿他人的用药方案，因为即使两位患者的病情看似相似，但他们的身体状况、对药物的反应和耐受性可能完全不同。糖尿病的治疗方案应个体化，因为每位患者的病情、生活方式和身体反应都是独特的。因此，医生应根据每位患者的具体情况来制订个性化治疗方案。患者直接效仿他人方案用药，可能导致血糖控制不佳、药物不良反应增加或其他不良后果。

104 糖尿病患者"久病成良医"，可以自行调整药物剂量吗？

这是一个危险的误解。即使患者对自己的病情有一定的了解，也不应该自行调整药物剂量，应该由医生根据患者的具体情况来调整。自行调整药物剂量可能导致血糖波动、低血糖或其他不良反应的风险增加。此外，糖尿病的治疗是一个动态过程，医生需要根据患者的病情变化调整治疗方案。因此，患者应该定期与医生沟通病情，遵循医生的建议进行治疗，并不要轻信"久病成良医"的说法。

105 糖尿病病情稳定后就不用定期复查了吗？

即使病情稳定，糖尿病患者也应该定期复查。定期复查可以监测血糖水平，评估治疗效果，及时发现并处理任何潜在的问题或并发症。糖尿病是一种慢性疾病，需要长期管理和治疗。病情稳定并不意味着患者可以放松警惕或停止治疗。相反，患者应该继续遵循医生的建议，保持健康的生活方式，定期监测血糖和其他相关指标，及时就医处理任何问题。定期复查和及时调整治疗方案，可以更好地控制病情，降低并发症的风险。

106 糖尿病会影响寿命吗？

糖尿病如果得不到有效的控制和治疗，确实会对患者的寿命产生一定的影响。长期高血糖状态会对身体各个器官造成损害，从而引发各种并发症，如心血管病变、神经病变、肾脏病变等。这些并发症会严重影响患者的生活质量并增加死亡风险。然而，如果患者能够积极控制血糖水平、保持健康的生活方式并定期进行体检和并发症筛查，就有可能延缓或避免并发症的发生,从而延长寿命并提高生活质量。因此,对于糖尿病患者来说,积极的治疗和管理至关重要。

107 糖尿病能彻底治愈吗?

目前,糖尿病还无法被彻底治愈。糖尿病是一种慢性疾病,发病与多种因素有关,包括遗传、环境、生活方式等。虽然医学界在糖尿病的治疗方面取得了很大的进展,但尚未找到能够彻底治愈糖尿病的方法。然而,通过合理的治疗和管理,目前可以控制病情,延缓疾病的发展,提高生活质量,并减少并发症的发生。因此,糖尿病患者应积极面对疾病,遵循医生的建议,坚持治疗和管理,以保持良好的健康状态。

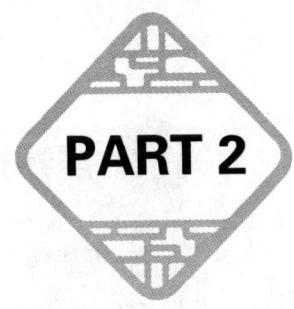

PART 2

糖尿病患者的饮食控制

108 营养和血糖控制哪个更为重要？

在糖尿病患者中，营养和血糖控制都是非常重要的，它们并不是互相排斥的，而是相辅相成的。首先，营养对于糖尿病患者来说是至关重要的。合理的营养摄入可以保证患者的身体健康，提供必要的能量和养分，维持正常的生理功能。糖尿病患者需要摄入足够的蛋白质、脂肪、碳水化合物、维生素和矿物质等，尤其是膳食纤维的摄入，以帮助控制血糖和血脂。其次，血糖的控制是糖尿病管理的核心。高血糖会对身体各个器官造成损害，增加并发症的风险。因此，糖尿病患者需要通过饮食控制、运动锻炼和必要的药物治疗等手段，将血糖控制在正常范围内。

综上所述，对于糖尿病患者来说，营养和血糖的控制都是非常重要的。对于糖尿病患者，需要在医生的指导下制订合理的饮食计划和治疗方案，以实现营养和血糖的双重控制，从而保持身体健康。同时，定期的血糖监测和医生的随访也是必不可少的。

109 控制饮食就是少吃饭吗？

控制饮食不仅仅意味着少吃饭。对于糖尿病患者来说，控制饮食涉及多个方面：

（1）总能量控制：首先，要根据患者的身高、体重、年龄、性别、活动量等确定每天所需的总能量，合理分配三餐的能量摄入。

（2）均衡营养：控制饮食要保证各种营养素的均衡摄入，包括碳水化合物、蛋白质、脂肪、维生素和矿物质等。患者应该选择多样化的食物，包括全谷类、瘦肉、鱼、禽、蔬菜、水果等，以确保身体得到全面的营养支持。

（3）选择低升糖指数（GI）的食物：低GI食物引起的血糖波动较小，有助于保持血糖稳定。因此，糖尿病患者应该选择低GI的碳水化合物，如全麦面包、燕麦、豆类等。

（4）控制脂肪摄入：尤其是饱和脂肪和反式脂肪的摄入，因为它们可能增加心血管疾病的风险。应该选择健康的脂肪来源，如橄榄油、鱼油等。

（5）适量摄入蛋白质和纤维：蛋白质有助于维持肌肉和组织的健康，而纤维可以减缓碳水化合物的吸收速度，有助于控制血糖。

（6）控制盐和糖的摄入：过多的盐和糖摄入对健康不利，特别是对于糖尿病患者来说。

（7）定时定量进食：保持规律的饮食时间，避免暴饮暴食。

因此，控制饮食不仅仅是减少饭量，更重要的是调整饮食结构，选择健康的食物，并保持均衡的营养摄入；同时，结合适当的运动和药物治疗（如果需要），才能有效地管理糖尿病。

110 如何准确测量自身饮食摄入？

（1）使用食物秤：购买一个精确的食物秤用于称量食物的重量，这是确定摄入量的最直接、最准确的方法。

（2）记录饮食日记：每次吃饭前，都记录下你所吃的食物种类、分量和烹饪方法，有助于你追踪自己的饮食习惯，并找出可能的问题和改进空间。

（3）参考食物标签：购买包装食品时，仔细阅读食品标签上的营养信息，特别是能量、脂肪、碳水化合物、蛋白质和纤维的含量。这些信息可以帮助你更好地了解你的饮食摄入。

（4）使用饮食追踪应用：现在有很多手机应用可以帮助你追踪饮食摄入。这些应用通常提供一个数据库，包含各种食物的营养信息。你只需输入你吃的食物，应用就会帮你计算出相应的营养摄入。

（5）拍照记录：在每餐前后拍照记录你的食物，这样你可以更直观地看到你的饮食量，并在日后进行回顾和分析。

（6）标准化餐具：使用相同大小的餐具来盛放食物，这样你可以更容易地比较不同餐次的分量。

（7）寻求专业帮助：如果你对自己的饮食摄入感到困惑或不确定，可以考虑咨询营养师或注册饮食师。他们可以提供个性化的建议和指导，帮助你更准确地测量和控制饮食。

111 如何有效控制早餐后的血糖？

（1）选择合适的食物：早餐应避免高糖分、高淀粉和高升糖指数（GI）的食物，如白面包、白米饭、糖果等。应选择低 GI 的食物，如全麦面包、燕麦、杂粮等。同时，增加蔬菜、蛋白质和纤维的摄入也有助于稳定血糖。

（2）控制食物分量：合理控制早餐的分量，避免过度摄入食物导致血糖升高。可以使用小盘子盛饭，有助于控制食量。

（3）合理安排进餐时间：尽量保持每天早餐时间的一致性，避免饥饿或暴饮暴食的情况。此外，细嚼慢咽，让身体有足够的时间来消化和吸收食物。

（4）适量运动：早餐后适当进行散步、慢跑等轻度运动，有助于促进身体代谢和血糖控制。但需注意避免空腹运动，以免发生低血糖。

（5）合理用药：如果你正在使用降糖药物，务必按照医生的指导正确使用，以确保药物在早餐后发挥最佳的降糖效果。

（6）定期监测血糖：早餐后定期监测血糖水平，了解自己的血糖控制情况，并根据监测结果调整饮食和运动计划。

112 预防糖尿病为何需要补充锌和铬？

预防糖尿病需要补充锌和铬的原因，与这两种微量元素在胰岛素的合成、分泌、储存以及生物活性中发挥的重要作用有关。

锌元素是人体内多种酶的组成成分或激活剂，直接影响体内糖类、脂肪、蛋白质以及多种维生素的代谢。锌还参与胰岛素的合成与分泌，并能稳定胰岛素的结构与功能。体内缺锌会降低胰岛素原转化为胰岛素的能力，使机体对葡萄糖的利用率下降，从而引发糖尿病。因此，适当补锌可以提高机体对胰岛素的敏感性，有助于预防和控制糖尿病。

铬也是人体必需的微量元素之一，在体内起着维持血糖平稳和能量供应的作用。铬能增强胰岛素的作用，促进葡萄糖转化为ATP，为人体提供能量。当体内铬含量不足时，会导致葡萄糖耐量受损，机体对胰岛素的敏感性下降，从而增加患糖尿病的风险。因此，补铬也有助于预防糖尿病。

需要注意的是，虽然补充锌和铬对预防糖尿病有一定帮助，但并非越多越好。过量摄入这些微量元素也可能对身体造成负面影响，建议在专业医师的指导下合理补充。

113 无糖食品可以随便吃吗？

无糖食品并不意味着可以随便吃，因为无糖食品只是指不含蔗糖、葡萄糖、麦芽糖、果糖等的食品，但是它们本身也是用粮食做成的，主要成分仍然是碳水化合物，在人体内还是会转化成葡萄糖并被吸收。因此，如果无限制地食用无糖食品，仍然会导致血糖上升，特别是对于糖尿病患者来说，需要控制无糖食品的摄入。

此外，很多无糖食品为了保持良好的口感，会使用甜味剂来代替糖，虽然这些甜味剂的热量较低，但长期大量摄入也会对人体产生一定的影响。而且，并不是所有标注为无糖的食品都不含糖，有些食品虽然标注为无糖，但仍然可能含有麦芽糖、果糖等成分，因此需要仔细查看食品标签。

114 糖尿病患者应远离哪些食物？

（1）高糖食物：糖尿病患者应避免摄入过多糖，因此要远离各种糖果、甜点、巧克力等高糖食品。这些食品会迅速提升血糖水平，加重病情。

（2）高淀粉食物：部分淀粉含量高的食物，如土豆、山药、芋头等，虽然不含人体可以直接吸收的糖类，但在体内会迅速转化为葡萄糖，因此也应适量摄入。

（3）高脂肪食物：高脂肪食物如肥肉、动物内脏、油炸食品等，不仅热量高，还可能导致血脂升高，增加心血管疾病风险。因此，糖尿病患者应减少这类食物的摄入。

（4）高盐食物：盐摄入过多会增加高血压的风险，而高血压是糖尿病心血管并发症的一个重要因素。因此，糖尿病患者应低盐饮食，避免腌制食品、咸菜等高盐食物。

（5）酒精：酒精会干扰血糖的控制，并可能导致低血糖。因此，糖尿病患者最好避免饮酒，或仅在医生允许的情况下适量饮用。

（6）果汁和含糖饮料：这些饮料含有大量糖，会迅速提高血糖水平。糖尿病患者应选择喝水、纯果汁（适量）或茶来解渴。

（7）加工肉类：如午餐肉、香肠等，这些食品通常含有较高的脂肪和盐，不利于糖尿病患者的健康。

115 糖尿病患者能喝杂粮粥吗？

大米粥和小米粥由于主要成分是淀粉，并且熬煮后容易被消化吸收，因此会迅速提升血糖水平，对于糖尿病患者来说，不宜过多摄入。

然而，杂粮粥的情况则略有不同。杂粮粥通常使用多种粗粮和豆类制成，如燕麦、糙米、红豆、绿豆等。这些粗粮和豆类富含膳食纤维、维生素和矿物质，营养价值高于精白米；膳食纤维可以减缓碳水化合物的消化吸收速度，有助于保持血糖稳定。因此，相对于大米粥和小米粥来说，杂粮粥对血糖的影响较小。

但是，即使是杂粮粥，也含有一定的碳水化合物，仍然会对血糖产生影响。因此，糖尿病患者在摄入杂粮粥时，也需要注意适量控制，避免过度摄入。同时，建议将杂粮粥作为主食的一部分，与其他低 GI 的食物搭配食用，以更好地控制血糖。

116 吃苦瓜、南瓜等食物降糖靠谱吗？

目前，有关于苦瓜、南瓜等食物能降糖的说法。虽然这些蔬菜在营养价值上都有其独特之处，但目前并没有确凿的科学证据表明它们能直接降低血糖水平。

苦瓜被认为是一种低糖、高纤维的蔬菜，含有多种维生素和矿物质，对健康有益。然而，虽然苦瓜中的某些化合物在实验室条件下显示了一定的降糖效果，但这并不意味着吃苦瓜就能直接治疗糖尿病或显著降低血糖。

南瓜含有丰富的β-胡萝卜素、膳食纤维等，对眼睛和消化系统都有好处。但同样，没有充分证据表明吃南瓜能直接降低血糖。

总的来说，虽然这些蔬菜是健康饮食的一部分，但不能单纯依赖它们来降糖。对于糖尿病患者来说，均衡饮食、适量运动和必要的药物治疗才是控制血糖的关键。在选择食物时，应关注其整体营养价值，而不是过分追求某种食物的特定功效。

117 水果含糖量高，糖尿病患者不能吃吗？

水果虽然含有糖，但糖尿病患者并不是完全不能吃，关键在于选择合适的水果种类和控制摄入量。首先，不同水果的糖含量和升糖指数（GI）是不同的。一些水果如苹果、橙子、柚子等，虽然含有糖，但GI相对较低，意味着它们引起的血糖波动较小；而一些热带水果如菠萝、芒果等，则糖含量较高且GI也较高。其次，即使是糖含量较高的水果，只要摄入量适中，糖尿病患者也是可以食用的。关键是将水果作为均衡饮食的一部分，并注意控制总能量和碳水化合物的摄入量。此外，糖尿病患者还可以选择低糖水果或者将水果与蛋白质食物一起食用，以减缓血糖水平的上升速度。

总的来说，糖尿病患者在选择水果时应该考虑其糖含量、GI以及个人的血糖控制情况，并在医生或营养师的建议下合理摄入水果。

118 不甜的水果可以多吃些吗？

即使某些水果不甜，也不意味着糖尿病患者可以无限制地多吃。水果的糖含量并不仅仅与其口感甜度有关，还取决于其含有的碳水化合物总量和其他营养成分。不甜的水果可能仍然含有一定的糖和其他碳水化合物，因此也需要适量控制摄入量。对于糖尿病患者来说，关键是控制总体碳水化合物的摄入，包括水果中的糖。此外，即使是低糖水果，如果摄入过量，也可能导致血糖升高。因此，糖尿病患者在选择水果时，除了考虑其甜度外，还需要关注其糖含量和营养价值，并合理控制摄入量。最佳做法是在医生的指导或营养师的建议下，制订适合自己的饮食计划，包括适量且多样化的水果摄入。这样可以帮助糖尿病患者更好地管理血糖，同时保持营养均衡。

119 馒头、米饭和面条，哪种会快速升血糖？

馒头、米饭和面条都是常见的主食，含有不同类型和数量的碳水化合物，对血糖的影响也有所不同。总的来说，这三种食物都可以引起血糖上升,但速度和幅度可能有所差异。

馒头通常是由小麦面粉制成的,含有较多的淀粉。淀粉是一种复杂的碳水化合物,需要一定的时间才能被消化并转化为葡萄糖。因此,馒头引起的血糖上升速度可能相对较慢,但持续时间可能较长。

米饭是稻米的煮熟形式,主要成分是淀粉。不同类型的稻米(如粳米、籼米等)的淀粉结构和消化速度也有所不同。一般来说,米饭的淀粉比较容易被消化,可能导致血糖较快上升。

面条通常由小麦粉或其他谷物粉制成,含有淀粉和少量的蛋白质。面条的烹饪方式和形状也可能影响其消化速度和血糖反应。细面条一般比粗面条更容易被消化,可能导致血糖上升更快。

综合来看,米饭可能相对更容易导致血糖快速上升,尤其是在煮熟后趁热食用时。

120 如何理解低 GI 食物?

低 GI 食物指的是具有低升糖指数(GI)的食物。GI,即升糖指数,是食物在体内被消化吸收后引起血糖上升的速度和幅度。GI 值越高,食物引起的血糖上升速度和幅度就越大,反之则越小。低 GI 食物引起的血糖波动较小,有助于保持血糖稳定,对于糖尿病患者和需要控制血糖的人群来说尤为重要。同时,低 GI 食物还有助于控制体重、降低血脂和心血管疾病风险。一般来说,低 GI 食物包括全谷物、蔬菜、部分水果(如樱桃、苹果等)、豆类、坚果等。这些食物富含膳食纤维和其他营养素,有助于减缓碳水化合物的消化吸收速度,从而降低 GI 值。

需要注意的是,即使是低 GI 食物,如果摄入过量也可能导致血糖升高。因此，在摄入低 GI 食物时，仍需控制总量，并与其他食物合理搭配，以保持营养均衡和血糖稳定。

121 如何选择合适的蛋白质来源？

选择合适的蛋白质来源时，应考虑低脂肪肉类，如瘦猪肉、瘦牛肉、瘦羊肉等。去皮的鸡肉也是优质蛋白质的良好来源。此外，每周可以吃 2~3 次鱼，每天吃一个鸡蛋，并适量摄入豆制品，以提供植物性蛋白质。同时，每天饮 1~2 袋（杯）酸牛奶或鲜牛奶也是不错的选择。少量坚果类食物也是蛋白质的良好来源。

122 是否可以多吃蔬菜而不限制摄入量？

糖尿病患者可以多吃蔬菜，并且无须严格限制摄入量。蔬菜富含多种营养素，包括维生素、矿物质和膳食纤维等，而且能量低、脂肪含量低，有助于控制血糖和保持健康的体重。然而，亦应注意合理搭配主食和蔬菜的摄入量，以保持营养均衡。

123 糖尿病患者可以吃淀粉类食物吗？

糖尿病患者可以吃淀粉类食物。淀粉类食物富含碳水化合物，根据指南要求，糖尿病患者的膳食中，碳水化合物所提供的能量应占总能量的 50%~65%。因此，患者可以摄入适量的淀粉类食物，同时应选择低 GI

的碳水化合物，如燕麦、全麦、荞面等。

124 糖尿病患者可以喝茶吗？

糖尿病患者可以喝茶，特别是绿茶。茶是一种非常好的饮料，绿茶含有丰富的茶多酚、茶多糖和微量元素等，具有抗肥胖、抗糖尿病及降低心血管疾病风险的作用。应选择不含糖的茶饮料，避免喝含糖茶饮料以防血糖升高。

125 糖尿病患者可以喝咖啡吗？

糖尿病患者适量饮用咖啡是可以的，但需要注意以下几点：

（1）咖啡因的影响：咖啡中的咖啡因可能会影响血糖控制，不同的人对咖啡因的敏感性不同，因此，建议糖尿病患者注意观察自己饮用咖啡后血糖的变化。

①血糖水平：咖啡因可能会暂时降低胰岛素敏感性，导致血糖水平上升，还可以增加肝脏糖原的分解，从而提高血糖水平，对于部分糖尿病患者来说，咖啡因还可能会导致血糖水平发生明显波动。

②心血管系统：咖啡因可能会导致血压暂时升高、心率加快，有心血管并发症的糖尿病患者不宜饮用。

③神经系统：咖啡因的刺激作用可能导致失眠，影响糖尿病患者的休息和恢复。对于情绪敏感的糖尿病患者，咖啡因可能会引发或加剧焦虑、抑郁等情绪。

④泌尿系统：咖啡因具有轻微的利尿作用，糖尿病患者需要注意。

（2）添加物：许多咖啡饮品中会加入糖、奶油、巧克力等高糖、高脂肪的添加剂，不利于糖尿病患者控制血糖和体重。因此，建议糖尿病患者选择无糖、无奶油的咖啡。

（3）适量饮用：建议每天的咖啡摄入量不超过3杯（每杯约250毫升），过量饮用咖啡可能会导致心跳加速、失眠等不良反应。

126 糖尿病患者可以喝苏打水吗？

苏打水是一种含有碳酸氢铵的水溶液，通常呈弱碱性，pH值为7.5~9.0，是在经过纯化的饮用水中压入二氧化碳，并添加甜味剂和香料制成的饮料。

（1）无糖苏打水：无糖苏打水不含糖，对血糖水平的影响很小，糖尿病患者可以适量饮用。无糖苏打水作为一种不含糖的饮料，可为糖尿病患者提供一种不同于白开水的新口感选择；碳酸可能对胃有刺激作用，导致胃胀或不适，因此有胃病的糖尿病患者应谨慎饮用。

（2）含糖苏打水：这类苏打水含糖或人工甜味剂，含有大量糖的苏打水会导致血糖水平迅速升高，因此糖尿病患者应避免饮用含糖苏打水；使用人工甜味剂或天然甜味剂的苏打水对血糖的影响较小，但糖尿病患者仍需适量饮用。

（3）苏打水的潜在益处：

①促进消化：碳酸气体可以帮助刺激胃部蠕动，可能有助于改善消化。

②补水：苏打水可以帮助补充水，对于糖尿病患者保持良好的水平衡是有益的。

③缓解胃酸过多：苏打水中的碱性物质可以中和部分胃酸，暂时缓解胃酸过多。

④提供口感享受：苏打水带有独特的气泡口感，可以作为一种饮品，增加糖尿病患者饮食的多样性。

（4）苏打水的潜在风险：

①胃部不适：苏打水中的碳酸可能引起胃胀、胃痛等不适，特别是对于有胃病的糖尿病患者。

②破坏人体的电解质平衡：过量饮用苏打水可能会出现碱中毒的现象，进而影响钙离子的吸收，引发骨质疏松等问题；过量饮用苏打水还会导致体内钠离子含量增加，进而可能导致高血压或加重高血压患者的病情。

总之，糖尿病患者可以适量饮用无糖苏打水。饮用苏打水后，糖尿病患者应监测血糖水平，以确保血糖控制稳定，不同糖尿病患者对苏打水的反应可能不同，应根据个人情况选择，如有不适，应及时咨询专业的医生。

127 糖尿病患者可以吃零食吗？可以用哪些食物代替零食？

病情稳定的糖尿病患者可以适量吃零食，但需要谨慎选择，不能用零食代替正餐。选择零食时，应考虑零食的糖、碳水化合物、纤维和脂肪的含量等。糖尿病患者可以通过选择合适的零食来满足口腹之欲，同时保持血糖控制。关键在于选择低糖、高纤维、低脂肪的食品，并注意总能量和碳水化合物的摄入。适量食用健康的零食可以作为糖尿病饮食计划的一部分。但是每位患者的情况不同，吃零食前应该充分考虑自身病情并咨询医生，在血糖控制不佳的情况下应该避免摄入不必要的食物。

（1）选择零食的标准：

①低糖含量：选择低糖或无糖的零食，避免含糖量高的食品。

②高纤维：选择富含纤维的零食，纤维有助于控制血糖和胆固醇。

③低脂肪：选择低脂肪的零食，特别是饱和脂肪和反式脂肪含量低的食品。

④适量碳水化合物：选择碳水化合物含量适中的零食，并注意碳水化合物的总摄入量。

⑤蛋白质：选择含有蛋白质的零食，有助于提供饱腹感和维持血糖稳定。

（2）可以吃的零食或替代品：

①坚果：如杏仁、核桃、开心果等富含健康脂肪、蛋白质和纤维的坚果。

②蔬菜：如胡萝卜、黄瓜、番茄等。

③低糖水果：如苹果、梨、橙子等水果。另外，浆果类（如草莓、蓝莓）水果糖含量相对较低，可以适量食用。

④低脂乳制品：如低脂酸奶、无糖酸奶低脂奶酪棒或奶酪片等。

⑤全谷物食品：如全麦饼干、全麦面包片、燕麦片、糙米饼等。

⑥肉类和蛋类：如烤鸡胸肉条、煮鸡蛋等。

（3）不可以吃的零食：

①高糖食品：如巧克力、糖果、甜点等含糖量高的食品以及含糖饮料、高糖果汁等。

②高脂肪和高能量食品：如薯片、薯条等油炸食品，蛋糕、甜甜圈等高能量零食。

③白面包和精制谷物制品：如白面包、甜面包卷、甜饼干等精制碳水化合物含量高的食品。

④加工肉类：加工肉类含有大量的盐和脂肪，如火腿、香肠、培根等。

⑤预包装零食：预包装的零食通常含有大量的添加剂、糖和盐。

（4）零食食用建议：

①控制分量：即使是健康的零食，也应该控制摄入量。

②注意成分：在购买零食时，仔细阅读食品标签，了解其营养成分。

③定时定量：尽量在固定时间食用零食，避免血糖波动。

④平衡饮食：确保零食不会影响正餐的营养摄入。

128 糖尿病患者想喝饮料了怎么办？哪些饮品可以代替含糖饮料？

含糖饮料会导致血糖水平迅速上升，因此糖尿病患者应避免饮用，可以选择低糖或无糖的饮品，并注意控制摄入量。血糖控制不佳、病情严重的患者应该尽量避免饮用含糖饮品，病情稳定的糖尿病患者可以选择适量饮用无糖或低糖饮品，需要注意的是，糖尿病患者应以控制血糖为重，尽量克制口腹之欲，在选择饮品前还应该征求医生的建议。

（1）无糖豆浆和牛奶：选择无糖豆浆、低脂或无脂牛奶。豆浆是植物蛋白的良好来源，牛奶含有钙和维生素D，可以作为早餐的一部分。

（2）蔬菜汁和水果汁：选择无糖或低糖的蔬菜汁（如番茄汁、黄瓜汁）和稀释的水果汁。蔬菜汁和水果汁含有天然糖，应适量饮用，避免糖摄入过量。

（3）无糖饮料：可以选择无糖运动饮料，但应注意人工甜味剂的摄入量,避免长期大量饮用。

(4)健康替代饮品的制作:

①水加蔬菜或水果:

材料:水、柠檬、黄瓜、薄荷等。

制作方法:将柠檬或黄瓜切片,加入水中,加入几片薄荷叶,冷藏后饮用。

②无糖冰茶:

材料:无糖茶包、冷水。

制作方法:将茶包浸泡在冷水中一段时间,取出茶包,加入冰块和新鲜柠檬片。

③无糖奶昔:

材料:无糖酸奶、新鲜水果、冰块。

制作方法:将所有材料放入搅拌机中,搅拌至顺滑。

④蔬菜冰沙:

材料:新鲜蔬菜(如黄瓜、菠菜)、冰块。

制作方法:将所有材料放入搅拌机中,搅拌至顺滑。

(5)注意事项:

①阅读标签:在选择饮品时,仔细阅读食品标签,检查是否添加糖或含有其他不适宜的成分。

②血糖监测:在尝试新的饮品后,监测血糖反应,以了解这些饮品对自己的具体影响。

③分量控制:即使是无糖或低糖饮品,也应少量饮用,避免过量摄入。

129 为什么糖尿病患者需要摄入膳食纤维？

糖尿病患者需要摄入膳食纤维的原因有多方面：膳食纤维可以增加患者的饱腹感，控制进食量，有助于控制血糖水平；膳食纤维可以促进肠道蠕动，改善便秘症状，减少肠道对葡萄糖的吸收；膳食纤维有助于患者保持稳定的血糖水平，利于控制病情；膳食纤维可降低血脂，减轻脂质代谢紊乱；膳食纤维可以改善肠道菌群，利于控制血糖水平。

130 糖尿病患者为什么要戒烟限酒？

（1）吸烟对糖尿病患者的影响：

①加重胰岛素抵抗：胰岛素抵抗是糖尿病发病的主要原因之一。香烟中的尼古丁等成分可导致胰岛素敏感性下降，使胰岛素作用减弱，从而加重糖尿病病情。

②增加心血管疾病的风险：糖尿病患者心血管疾病的风险本就高于常人，吸烟会使这一风险进一步加大。吸烟可能会导致血管内皮细胞损伤，促进动脉粥样硬化的形成，增加心肌梗死、脑卒中等心血管事件的发生率。

③损害肾脏功能：吸烟会损害肾脏功能，加重糖尿病肾病的发展。有研究表明，吸烟者患糖尿病肾病的风险比非吸烟者高约1倍。

④影响视力：视网膜病变是糖尿病患者常见的并发症。吸烟会加重视网膜病变，导致视力下降，甚至失明。

⑤增加感染风险：吸烟会降低免疫力，使糖尿病患者更容易发生各

种感染，如肺炎、肺结核等。

⑥影响药物疗效：吸烟会影响降糖药物的疗效，使血糖控制更加困难。同时，吸烟还可能会增加糖尿病患者使用胰岛素的剂量。

（2）饮酒对糖尿病患者的影响：

①导致血糖波动：饮酒可能会导致血糖波动，使糖尿病患者血糖水平不稳定。酒精会刺激肝脏产生大量葡萄糖，导致血糖升高。此外，饮酒后，肝脏对胰岛素的敏感性降低，使血糖更加难以控制。

②增加心血管疾病风险：过量饮酒会与吸烟一样，可能会进一步加重糖尿病患者的心血管负担。

③损害肝脏功能：糖尿病患者肝脏功能本身就可能已经受损，饮酒会加重肝脏损害，导致脂肪肝、肝硬化等疾病。

④影响药物疗效：饮酒会影响降糖药物的代谢，降低药物疗效，甚至产生不良反应。

⑤增加并发症风险：过量饮酒会加重糖尿病患者的并发症风险，如糖尿病肾病、视网膜病变等。

（3）戒烟限酒对糖尿病患者的益处：

①改善血糖控制：戒烟限酒有助于改善胰岛素敏感性，减少血糖波动，提高血糖控制水平。

②降低心血管疾病风险：戒烟限酒有助于预防心肌梗死、脑卒中等严重并发症。

③保护肾脏功能：戒烟限酒有助于减轻肾脏损害，降低糖尿病肾病的发生风险。

④改善视力：戒烟限酒有助于减轻视网膜病变，保护视力。

⑤提高免疫力：戒烟限酒有助于提高免疫力，降低感染风险。

⑥提高药物疗效：戒烟限酒有助于提高降糖药物的疗效，减少胰岛

素使用剂量。

总之，吸烟以及过量的饮酒本就有害身体健康，对于糖尿病患者来说，除了对肺脏、肝脏等脏器的伤害，还会进一步加重肾脏、心血管系统等系统的损害，使并发症风险增大，所以糖尿病患者应该戒烟限酒。

131 糖尿病患者一天最多可以喝多少酒？

医生建议糖尿病患者戒酒，如果馋酒，应严格控制饮酒量。每日饮酒量需控制在合理范围内，不可超过 10 mL，并且不建议每天饮酒。此外，应注意选择饮酒的种类和频率，以避免血糖升高和不利于病情的控制。

132 不同的酒对糖尿病患者健康的影响有区别吗？糖尿病患者如何选择合适的酒？

（1）白酒：白酒是一种高酒精度的饮品，对糖尿病患者的健康影响较大。

①引发血糖波动：白酒中的酒精含量较高，会导致血糖迅速升高，随后可能引发低血糖，造成血糖波动。

②损害肝脏：白酒中的酒精对肝脏损害较大，容易引发脂肪肝、肝硬化等疾病。

③增加心血管疾病的风险：长期大量饮用白酒会加重心血管负担，增加心血管疾病的风险。

（2）啤酒：啤酒含有一定量的酒精和碳水化合物，对糖尿病患者也有一定的影响。

①升高血糖：啤酒中的碳水化合物会导致血糖升高。

②热量摄入过多：啤酒热量较高，容易导致体重增加，加重胰岛素抵抗。

③增加心血管疾病的风险：但过量饮用啤酒也会增加心血管疾病的风险。

（3）葡萄酒：葡萄酒对糖尿病患者的影响相对较小，但仍需注意。

①对血糖的影响：葡萄酒中的糖分较少，对血糖的影响相对较小。

②抗氧化作用：葡萄酒中含有抗氧化物质，如白藜芦醇，可能对心血管健康有益。

③适量饮用：适量饮用葡萄酒可能有助于降低心血管疾病风险，但过量饮用仍会产生不利影响。

（4）米酒：米酒是一种低酒精度的饮品，对糖尿病患者的影响包括：

①升高血糖：米酒的糖含量较高，可能导致血糖升高。

②热量摄入：米酒的能量较低，但过量饮用仍可能导致体重增加。

③影响消化系统：米酒对消化系统有一定刺激作用，适量饮用可促进消化。

（5）糖尿病患者如何选择合适的酒：

①优先选择低度酒：糖尿病患者应优先选择低度酒，如葡萄酒、啤酒等。虽然低度酒对血糖的影响相对较小，但仍须控制饮用量。

②适量饮用：糖尿病患者饮酒应遵循适量原则，因为个人情况的不同，在参考建议饮用量的同时更应该咨询医生，由医生结合病情给出具体建议。

③注意饮酒时机：糖尿病患者应在血糖控制稳定的情况下饮酒，避免在空腹、使用降糖药物或胰岛素后立即饮酒。

④监测血糖：糖尿病患者应在饮酒前后加强血糖监测，了解饮酒对血糖的影响，以便调整饮食和药物；如果血糖波动较严重，应该及时咨询医生，注意对酒的种类、饮酒量做更严格的把控。

⑤避免混合饮酒：混合饮用不同类型的酒精饮品可能导致酒精摄入过量，加重对糖尿病患者的危害。

133 糖尿病患者如何限制脂肪摄入？

（1）选择健康的脂肪来源：优先使用植物油进行烹饪，并且日常使用的油量尽量不超过 30 mL。避免使用动物油，因为动物油中饱和脂肪酸含量较高。

（2）挑选瘦肉：当食用肉类时，选择瘦肉部分，避免肥肉和皮脂。吃鸡肉、鸭肉等禽类时，应去除外皮和可见的脂肪层。

（3）采用低油烹饪方法：多采用煮、炖、氽、蒸、拌等少油的烹调方式，避免使用油炸、油煎等高脂烹饪方法。

（4）控制高脂食品的摄入：减少或避免食用坚果、奶油糕点、方便面以及其他高脂零食。尽量避免摄入油炸食品和干果类制品，因为它们通常含有较高的脂肪。

（5）选择低脂奶制品：尽量选用低脂或脱脂的奶制品，以减少脂肪摄入。

（6）保持总脂肪摄入在适当比例：糖尿病患者脂肪摄入量应占总能量的 20%~30%。过高的脂肪摄入会影响血糖水平，并可能引发其他问题，如血脂异常、脂肪肝等。

（7）个性化饮食计划：由于每个人的身高、体重、年龄和活动水平不同，因此建议在专业人士的指导下制订个性化饮食计划，以确保脂肪摄入在适当的范围内。

134 逢年过节聚餐时，糖尿病患者该怎么吃呢？

（1）事先计划并控制食量：聚餐前应对自己的饮食有明确的计划，了解哪些食物适合自己，哪些应避免或少吃，并控制总热量的摄入，避免过量进食。

（2）选择低糖、低脂食物：聚餐时，应尽量选择低糖、低脂的食物，如新鲜的蔬菜和瘦肉、鱼类等。同时，应避免或减少高糖、高脂食品的摄入，如糖果、甜点以及油炸食品。

（3）适量摄入碳水化合物：碳水化合物是主要的血糖来源，但应适量摄入。糖尿病患者应根据自己的血糖控制情况来调整碳水化合物的摄入，尽量选择低升糖指数（GI）的食物，因为它们对血糖的影响相对较小。

（4）增加膳食纤维的摄入：膳食纤维能减缓食物中糖的吸收速度，有利于控制血糖。因此，在聚餐时应多选择富含膳食纤维的食物，如绿叶蔬菜等。

（5）适量饮酒：如果想要饮酒，应注意适量，并选择低度酒，同时避免空腹饮酒，以减少对血糖的影响。过量饮酒可能会增加低血糖或高血糖的风险。

（6）定时监测血糖：聚餐期间，应定时监测血糖水平，以便及时发现并处理异常情况，从而保持血糖的稳定。

通过这些措施，糖尿病患者可以更好地享受节日聚餐，同时保持血糖的平稳。

135 在餐厅应当如何选择食物呢？

尽量选择低糖、低脂的菜品，如清蒸鱼、绿叶蔬菜等；避免选择油炸、油煎或糖分含量高的食物。即使选择了较为健康的菜品，也要控制食量，避免过度摄入。可以适当分享食物，或者将部分食物打包带走，以减少当餐的摄入量。如果可能的话，可以向服务员要求调整菜品的烹饪方式，如减少油盐糖的使用；请求将某些高糖、高脂的配料替换为更健康的选项。

136 蛋黄的胆固醇含量高，糖尿病患者能吃吗？

虽然蛋黄的胆固醇含量相对较高，但糖尿病患者适量摄入并不会对健康造成不良影响，糖尿病患者可以适量吃蛋黄。以下是从几个方面对这一问题的详细解释：

（1）营养价值：蛋黄含有丰富的蛋白质、脂肪、维生素A、维生素E以及多种矿物质，这些营养物质对糖尿病患者来说是有益的。适量食用蛋黄可以帮助糖尿病患者补充身体所需的营养物质。

（2）对血糖的影响：蛋黄不属于含糖高的食物，因此糖尿病患者适量食用蛋黄不会引起血糖的波动，不会导致血糖进一步升高。

（3）胆固醇的重要性：胆固醇是体内重要激素合成的原料，如性激素、雌激素、孕激素等，这些激素对维持人体正常的生理功能非常重要。此外，胆固醇也是细胞膜和细胞器的重要组成成分。因此，适量摄入胆固醇对糖尿病患者来说是必要的。

（4）摄入建议：糖尿病患者每天食用一个包括蛋黄在内的鸡蛋，不仅不会影响健康，还有益于营养和提高生活质量。但需要注意的是，摄入量应适中，避免过量食用。同时，建议采用健康的烹调方式，如煮鸡蛋或蒸鸡蛋，避免油炸、油煎等高脂烹饪方法。

137 植物油富含不饱和脂肪酸，可以随意摄入吗？

虽然植物油富含不饱和脂肪酸，对健康有益，但也不应随意摄入。即使是健康的脂肪，摄入过量也会导致能量超标，可能导致体重增加和/或其他健康问题。不饱和脂肪酸有助于降低心血管疾病的风险，但并不意味着可以无限制地摄入。建议在日常饮食中合理控制植物油的使用量，根据营养需求和整体饮食计划来适量添加。此外，不同类型的植物油中不饱和脂肪酸的含量和种类也有所不同，因此应选择多样化的植物油，如橄榄油、亚麻籽油、葵花籽油等，以获取各种不同类型的不饱和脂肪酸。

138 都说白肉好，能用白肉完全代替红肉吗？

白肉（如鸡肉、鱼肉等）和红肉（如牛肉、羊肉等）在营养价值上有所不同，因此不能完全用白肉代替红肉。然而，对于糖尿病患者来说，白肉通常被认为是更健康的选择，因为它们含有较少的饱和脂肪和胆固醇，同时富含优质蛋白质和不饱和脂肪酸。

如果你想减少红肉的摄入，逐渐提高白肉摄入的比例是一个不错的选择。但请注意，即使是白肉，也应该控制摄入量，保持饮食的均衡。

红肉富含铁元素和 B 族维生素，对于预防贫血和维护神经系统正常功能至关重要。白肉，尤其是水产的矿物质含量丰富，如鱼类的锌含量极高，有利于增强抵抗力，促进维生素 A 吸收，有助于维护视力。由于红肉和白肉的营养成分不同，适量摄入红肉可以满足身体对特定营养素的需求，如铁和 B 族维生素。白肉虽然对心脑血管有益，但也不能完全替代红肉提供的营养素。因此为了保持营养均衡和身体健康，建议适量摄入红肉和白肉，而不是用白肉完全代替红肉。在日常饮食中，应根据个人的营养需求和健康状况来平衡两者的摄入量。

139 乳糖不耐受的糖尿病患者怎么喝牛奶？

（1）选择低乳糖或无乳糖牛奶：市场上有一些专门针对乳糖不耐受人群的低乳糖或无乳糖牛奶产品，这些产品经过特殊处理，去除了全部或大部分的乳糖，是乳糖不耐受患者的良好选择。

（2）少量多次饮用：乳糖不耐受的症状与乳糖的摄入量有关。因此，患者可以尝试每次饮用少量的牛奶，分多次饮用，以减少对乳糖的摄入量，降低不适反应。

（3）与其他食物一同进食：在喝牛奶的同时，可以搭配一些其他食物，如饼干、面包等，以降低牛奶在肠道中的通过速度，从而减少乳糖对肠道的刺激。

（4）使用乳糖酶制剂：在喝牛奶前，可以服用乳糖酶制剂，以帮助分解牛奶中的乳糖，减少不耐受症状。

（5）选择其他奶制品：如果实在无法适应牛奶，可以考虑其他奶制品，如酸奶、奶酪等，这些产品中的乳糖含量相对较低，可能更适合乳糖不耐受患者。

140 为了控制多尿，要少喝水吗？

糖尿病患者不应为了控制多尿而少喝水。多尿是糖尿病的症状之一，主要是由于高血糖导致的渗透性利尿。少喝水并不能有效控制多尿，反而可能导致身体脱水，进一步加重病情。因此，糖尿病患者应保持正常的饮水量，以满足身体需要。同时，通过控制血糖水平来减轻多尿症状，这是更为有效和健康的方法。在饮水方面，糖尿病患者可以选择白开水、淡茶水等健康饮品，避免摄入含糖饮料。

141 控制饮食后，糖尿病患者感觉饿了怎么办？

在控制饮食后，糖尿病患者如果感到饥饿，可以采取以下策略来缓解饥饿感：

（1）增加高纤维食物的摄入：高纤维食物，如苹果、雪梨等水果以及各类蔬菜，不仅体积较大能产生较强的饱足感，而且富含营养。在饮食中提高这些食物的比例，可以有效缓解饥饿感。

（2）保持规律饮食：确保每天三餐都进食，避免一天只吃一餐或两餐。三餐规律进食有助于稳定血糖水平，减少饥饿感的产生。同时，不要忽视早餐，吃好早餐有助于控制一天的饥饿感。

（3）调整进食速度：吃饭时细嚼慢咽，每口饭咀嚼约 30 次。这样不仅可以增加饱足感，还有助于消化。研究发现，放慢吃饭速度可以减少食物的摄入，同时更好地感受饱腹感。

（4）增加蛋白质的摄入：蛋白质是身体需要的重要营养素，同时具有较强的饱腹感。可以从鱼类、家禽、奶制品以及豆制品中摄取优质蛋白质。例如，饭前吃一个鸡蛋就能增加饱腹感，减少其他食物的摄入。

（5）保证充足的睡眠：睡眠质量与食欲密切相关。保证每天至少8小时的睡眠时间，有助于降低食量，减少饥饿感。良好的睡眠质量还能帮助身体更好地恢复和修复。

（6）适量加餐：如果感到饥饿难耐，可以在不增加总热量的前提下，适当进行加餐。例如，可以选择低热量、高纤维的零食，如水果、坚果等，但需注意控制加餐的量和频率。

142　1 U 胰岛素可以处理多少克碳水化合物？

1 U 胰岛素可以处理的碳水化合物的量并非固定不变，而是受多种因素的影响，包括个体差异、胰岛素类型、饮食成分以及患者的整体健康状况等。详细分析如下：

（1）胰岛素与碳水化合物的比例：

基础比例：通常，胰岛素与碳水化合物的比例相当于每1克碳水化合物对应1 U 胰岛素，只是一个大致的参考比例。

个性化比例：实际上，每位糖尿病患者的碳水化合物比例都是不同的，即使是同一个人在不同的时间段也可能有所变化。例如，有些人在早餐时可能需要较高的胰岛素与碳水化合物比例，而在晚餐时则可能需要较低的比例。

（2）计算方法：糖尿病患者可以通过某些方法来计算自己每1 U 胰岛素可以处理的碳水化合物量，这些方法包括：

500法则：适用于速效胰岛素，计算公式为（500/胰岛素全天剂量）= 每1U胰岛素可消耗掉的碳水化合物（g）。例如，如果一位患者每天使用50U速效胰岛素，那么1U胰岛素可以处理大约10 g碳水化合物（500/50=10）。

450法则：适用于短效胰岛素，计算方法与500法则类似，只是将500改为450。

试验校正：由于个体差异，计算出来的结果可能存在一定的偏差。因此，糖尿病患者可以通过试验来校正这个差值，找到最适合自己的胰岛素与碳水化合物比例。

（3）注意事项：不同类型的胰岛素（如速效、短效、中效、长效）对碳水化合物的处理能力可能不同，因此在使用时需要根据具体情况进行调整。

食物中的蛋白质、脂肪等成分也会影响胰岛素对碳水化合物的处理效果。因此，在计算胰岛素用量时，还需要考虑饮食的成分。

每位糖尿病患者的胰岛素敏感性都存在差异，因此需要根据自己的实际情况来调整胰岛素用量和碳水化合物比例。

由此可知，1 U胰岛素可以处理的碳水化合物量并不是一个固定的数值，而是需要根据患者的具体情况进行计算和调整。在使用胰岛素时，糖尿病患者应该密切关注自己的血糖变化，并在医生的指导下合理调整剂量。

143 糖尿病患者出现低血糖时，选择什么食物更合适？

糖尿病患者出现低血糖时，需要选择能够快速提高血糖浓度的食物，包括：

(1) 富含快速吸收碳水化合物的食物：

糖果和含糖饮料：如硬糖、果汁、含糖饮料等，这些食物中的糖可以快速被身体吸收，迅速提高血糖水平。特别是当低血糖症状明显时，如心悸、大汗、头晕等，可以立即食用糖果或含糖饮料来缓解症状。

淀粉类食物：如馒头、苏打饼干、面包等，这些食物虽然吸收速度不如糖果快，但也能为身体提供必要的能量，有助于缓解低血糖症状。对于症状较轻的患者，这些食物是不错的选择。

(2) 富含膳食纤维和蛋白质的食物：虽然这些食物提高血糖的速度相对较慢，但在低血糖症状逐渐缓解后，可用于后续的能量补充。

燕麦：燕麦含有丰富的膳食纤维，可以延缓胃排空速度，有助于控制餐后血糖上升。同时，燕麦中的β-葡聚糖能够降低胰岛素抵抗，改善血糖控制。对于糖尿病患者来说，燕麦是一种理想的低GI食品。

坚果：坚果富含不饱和脂肪酸、植物蛋白及多种维生素和矿物质，可作为轻度饥饿时的健康零食选择。糖尿病患者适当进食有益于补充能量且不会导致血糖大幅波动。但需注意不可过量食用以避免热量超标。

(3) 其他食物选择：

无糖酸奶：无糖酸奶不含额外添加糖，适合糖尿病患者在两餐之间或饭前饮用。其蛋白质含量高，能提供饱腹感并促进新陈代谢。同时，酸奶含有的乳酸菌对肠道健康有益，可调节肠道微生态环境。

水果干：某些水果干如蔓越莓干富含抗氧化物质花青素，可能通过抑制氧化应激反应来保护细胞免受损伤。糖尿病患者可在两餐之间适量食用，为身体提供必要的维生素和矿物质。

(4) 注意事项：

及时复测血糖：进食含糖食物后及时复测血糖，了解血糖是否已经恢复正常，否则应该再次进食或采取其他措施。

避免过量摄入：虽然低血糖时需要快速提高血糖浓度，但也要注意避免过量摄入糖，以免引起血糖反跳或肥胖等问题。

寻找低血糖原因：糖尿病患者出现低血糖后，最重要的是找到原因，发现原因后尽量避免再次发生。低血糖对糖尿病患者而言比较凶险，容易诱发急性心脑血管事件。

综合来讲，糖尿病患者发生低血糖时应选择富含可快速吸收的碳水化合物的食物来迅速提高血糖水平，同时也要注意后续能量的补充，并避免过量摄入糖。在进食后要及时复测血糖并寻找低血糖的原因以避免再次发生。

144 饮用咖啡对糖尿病患者有何影响？

饮用咖啡对糖尿病患者的影响是多方面的。

（1）咖啡对糖尿病患者的潜在好处有：

促进新陈代谢：咖啡可以帮助促进机体的新陈代谢，尤其可促进胃肠道的蠕动，有助于缓解便秘症状。同时，咖啡还能促进氮质废物的排出，对糖尿病患者改善胰岛素抵抗和高胰岛素血症有一定帮助。

降低体脂率：适量饮用咖啡可以增加新陈代谢，有助于降低体脂率，有助于糖尿病患者控制体重和改善健康状况。

利尿作用：咖啡具有利尿作用，有助于糖尿病患者体内废物的排出。

（2）咖啡对糖尿病患者也具有潜在危害：

血糖波动：咖啡中的咖啡因可以刺激交感神经，导致血糖在短时间内轻微降低，但长期大量饮用则可能使血糖升高。特别是如果咖啡中添加了糖或奶精等高能量成分，更容易导致血糖波动。

高糖风险：市场上很多咖啡饮品都含有较高的糖，糖尿病患者饮用后容易导致血糖升高，增加控制血糖的难度和并发症的风险。

心血管风险：咖啡因会导致心脏交感神经兴奋，可能使心率加快、血压升高，从而增加心血管疾病的风险，如心律失常、心绞痛等。对于已有心血管疾病的糖尿病患者来说，这种风险可能更为显著。

睡眠障碍：咖啡因是一种中枢神经系统兴奋剂，会干扰正常的睡眠周期，导致失眠或睡眠质量下降。糖尿病患者如果睡眠不足，可能会影响血糖控制，增加并发症的风险。

胃肠道不适：咖啡因会刺激胃黏膜，导致胃酸分泌过多，可能引起胃痛、胃胀、恶心等胃肠道不适症状。对于糖尿病患者来说，这些症状可能会加重身体不适，影响生活质量。

其他潜在影响：长期大量饮用咖啡还可能导致钙流失，增加骨质疏松的风险；对于已有焦虑或抑郁症状的糖尿病患者来说，咖啡因可能加剧这些症状。

（3）糖尿病患者饮用咖啡的建议：

适量饮用：糖尿病患者可以适量饮用咖啡，但不宜过量。建议每天不超过3~4杯，并根据个人情况调整饮用量。

避免添加糖分和高热量成分：尽量选择无糖或低糖的黑咖啡，避免在咖啡中添加糖、奶精等高能量成分，以减少对血糖的影响。

注意饮用时间：避免在睡前饮用咖啡，以免影响睡眠。建议在早晨或中午以前饮用咖啡。

监测血糖变化：饮用咖啡后应注意监测血糖变化，如有异常应及时调整饮食和药物治疗方案。

个体化调整：每个人的体质和病情不同，对咖啡的反应也会有所差异。因此，糖尿病患者应根据自身情况个体化调整咖啡的饮用量和饮用方式。

综上所述，饮用咖啡对糖尿病患者既有潜在的好处也有潜在的危害。糖尿病患者应在医生或营养师的指导下合理饮用咖啡，以发挥其益处并避免潜在的风险。

145 糖尿病患者能否饮用果汁？

糖尿病患者能否饮用果汁，是一个需要综合考虑多方面因素的问题。

（1）先要明确果汁对糖尿病患者的影响：

糖含量：果汁是以水果为原料，经过压榨、离心、萃取等物理方法得到的饮品，含有较多的糖，包括葡萄糖和蔗糖。这些糖被摄入后会增加患者的总能量摄入，可能导致血糖升高，不利于糖尿病的控制。

膳食纤维丧失：在制作果汁的过程中，果肉中的膳食纤维往往被去除，而膳食纤维对于减缓碳水化合物的消化、维持血糖平稳至关重要。因此，与食用整个水果相比，饮果汁在血糖管理方面的优势较小。

市场果汁的添加剂问题：市售果汁饮料往往添加了大量的糖、甜味剂、酸味料、香料等，不仅增加了果汁的含糖量，还可能影响果汁的营养质量，对糖尿病患者更为不利。

（2）对于糖尿病患者饮用果汁有以下建议：

选择低糖果汁：糖尿病患者如果确实想饮用果汁，应优先选择低糖果汁，如柠檬汁、酸橙汁等；避免饮用含糖量高的果汁，如西瓜汁、荔枝汁等。同时，自己榨的果汁可能更为健康，因为可以控制糖和其他成分的添加。

控制饮用量：每次饮用果汁的量应控制在一定范围内，通常建议不超过 200 mL。避免过量饮用果汁，以免导致血糖波动。

注意饮用时机：最好在饭后 30 分钟到 1 小时饮用果汁，避免在餐前或空腹时饮用。这样可以减少对血糖的直接影响，同时也有助于食物的消化吸收。

监测血糖变化：饮用果汁后，糖尿病患者应密切监测血糖变化。如果出现血糖升高的情况，应及时调整饮食和药物治疗方案。

个体化调整：每个人的体质和病情不同，对果汁的反应也会有所差异。因此，糖尿病患者在饮用果汁前最好咨询医生或营养师的建议，制订适合自己的饮食计划。

综合而言，糖尿病患者可以适量或少量饮用低糖果汁，但需要注意选择果汁的种类、控制饮用量和饮用时机，并密切监测血糖变化。同时，吃整个水果比喝果汁在血糖管理和营养补充方面可能更为优越，因此糖尿病患者应优先考虑食用整个水果。在任何情况下，都应根据个体情况和医生建议来制订合适的饮食计划。

146 糖尿病患者如何有效控制咸食的摄入？

糖尿病患者有效控制咸食的摄入，是管理病情、预防并发症的重要措施之一，需要遵循以下措施：

（1）明确每日食盐摄入量：糖尿病患者每天的食盐摄入量应限制在正常人群的一半左右，一般建议不超过2.5克，最多不应超过5克。这是因为高盐饮食与高血压、冠心病等心血管疾病密切相关，而糖尿病患者往往伴随这些并发症的风险增加。

（2）掌握低盐饮食技巧：

①烹调时少放盐和调味品：在烹调过程中，尽量减少盐和含盐调味品的使用，如酱油、味精等。可以使用限盐勺来控制盐的用量，或者采

用餐时加盐法，即在烹调或起锅时不加盐或少加盐，就餐时稍撒一点，这样既能唤起食欲，又能减少摄盐量。

②利用食物本身的味道：尽量利用蔬菜、肉类等食材本身的清香味和鲜味，减少对外加盐分的依赖。例如，西红柿炒鸡蛋、清蒸茄子等菜肴，可以通过食材本身的味道来提升口感。

③使用替代调味品：适当使用醋、芝麻酱、番茄酱等调味品来改善食物的口感，减少对食盐的需求。这些调味品不仅能丰富菜肴的口感，还能提供一定的营养成分。

（3）调整饮食结构：

①多吃水果和蔬菜：水果和蔬菜富含水分和膳食纤维，有助于增加饱腹感并减少对其他高盐食物的摄入。同时，它们还能提供丰富的维生素和矿物质，有助于维持身体健康。

②少吃快餐、零食和包装食品：这些食品往往含有较多的盐和添加剂，不利于糖尿病患者的健康。应尽量在家自己烹饪食物，以便更好地控制食材和调味品的用量。

（4）注意特殊情况下的食盐摄入：

①多尿时，如果糖尿病患者尿量较多，可以适当增加食盐的摄入，但应使用钠、钾含量较低的特制盐。尿少时，应避免使用这种特制盐，以免加重肾脏负担。

②合并高血压时：对于合并高血压的糖尿病患者，应更加严格地控制食盐的摄入量，每日摄入量不应超过3克，甚至更低。同时，还应减少其他含钠高的食品的摄入，如咸菜、腌制品等。

（5）定期监测和评估：糖尿病患者应定期监测血压、血糖等指标，以评估低盐饮食的效果。如果发现血压或血糖控制不佳，应及时调整饮食方案或就医咨询。

糖尿病患者如何用食物交换法进行饮食管理？

食物交换法，也称为食品交换份法，是一种在糖尿病饮食管理中广泛应用的方法，通过将食物按照其营养成分和热量进行归类和交换，帮助糖尿病患者在保持总能量摄入不变的前提下，实现食物的多样化和营养均衡。以下是如何采用食物交换法帮助糖尿病患者进行饮食管理的具体方法：

（1）确保总热量控制：

热量等值交换：食物交换法将食物分成不同的类别，如谷薯类、蔬菜类、肉蛋乳类、油脂类等，每类食物每份所含的热量大致相同，通常为90千卡（1千卡约为4.18千焦）左右。这使得患者可以在同类食物间自由交换，而无须担心总能量的变化。

总能量计算：患者首先需要根据自己的身高、体重、年龄、性别、劳动强度等因素计算出每日所需的总能量，然后按照每份食物的能量值计算所需的食物交换份数。这种方法有助于患者精确控制每日的能量摄入。

（2）实现食物多样化：

同类食物互换：食物交换法允许患者在同类食物间进行互换，如不同种类的谷物、蔬菜、肉类等。这增加了患者饮食的灵活性和多样性，使得患者在满足营养需求的同时，也能享受更多种类的食物。

营养均衡：通过合理搭配不同类别的食物，患者可以确保摄入足够的蛋白质、碳水化合物、脂肪、维生素和矿物质等营养素，从而实现营养均衡。

（3）便于操作和调整：

简单易行：食物交换法相对简单易行，患者无须复杂的计算或专业的知识即可掌握，使得糖尿病饮食管理变得更加便捷和实用。

灵活调整：根据患者的血糖监测结果和身体状况，食物交换法允许患者灵活调整饮食方案。例如，当患者血糖升高时，可以适当减少主食的摄入量；当患者感到饥饿时，可以增加同类食物摄入量以满足饱腹感。

（4）提高患者依从性：

增加饮食乐趣：食物交换法使得糖尿病患者的饮食不再单调乏味，而是充满了多样性和趣味性，有助于提高患者的饮食依从性和生活质量。

促进健康教育：通过学习和掌握食物交换法，患者可以更好地了解自己的病情和饮食需求，从而更加积极地参与糖尿病的自我管理和健康教育。

食物交换法通过确保总能量控制，实现食物多样化，便于操作和调整以及提高患者依从性等，为糖尿病饮食管理提供了有力的支持。在实际应用中，糖尿病患者应在医生或营养师的指导下合理应用食物交换法，以确保饮食管理的科学性和有效性。

148 节食减重对糖尿病的控制有利吗？

节食减重对糖尿病的控制并非绝对有利，效果取决于多种因素，包括节食的程度、糖尿病的类型以及患者的个体情况。

（1）节食减重的潜在益处：

体重控制：减重有助于降低体重，减轻胰岛素抵抗，而后者是2型糖尿病的重要发病机制之一。通过减轻体重，可以提高机体对胰岛素的敏感性，有助于血糖控制。

代谢改善：适度的饮食控制可以减少能量摄入，促进身体的新陈代谢，有助于血糖的稳定。

（2）节食减重的风险与局限：

血糖波动：过度节食可能导致能量摄入严重不足，引起血糖急剧下降，甚至可能出现低血糖反应，这对糖尿病患者来说是非常危险的。同时，长期节食还可能导致代谢紊乱，出现血糖应激性增高的现象。

营养不均衡：节食减重往往难以保证营养的全面均衡摄入，可能导致维生素和矿物质的缺乏，影响身体健康。

反弹风险：节食减重后，如果不注意保持健康的饮食习惯和适当的运动量，体重很容易反弹，甚至可能比原来更重。

（3）建议与注意事项：

避免过度节食：糖尿病患者不应通过过度节食来减重，而应采取合理的饮食控制和适当的运动锻炼相结合的方式。在饮食上，应遵循低脂、低糖、高蛋白的饮食原则，适当控制碳水化合物和脂肪的摄入。

个性化方案：每位糖尿病患者的具体情况不同，因此应根据患者的年龄、性别、体重、病情等因素制订个性化的减重和治疗方案。

监测血糖：在减重过程中，糖尿病患者应密切监测血糖变化，及时调整饮食和运动计划，必要时应在医生指导下调整药物治疗方案。

综合治疗：糖尿病的治疗需要综合治疗措施，包括饮食控制、运动锻炼、药物治疗、血糖监测和心理调节等方面。患者应在医生指导下进行全面治疗和管理。

综上所述，节食减重对糖尿病的控制并非绝对有利，效果受多种因素影响。糖尿病患者应在医生指导下采取合理的减重和治疗措施，以确保血糖的稳定和身体健康。

149 什么是医学营养治疗？

医学营养治疗是各型糖尿病患者为达到正常代谢这一全面治疗目的所必需的治疗。治疗目标为：

（1）维持合理体重：超重患者的减重目标是在 3~6 个月内减轻体重 5%~10%，消瘦者恢复和维持理想体重。

（2）提供均衡营养的膳食。

（3）达到并维持理想的血糖水平。

（4）减少心血管病的危险因素，如血脂、高血压等。

（5）降低胰岛 β 细胞负荷，减轻胰岛素抵抗。

部分轻症患者只需饮食治疗即可达到理想或良好控制。关键是控制每天摄入的总能量，合理搭配营养成分，定量定时进餐。

150 如何计算每天需要摄入的总能量？

（1）计算理想体重：

理想体重（kg）= 身高（cm）-105。

理想体重 ±10% 以内均属正常范围，低于此值的 20% 为消瘦，超过 20% 为肥胖。BMI 在 18.5~23.9 kg/m^2 为正常，<18.5 kg/m^2 为消瘦，≥ 24 kg/m^2 为超重，≥ 28 kg/m^2 为肥胖。

（2）计算总热量：计算理想体重后，参考患者的工作性质和具体情况计算每天所需的总能量。成年人休息者每天每千克标准体重给能量 105~125.5 kJ（25~30 kcal），脑力劳动或轻体力劳动者给能量 125.5~146 kJ（30~35 kcal），中等体力劳动者给能量 146~167 kJ（35~40 kcal），重体力劳动者给能量 167 kJ（40 kcal）以上。超重者适当减少，消瘦、慢性消耗性疾病、营养不良者，以及儿童、孕妇、哺乳期妇女酌情增加，同时在治疗过程中还应根据实际情况适当调整方案。

151 糖尿病患者饮食的营养成分如何分配？

（1）蛋白质：成人每天每千克理想体重 0.8~1.2 g，占总能量的 12%~15%。孕妇、乳母、营养不良及有消耗性疾病者可增至 1.5~2.0 g，小儿应每天每千克理想体重 2.0 g 以上。为保证必需氨基酸的供给，动物蛋白质至少占 1/3。肾功能不全者减少蛋白含量至 0.6~0.8 g。

（2）脂肪：成人每天每千克理想体重 0.6~1.0 g，不超过总能量的 30%。饱和脂肪、多价不饱和脂肪与单价不饱和脂肪的比例应为 1∶1∶1，每天胆固醇摄入量应低于 300 mg。

（3）碳水化合物：可占总能量的 55%~60%，粗算碳水化合物每天 200~350 g。提倡用粗制米、面和一定量杂粮，忌食用葡萄糖、蔗糖、蜜糖及其制品。细算可按以下公式进行：碳水化合物（g）=［总热量（kcal）-蛋白质（g）×4-脂肪（g）×9］÷4。

（4）其他：可多食富含维生素及可溶性纤维素的绿叶蔬菜，粗粮（豆类、块根类、粗谷物），含糖成分低的水果等。戒烟限酒，低盐饮食（每天<6 g）。

152 糖尿病患者的三餐如何分配？

确定每天饮食总能量和糖类、蛋白质、脂肪的组成后，按每克糖类、蛋白质产生能量 16.7 kJ（4 kcal），每克脂肪产生能量 37.7 kJ（9 kcal），将能量换算为食品后制定食谱，根据生活习惯、病情和配合药物治疗需要进行安排，可按 1/3、1/3、1/3 或 1/5、2/5、2/5 分配，也可按四餐或六餐分配。

153 糖尿病患者如何通过饮食控制妊娠期血糖？

通过饮食控制妊娠期血糖，是管理妊娠糖尿病或糖尿病孕妇血糖水平的重要手段。以下是一些有助于控制妊娠期血糖的饮食建议：

（1）均衡饮食：确保饮食中包含充足的蛋白质、健康脂肪和复合碳水化合物。选择低血糖指数（GI）的食物，这些食物释放葡萄糖的速度较慢，有助于维持血糖稳定。

（2）控制碳水化合物的摄入：限制精制糖和高 GI 碳水化合物的摄入，如白面包、甜饮料和糖果。选择全谷物、豆类和富含纤维的蔬菜，这些食物消化速度慢，对血糖影响较小。

（3）增加膳食纤维：膳食纤维有助于减缓食物在消化道中的移动，从而降低血糖峰值。选择富含膳食纤维的食物，如燕麦、豆类、坚果、种子、水果和蔬菜。

（4）定时定量：保持规律的饮食时间，避免长时间不吃或暴饮暴食。

可以采取分餐制，即一天吃 5~6 顿小餐，有助于维持血糖稳定。

（5）控制体重增长：根据医生的建议，确定合理的体重增长目标。避免过度摄入热量，导致体重过度增加。

（6）适量饮水：保持充足的水分摄入，有助于稀释血糖并促进代谢。

（7）健康烹饪方法：采用蒸、煮、炖等低脂烹饪方法，减少油炸和油腻食物的摄入。

（8）限制加工食品：减少加工食品和快餐的摄入，这些食品通常为高糖、高盐、高脂肪食物。

（9）监测记录血糖变化：注意记录不同食物对血糖的影响，通过血糖监测来了解哪些食物适合自己的身体。

（10）以下是食物选择建议：

①蛋白质：瘦肉、鱼类、鸡蛋、豆类、低脂乳制品。

②健康脂肪：橄榄油、鱼油、坚果、鳄梨。

③复合碳水化合物：全谷物面包、糙米、燕麦、红薯、蔬菜。

④水果：选择新鲜水果，如苹果、梨、橙子、浆果，而不是果汁或干果。

在现实中，每位孕妇的饮食需求都是独特的，最好咨询医生或注册营养师的建议，根据自身的具体情况制订个性化的饮食方案。

154 甜味剂是糖吗？人工甜味剂、天然甜味剂和糖有什么关系？

天然甜味剂、人工甜味剂和糖三者都是用来提供食品甜味的物质，但它们在来源、特性、对健康的影响等方面存在一些区别与联系。

（1）天然甜味剂：

①来源：从自然界中的植物或动物中提取，如甜菊糖、赤藓糖醇、

木糖醇、蜂蜜等。

②甜度：甜度通常低于或接近蔗糖，但有些天然甜味剂的甜度可能远高于蔗糖。

③能量：多数天然甜味剂提供的能量低于蔗糖，有些几乎不提供能量。

④安全性：普遍认为相对安全，但仍需适量食用，摄入过量可能对健康有不良影响。

⑤味道：可能带有特有的风味或后味。

（2）人工甜味剂：

①来源：完全由化学合成，如阿斯巴甜、糖精、三氯蔗糖等。

②甜度：甜度通常远高于蔗糖，因此在使用时用量较少。

③能量：几乎不提供能量，因为它们不被人体完全吸收。

④安全性：经过食品安全机构的评估和批准，但部分人工甜味剂的安全性存在争议。

⑤味道：有些人工甜味剂可能有金属味或某些异味。

（3）糖：

①来源：从甘蔗、甜菜等植物中提取的蔗糖。

②甜度：作为参照物，蔗糖的甜度被定义为100。

③能量：每克提供约4 kcal 的能量。

④安全性：适量食用无害，但过量摄入与肥胖、糖尿病、心血管疾病等健康问题相关。

⑤味道：被广泛认为是食品中最受欢迎和接受的甜味。

（4）区别与联系：

①来源：天然甜味剂和糖来自自然，而人工甜味剂是合成的。

②甜度和能量：人工甜味剂和某些天然甜味剂的甜度高于糖，但提供的能量较少。

③健康影响：糖过量摄入与多种健康问题相关，而天然甜味剂和人工甜味剂通常作为低能量或无能量的替代品，但人工甜味剂的安全性仍有争议。

④应用：三者都可以用来提供食品的甜味，但糖在烹饪中还有其他功能，如提供结构和颜色。

155 摄入人工甜味剂会影响血糖吗？

人工甜味剂，也称为非营养性甜味剂或无糖甜味剂，是一类用于替代糖的化学物质，它们的甜度通常远高于普通糖，但几乎不含糖，也不提供能量。

（1）对人体的作用：

①对血糖的直接作用：多数研究表明，人工甜味剂在短期内对血糖水平的影响很小。它们不会像糖那样迅速被身体吸收，因此不会导致血糖水平的显著升高。

②胰岛素分泌：研究显示，某些人工甜味剂可能会影响胰岛素的分泌，如阿斯巴甜和糖精钠可能会刺激胰岛素的分泌。

③肠道微生物群：研究表明，人工甜味剂可能会影响肠道微生物群的平衡，会间接影响血糖控制。肠道微生物群的变化可能与肥胖、胰岛素抵抗和2型糖尿病的发展有关。

（2）注意甜味剂的种类：不同的人工甜味剂可能有不同的影响。例如，糖精、阿斯巴甜、三氯蔗糖、甜叶菊提取物等，它们的安全性、代谢途径和对血糖的影响各不相同。

（3）长期影响：关于长期食用人工甜味剂的后果，目前的研究尚不充分。有研究表明，长期大量摄入人工甜味剂可能与体重增加、代谢综合征和 2 型糖尿病的风险增加有关，但这些结论尚未得到广泛认可。

（4）个体差异：人们对人工甜味剂的反应可能存在个体差异。某些患者可能对某些甜味剂更为敏感，这可能会影响糖尿病患者的血糖水平。

（5）注意事项：

①适量使用：遵循推荐的使用量，避免长期大量摄入。

②多样化饮食：保持饮食的多样性和平衡，不过度依赖任何一种甜味剂。

③监测血糖：定期监测血糖水平，以了解人工甜味剂对自己的具体影响。

④咨询医生：在使用人工甜味剂前，应该咨询医生。

总之，虽然对于糖尿病患者来说，人工甜味剂似乎是一个理想的替代品，但是由于其种类繁多，以及其对人体的影响和部分作用机制尚不完全明确，所以糖尿病患者在使用时应该保持谨慎，要提前咨询医生的意见，并注意监测自己的血糖波动。

156 摄入天然甜味剂会影响血糖吗？

天然甜味剂是从自然界中的植物或动物中提取的甜味物质，对血糖的影响与传统的蔗糖存在差异，以下是几种常见天然甜味剂及其对血糖的影响。

（1）甜菊糖：甜菊糖是一种从甜菊植物中提取的天然甜味剂，其甜度是蔗糖的数百倍，但几乎不提供能量。

①对血糖的影响：甜菊糖几乎不改变血糖水平，因此被认为对糖尿病患者来说是一种安全糖替代品。它的甜味成分，如甜菊醇糖苷和甜菊醇不被人体消化吸收，因此不会像蔗糖那样使血糖水平提高。

②安全性：目前通常认为甜菊糖是安全的，世界卫生组织（WHO）和多个国家的食品安全机构都对其安全性进行了评估和认可。

（2）赤藓糖醇：赤藓糖醇是一种糖醇类天然甜味剂，广泛存在于水果和发酵食品中，甜度为蔗糖的70%~80%，但几乎不提供能量。

①对血糖的影响：赤藓糖醇对血糖的影响极小，因为它在小肠中几乎不被吸收，直接进入大肠，大部分通过尿液排出体外，因此适合糖尿病患者使用。

②安全性：赤藓糖醇通常被认为是非常安全的，即使大量摄入也不会对血糖或体重产生显著影响。

（3）木糖醇：木糖醇也是一种糖醇类天然甜味剂，存在于多种植物中，其甜度与蔗糖相似，但能量较低。

①对血糖的影响：木糖醇对血糖的影响较小，因为它不需要胰岛素就能被吸收。然而，它仍然提供一定的热量（每克约2.4 kcal），因此过量摄入可能会对血糖有一定影响。

②安全性：木糖醇相对安全，但过量食用可能会导致肠胃不适和轻微的血糖升高。

（4）水苏糖：水苏糖是从罗汉果中提取的一种天然甜味剂，甜度极高，但几乎不提供热量。

①对血糖的影响：水苏糖对血糖的影响极小，因为它不提供热量，也不被人体代谢成葡萄糖，适合糖尿病患者使用。

②安全性：水苏糖被认为是安全的，没有已知的不良反应。

(5)注意事项：

①安全性：天然甜味剂普遍被认为比人工甜味剂更安全，但过量食用任何甜味剂都可能对健康产生不良影响。

②个体差异：不同个体对甜味剂的反应可能不同，糖尿病患者在使用任何甜味剂时都应监测血糖水平。

③在考虑使用天然甜味剂时，建议咨询专业的医生或营养师，以确保它们适合自己的健康状况和饮食需求。

157 常见的糖对糖尿病患者的影响有什么不同吗？

红糖、白糖和冰糖都是蔗糖的不同形态，它们在加工过程、营养成分和口感上有所差异，但因为它们的主要成分都是蔗糖，所以对血糖的影响本质上是类似的。

（1）红糖：红糖是由甘蔗汁或甘蔗浆经过初步提炼制成的，含有一定量的矿物质和维生素，颜色较深。

①对血糖的影响：红糖中的蔗糖在消化过程中会分解成葡萄糖和果糖，这些单糖会被迅速吸收入血，导致血糖水平升高。因此，红糖对糖尿病患者的影响较大，可能会引起糖尿病患者血糖波动。

②营养成分：红糖含有少量的矿物质（如钙、铁）和维生素（如维生素 B_2、B_3），但这些营养素的含量不足以对糖尿病患者的健康产生显著影响。

③摄入量：糖尿病患者应限制红糖的摄入，因为它会显著提高血糖水平。

（2）白糖：白糖也是由甘蔗或甜菜中提炼的，其制作工序更复杂，去除了大部分杂质，颜色洁白，纯度较高。

①对血糖的影响：白糖中的蔗糖对血糖的影响与红糖相似，都会导致血糖迅速升高。因此，白糖对糖尿病患者来说需要谨慎对待。

②营养成分：白糖在精炼过程中失去了大部分原有的矿物质和维生素，几乎不含其他营养素。

③摄入量：糖尿病患者应尽量减少白糖的摄入，以控制血糖水平。

（3）冰糖：冰糖是由白糖经过溶液结晶等提炼步骤制作而成的，形状通常为较大的块状或粒状，纯度可能比白糖更高。

①对血糖的影响：冰糖的主要成分也是蔗糖，因此它对血糖的影响与红糖和白糖相同，都会导致血糖升高。

②营养成分：冰糖的成分与白糖相似，几乎不含其他营养成分。

③摄入量：糖尿病患者应限制冰糖的摄入，避免血糖水平波动。

红糖、白糖和冰糖对糖尿病患者的影响本质上没有太大差别，其主要成分都是蔗糖，都会在消化过程中分解成葡萄糖和果糖，从而提高血糖水平。糖尿病患者需要严格控制这些糖的摄入量，以维持血糖水平的稳定。虽然红糖含有一些矿物质和维生素，但这些营养素的含量不足以对健康产生显著影响，不应作为摄入红糖的理由。

158 有什么适合糖尿病患者的药膳和代茶饮吗？

药膳通常含有各种中药材，并非每味中药都适用于所有患者，在服用前应该咨询专业的医生，由医生根据患者的临床症状给出相应的建议，以下是常见的适用于糖尿病患者的药膳。

（1）药膳：

①葛根粉粥：

材料：葛根粉 30 克，粳米 100 克。

制法：粳米加水适量武火煮沸，改文火再煮半小时加葛根粉拌匀，至米软烂成粥即可。

功效：益气健脾，清热生津，除烦止渴

适宜人群：形体消瘦，烦热汗出，多食易饥，口渴多饮，大便燥结。

②薏米山药粥：

材料：粳米 50 克，薏苡仁 30 克，山药 20 克。

制法：山药、薏苡仁、粳米洗净，清水浸泡。粳米放入锅中，加适量清水，大火煮至 7 成熟。放入薏苡仁、山药煮至粥将成。

功效：健脾利湿，补肾固精

适用人群：脾胃虚弱，泄泻，多尿，腰膝酸软。

③山药炖猪肚：

材料：山药 20 克，猪肚 1 个。

制：猪肚洗净切条，先煮猪肚，煮熟后加入山药，山药炖至软烂，可加少许盐调味。

功效：益气养阴，滋润肺肾

适用人群：体倦乏力，精神倦怠，形体消瘦，口渴多尿。

④炒苦瓜：

材料：鲜苦瓜若干。

制法：鲜苦瓜洗净切片，加少许盐调味，炒熟即可。也可洗净后凉拌食用。

功效：清热解毒，降低血糖

适用人群：肥胖，烦渴，口舌生疮，目赤肿痛。

（2）中药代茶饮

黄芪：补气升阳，益卫固表，利水消肿，生津养血。

葛根：解肌退热，生津止渴。

枸杞：滋补肝肾，益精明目。

黄精：补气养阴，润肺，健脾，益肾。

麦冬：养阴润肺，益胃生津，清心除烦。

玉竹：养阴润燥，生津止渴。

百合：养阴润肺，清心安神。

山楂：健胃消食，行气散瘀，化浊降脂。

绞股蓝：益气健脾，清热解毒，生津止渴。

五味子：收敛固涩，益气生津，补肾宁心。

山茱萸：补益肝肾，收敛固涩。

怀牛膝：逐瘀通经，补肝肾，强筋骨，利尿。

159 妊娠糖尿病患者饮食过量应该怎么办？

如果妊娠糖尿病患者饮食过量，应立即采取措施降低血糖，包括增加运动量，如散步、做家务等，以促进血糖的消耗；同时，可以调整下一餐的饮食结构，减少高糖、高脂肪食物的摄入，增加膳食纤维和蛋白质的摄入。

在饮食过量后，应密切监测妊娠糖尿病患者的血糖水平，根据血糖情况调整治疗方案。如果血糖持续升高或出现不适症状，应及时就医，寻求专业医生的帮助。医生可能会根据患者的具体情况，调整药物治疗方案或提供其他相应的治疗建议。

为了避免饮食过量和血糖控制不佳的情况，妊娠糖尿病患者需要接受全面的饮食教育，包括了解不同食物对血糖的影响，掌握合理的饮食搭配和烹饪方法，学会根据血糖水平调整饮食等。通过饮食教育，妊娠糖尿病患者可以更好地管理自己的饮食和血糖，降低并发症的风险。

160 糖尿病患者应该怎么吃谷类制品？

对于糖尿病患者来说，谷类制品是日常饮食的重要组成部分。然而，谷类制品含有大量的碳水化合物，容易对血糖产生影响。因此，糖尿病患者应选择全谷类制品，如糙米、燕麦、全麦面包等。这些食物富含膳食纤维和营养素，有助于控制血糖和血脂。

除了选择全谷类制品外，糖尿病患者还需要控制谷类制品的摄入，建议每餐谷类制品的摄入量占总能量的50%~60%，同时注意确保膳食均衡。例如，可以将谷类制品与蔬菜、蛋白质等食物搭配食用，以降低血糖反应。

糖尿病患者在选择谷类制品时，应避免精细加工和添加糖的产品。精细加工的谷类制品（如白米、白面）去除了大部分膳食纤维和营养素，容易导致血糖快速升高。而添加糖的谷类制品（如甜粥、甜面包）则直接增加了糖的摄入，不利于血糖控制。

为了更好地控制血糖，糖尿病患者应当学习碳水化合物计数法，一种根据食物的碳水化合物含量来计算每餐应摄入碳水化合物量的方法。掌握碳水化合物计数法后，糖尿病患者可以更精确地控制自己的饮食和血糖水平。

161 "少吃些甜食不会使血糖增高"的说法对吗？

这种说法是不准确的。甜食通常含有大量的添加糖，如蔗糖、葡萄糖等，这些糖会迅速被人体吸收，导致血糖快速升高。对于糖尿病患者，包括妊娠糖尿病患者，即使少量食用甜食也可能对血糖产生显著影响。因此，不能单纯地认为"吃得少"就不会导致血糖升高。糖尿病患者需要严格控制糖的摄入，包括甜食和其他高糖食物，以维持血糖的稳定。

162 如何既能吃饱又能控制血糖？

要实现既能吃饱又能控制血糖的目标，糖尿病患者可以采取以下策略：

（1）合理控制碳水化合物的摄入：选择低糖、高纤维的碳水化合物来源，如全麦面包、糙米、蔬菜等，同时控制摄入量，避免一次性摄入过多。

（2）增加蛋白质和脂肪的摄入：这些食物可以增加饱腹感，同时对血糖的影响相对较小。可以选择瘦肉、鱼类、禽类、豆制品以及健康的脂肪来源，如橄榄油、坚果等。

（3）少食多餐：将每天所需的能量分配到多餐中，避免饥饿时过度进食，有助于维持血糖的稳定，同时减少饥饿感。

（4）注意食物的升糖指数（GI）：选择低 GI 食物，它们被消化和吸收的速度较慢，有助于维持血糖的稳定。

163 得了糖尿病后，要控制盐的摄入吗？

是的，糖尿病患者同样需要控制盐的摄入。摄入过多的盐能增加淀粉酶活性，从而促进小肠对淀粉的消化和对游离葡萄糖的吸收，可导致血糖水平升高，使糖尿病加重。此外，高盐饮食还可能引起血压升高，增加心血管疾病的风险。因此，糖尿病患者应该采取低盐饮食，建议每天盐的摄入量控制在 6 克以内。

164 控制血糖的同时如何兼顾营养？

在控制血糖的同时兼顾营养，糖尿病患者可以采取以下措施：

（1）均衡饮食：确保膳食包含足够的蛋白质、脂肪、碳水化合物、维生素和矿物质。选择低糖、高纤维的食物，如蔬菜、全谷类、瘦肉和鱼类等。

（2）定时定量进餐：保持规律的饮食习惯，每天定时定量进餐，避免过度饥饿或暴饮暴食。

（3）注意食物的升糖指数（GI）：选择低 GI 食物，它们被消化和吸收的速度较慢，有助于维持血糖的稳定。

（4）增加膳食纤维的摄入：膳食纤维有助于降低血糖和血脂水平，同时增加饱腹感。可以选择水果、蔬菜、全谷类等食物，来增加膳食纤维的摄入。

165 妊娠糖尿病与其他糖尿病在饮食控制上有何区别？

妊娠糖尿病与其他类型的糖尿病在饮食控制上有一些区别：

（1）能量需求：妊娠糖尿病患者的饮食，除了满足母体的需求外，还要满足胎儿生长发育的需求，因此不能过度限制热量摄入。其他类型的糖尿病患者则需要根据病情和体重情况来控制总能量摄入。

（2）碳水化合物选择：妊娠糖尿病患者应选择低糖、高纤维的碳水化合物来源，如全麦面包、糙米、蔬菜等，同时控制摄入量。其他类型的糖尿病患者可能需要更严格地限制碳水化合物的摄入。

（3）蛋白质需求：妊娠糖尿病患者的饮食，除了满足母体的需求外，还需要满足胎儿生长发育的需求，因此应适当增加蛋白质摄入量。其他类型的糖尿病患者则需要根据肾功能情况来调整蛋白质的摄入量。

166 在妊娠期如何在保持体重健康增长的同时管理妊娠糖尿病？

在妊娠期保持健康体重增长的同时管理妊娠糖尿病，孕妇可以采取以下措施：

（1）合理控制饮食：在保证营养均衡的前提下，合理控制碳水化合物的摄入总量，避免高糖、高脂肪、高热量食物。增加膳食纤维的摄入，选择低糖、高纤维的食物。

（2）少食多餐：将每天所需的能量分配到多餐中，避免饥饿时过度进食，有助于维持血糖的稳定，同时减少饥饿感。

（3）适当运动：根据身体状况选择合适的运动方式，如散步、瑜伽等。运动有助于提高身体对胰岛素的敏感性，帮助降低血糖。

（4）定期监测血糖和体重：定期监测血糖和体重变化，及时调整饮食和运动方案。如有必要，应在医生的指导下使用胰岛素等药物来控制血糖。

167 糖尿病患者出现消瘦和营养不良时应该怎么吃？

糖尿病患者出现消瘦和营养不良时，需要调整饮食结构以改善营养状况：

（1）增加蛋白质和脂肪的摄入：选择瘦肉、鱼类、禽类、豆制品以及健康的脂肪来源，如橄榄油、坚果等。这些食物可以增加饱腹感，同时提供足够的能量和营养素。

（2）多吃富含维生素和矿物质的食物：如蔬菜、水果、全谷类等，有助于维持身体健康和免疫功能。

（3）避免高糖、高脂肪食物：这些食物可能导致血糖波动和能量过剩，不利于改善营养状况。

（4）分餐进食：将每天所需的能量分配到多餐中，避免一次性摄入过多食物，有助于维持血糖的稳定，同时减少饥饿感。

168 有哪些适合糖尿病患者的药膳？

适合糖尿病患者的药膳有很多，以下是一些常见的例子：

（1）苦瓜炖豆腐：苦瓜具有清热解暑、明目解毒的功效，豆腐则富含蛋白质和钙质。这道菜适合糖尿病患者食用，有助于控制血糖和血脂水平。

（2）枸杞炖兔肉：枸杞具有滋补肝肾、益精明目的功效，兔肉则富含蛋白质和低脂肪。这道菜适合糖尿病患者食用，有助于改善营养状况和提高免疫力。

（3）玉米须煲瘦肉：玉米须具有利尿消肿、清肝利胆的功效，瘦肉则富含蛋白质和铁质。这道菜适合糖尿病患者食用，有助于控制血糖和血脂水平，同时增加饱腹感。

169 多吃降糖药是否可以不控制饮食？

多吃降糖药并不能替代控制饮食。降糖药虽然可以帮助调节血糖水平，但并不能完全替代生活方式的改变，尤其是饮食控制。

降糖药的作用是有限的。降糖药可以帮助降低血糖，但并不能完全消除血糖升高的风险。如果患者在服药期间不控制饮食，摄入过多的糖、脂肪等，仍然可能导致血糖波动较大，难以达到理想的血糖控制效果。

控制饮食是糖尿病治疗的基础。通过饮食调节，患者可以减少糖、脂肪等的摄入，避免血糖急剧升高，从而减轻胰岛细胞的负担，有助于维持血糖的稳定。同时，合理的饮食控制还能预防体重增加等问题，对整体健康都非常重要。

降糖药与饮食控制需要协同作用。在控制饮食的前提下，降糖药才能更好地发挥作用。如果患者在服药期间不控制饮食，药物效果可能会大打折扣，甚至可能导致血糖波动更剧烈。

多吃降糖药还可能带来不良反应。降糖药的使用需要在医生的指导下进行，过量服用可能会导致低血糖等不良反应，甚至可能危及生命。

因此，对于糖尿病患者来说，多吃降糖药并不能替代控制饮食。相反，患者应该结合药物治疗和饮食控制等多种手段，全方位地管理血糖和健康。在日常生活中，患者应该了解各种食物的含糖量和升糖指数，尽量选择低 CI 食物，如蔬菜、全谷物等，避免高糖、高脂肪、高盐的食物。同时，还要注意控制每餐的分量，避免暴饮暴食，保持饮食的均衡和多样性。

170 血糖恢复正常就可以停药了吗？

血糖降至正常水平对糖尿病患者而言是一个积极的信号，表明当前的治疗方案和生活方式调整有效。然而，这并不意味着可以立即停止药物治疗。糖尿病是一种慢性疾病，其管理是一个持续的综合过程。即使血糖得到控制，患者仍需继续遵循医生制订的治疗计划，通常包括药物治疗、饮食管理、规律运动以及定期的血糖监测。

停药可能会导致血糖水平再次上升，甚至可能出现反弹至更高水平的情况，不仅会破坏之前的治疗效果，还可能加剧糖尿病相关的并发症风险。此外，突然停药还可能引发低血糖等危险状况，对患者的健康构成威胁。

因此，即使血糖已经降至正常，患者也应与医生保持密切沟通，根据医生的建议逐步调整治疗方案，而不是自行停药。同时，患者应继续注重饮食的均衡与营养，保持适量的体育活动，有助于血糖的长期稳定。通过综合管理和持续监测，糖尿病患者可以更好地控制病情，减少并发症的发生，提高生活质量。

171 只吃素不吃荤就可以控制血糖了吗？

只吃素不吃荤并不能有效控制血糖。虽然素食在一定程度上可能对血糖管理有积极作用，但完全放弃肉类摄入并不是一个科学、合理的饮食策略。

（1）素食对血糖的潜在益处：

低糖饮食：素食主要以植物性食物为主，与动物性食物相比，植物性食物中的糖含量相对较低，有助于减少糖摄入，从而控制血糖水平。

高纤维含量：素食中富含膳食纤维，如水果、蔬菜、全谷物等。这些食物中的纤维可以减缓血糖的上升，提供饱腹感，并有助于控制体重。

丰富的维生素和矿物质：素食通常包含多种水果、蔬菜、坚果和豆类等，富含维生素和矿物质，这些对糖尿病患者的身体健康和免疫力至关重要。

（2）只吃素不吃荤的风险：

营养不良：肉类是优质蛋白质、脂肪、维生素和矿物质的重要来源。长期只吃素可能导致蛋白质、铁、锌、维生素 B_{12} 等营养素摄入不足，进而引发营养不良。

代谢问题：适量的脂肪摄入有助于维持正常的生理功能和代谢。完全不吃荤可能导致脂肪摄入过低，影响身体的正常代谢。

血糖控制难度增加：虽然素食有助于控制血糖，但完全放弃肉类可能导致饮食结构单一，难以满足身体对多种营养素的需求，反而可能增加血糖控制的难度。

（3）科学合理的饮食建议：

均衡饮食：糖尿病患者应坚持均衡饮食的原则，合理搭配主食、肉类、蔬菜等食物。主食可以选择粗粮、杂粮等低 GI 食物；肉类以瘦肉为主，适量摄入；同时，增加蔬菜、水果等富含膳食纤维和维生素的食物的摄入。

控制总热量：无论吃素还是吃荤，都需要控制总能量的摄入，避免能量过剩导致血糖升高。

定期监测：定期监测血糖水平，根据血糖变化及时调整饮食和治疗方案。

172 得了糖尿病后就什么水果都不能吃了吗？

糖尿病患者并非什么水果都不能吃。实际上，适量摄入一些水果对糖尿病患者是有益的，因为水果富含维生素、矿物质和膳食纤维等营养素，有助于维持身体健康。然而，由于水果也含糖，糖尿病患者需要谨慎选择并控制摄入量。

（1）糖尿病患者可以吃的水果：

低糖水果：如柚子、樱桃、猕猴桃、柠檬、木瓜、草莓、李子、杏、杨桃、杨梅、酸梨、番石榴等，这些水果的含糖量相对较低，适量食用不会对血糖造成过大影响。

中等糖量水果：如苹果、梨、桃子、橙子、柚子、柠檬、枇杷、菠萝、草莓、樱桃等，这些水果的含糖量适中，糖尿病患者可以在血糖控制平稳的情况下少量食用，并注意监测血糖变化。

（2）糖尿病患者吃水果的注意事项：

控制摄入量：无论选择哪种水果，都需要控制摄入量。一般来说，每天食用水果的总量不应超过200克，相当于一个中等大小的苹果或梨。

注意时间：最好在两餐之间食用水果，避免在餐后立即食用，以免导致血糖急剧升高。

监测血糖：在食用水果后，糖尿病患者需要密切监测血糖变化，以便及时调整饮食和治疗方案。

（3）糖尿病患者应避免食用的水果：

食用高糖水果：如香蕉、葡萄、荔枝、龙眼、哈密瓜、提子、榴莲、菠萝蜜等。这些水果的含糖量较高，食用后容易导致血糖升高。

加工过的水果制品：如果汁、果脯、蜜饯等。这些制品的糖含量通常较高，营养成分有所流失，不适合糖尿病患者食用。

173 糖尿病患者能吃米饭吗？

糖尿病患者是可以吃米饭的，但需要注意适量和控制总能量摄入。米饭是碳水化合物的重要来源，可以为糖尿病患者提供必要的能量。然而，由于米饭的升糖指数（GI）较高，过量食用可能导致血糖明显波动，因此糖尿病患者应控制每餐米饭的摄入量。

根据权威医疗机构的建议，糖尿病患者每餐的主食摄入量应控制在合理范围内，一般建议每餐食用米饭的量不超过1/3碗（50~100克），具体摄入量需根据个人体质、病情和治疗方案等因素调整。同时，糖尿病患者应搭配食用富含膳食纤维、蛋白质的食物，如蔬菜、瘦肉、鱼类等，以减缓血糖上升的速度。

此外，糖尿病患者在食用米饭时还应注意以下几点：

定时定量：保持规律的饮食时间，避免暴饮暴食，每餐主食的摄入量应相对稳定。

粗细搭配：在主食中适量添加粗粮，如糙米、燕麦等，以降低食物的整体升糖指数，同时增加膳食纤维的摄入。

监测血糖：在食用米饭前后监测血糖水平，了解自身对碳水化合物的反应情况，以便及时调整饮食和治疗方案。

个性化调整：每个糖尿病患者的病情和身体状况不同，因此应根据个人情况对饮食控制进行个性化调整，建议在医生或营养师的指导下制订饮食计划。

174 饥饿时服用降糖药可以赶走饥饿感吗？

在饥饿的时候服用降糖药，并不一定能有效赶走饥饿感，但可能带来某些不良后果。

首先，降糖药的主要作用是降低血糖水平。糖尿病患者感到饥饿，可能是由于血糖水平下降导致的自然生理反应。此时，如果服用降糖药，尤其是那些能够刺激胰岛素分泌或提高胰岛素敏感性的药物，可能会使血糖水平进一步降低。如果血糖水平降得过低，不仅不会缓解饥饿感，反而可能引发低血糖症状，如心慌、手抖、出汗、头晕等，严重时甚至可能出现昏迷等危险情况。

其次，服用某些降糖药（如磺脲类促胰岛素分泌剂）后确实可能通过刺激胰岛素分泌来降低血糖，但同时也可能带来低血糖的风险。如果患者在饥饿状态下服用这类药物，更容易出现低血糖症状。

因此，对于糖尿病患者来说，在饥饿时并不建议随意服用降糖药来赶走饥饿感。相反，应该采取更为合理和科学的方法来缓解饥饿感，如适量进食低糖、高纤维的食物，或咨询医生调整治疗方案等。

同时，糖尿病患者在日常生活中应该注重饮食管理和血糖监测，避免过度节食或暴饮暴食导致血糖波动过大。如果出现持续的饥饿感或低血糖症状，应及时就医并咨询专业医生的意见。

175 不吃早餐，餐次减少，总量不减，有利于降血糖吗？

不吃早餐并减少餐次，即使总量不变，通常并不利于降血糖，反而可能导致血糖波动过大和其他健康问题。

从血糖管理的角度来看，规律进餐对于维持血糖稳定至关重要。早餐作为一天中的首餐，有助于启动身体的代谢，并为大脑和身体活动提供必要的能量。如果不吃早餐，身体可能会因为缺乏能量而出现低血糖症状，如头晕、乏力等。对于糖尿病患者来说，低血糖可能引发更严重的后果，如昏迷等。此外，不吃早餐还可能导致午餐和晚餐后血糖升高，因为身体在长时间未进食后会对食物中的糖产生更强烈的反应。减少餐次也可能对血糖控制产生不利影响。虽然总量不变，但多次进食有助于减缓食物消化吸收的速度，从而降低血糖升高的幅度。如果餐次减少，每次进食的量相对增加，可能会导致血糖水平在短时间内急剧升高，增加胰岛细胞的负担。不吃早餐和减少餐次还可能影响身体的营养平衡和代谢健康。

长期不吃早餐可能导致营养不良和代谢紊乱，增加患心血管疾病、肥胖症等疾病的风险。

目前的研究结果显示，规律进餐、均衡饮食和适量运动是糖尿病患者控制血糖的基本原则。因此，建议糖尿病患者不要尝试通过不吃早餐或减少餐次来降低血糖，而是应该遵循医生的建议，制订合理的饮食计划并保持规律进餐的习惯。

176 糖尿病患者能吃外卖吗？

可以，但需要注意选择。外卖食品往往是高油、高盐、高糖食物，对糖尿病患者的健康会有损害。如果确实需要吃外卖，建议选择低盐、低脂、低糖的食物，尽量避免油炸、烧烤等高热量食品。同时，注意控制摄入量，避免过量进食导致血糖升高。

177 血糖控制在一定水平即可放松饮食治疗了吗？

血糖控制在一定范围后并不应放松饮食治疗。

首先，血糖的控制是一个持续过程，需要长期的饮食管理和生活方式干预。即使血糖短时间内控制在一定范围内，如果不继续坚持健康的饮食和生活习惯，后期仍然有可能再次升高。其次，饮食治疗是糖尿病管理的重要组成部分。合理的饮食控制，有助于维持血糖稳定，减少并发症的发生风险。而放松饮食治疗可能会导致血糖波动加剧，进而影响整体健康状况。具体来说，糖尿病患者需要控制碳水化合物、脂肪和蛋白质的摄入，选择低糖、低盐、低脂食物，并合理安排餐次和进食时间。此外，还需要注意食物的烹饪方式和搭配，避免过度加工和高热量食物。根据权威医疗机构的建议，糖尿病患者应该遵循个体化饮食计划，并在医生的指导下进行饮食调整。同时，定期监测血糖水平也是非常重要的，以便及时了解血糖状况并做出相应的调整。因此，即使将血糖控制在一定范围，糖尿病患者也不应该放松饮食治疗。相反，应该继续坚持健康的饮食和生活习惯，以保持血糖的稳定和整体健康状况的良好。

178 "吃糖尿病食品不会使血糖增高"的说法对吗？

不对，吃所谓的"糖尿病食品"并不一定就不会导致血糖升高。任何食物都会转化为葡萄糖进入血液，从而影响血糖水平。只是相对于普通食品来说，"糖尿病食品"可能更注重低糖、低脂、高纤维等营养成分的搭配，对血糖的影响相对较小。但即便如此，也需要控制摄入量，避免过量进食导致血糖升高。

179 过于严格地控制饮食对糖尿病患者好吗？

不一定。过于严格地控制饮食可能会导致营养不良、低血糖等问题，对糖尿病患者的健康也会产生不利影响。合理的饮食控制应该是根据患者的具体情况制订个性化的饮食方案，既要满足身体的需求，又要稳定地控制血糖水平。因此，糖尿病患者在控制饮食时应该遵循医生的建议，避免盲目节食或过度限制营养摄入。

180 糖尿病患者能喝粥吗？

糖尿病患者可以喝粥，但需注意几个关键点。首先，应选择低糖、低脂、高纤维的粥，控制每次的摄入量，避免过多。其次，喝粥时可搭配富含蛋白质和膳食纤维的食物，以平衡营养并减缓血糖上升。再次，要避免熬制过烂、糊化程度高的粥，这样的粥易消化吸收，可能导致血糖快速升高。最后，喝粥后建议监测血糖水平，以便根据个体反应调整饮食和治疗计划。总之，糖尿病患者在喝粥时需谨慎选择和控制，以确保血糖稳定。

181 常吃南瓜、山药对降糖有好处吗？

有一定好处。南瓜和山药等食材含有一定的膳食纤维和维生素等营养成分，有助于维持身体健康。而且，这些食材的升糖指数相对较低，对血糖的影响较小。但需要注意的是，这些食材并不能完全替代药物治疗或饮食控制。因此，糖尿病患者在食用这些食材时应该适量摄入，配合科学的饮食调理和药物治疗来控制血糖水平。

182 遇到低血糖时就大量进食，这样对吗？

不对。遇到低血糖时应该适量进食以缓解低血糖症状，并不需要大量进食。大量进食会导致血糖迅速升高，可能会引发高血糖等问题。建议糖尿病患者在遇到低血糖时及时补充糖，如喝糖水、吃糖果等，同时监测血糖变化以调整进食量。

183 粗粮可以降糖吗？

粗粮并不能直接降低血糖，但它们在血糖管理中扮演着重要的角色。

（1）粗粮的特性：粗粮是指没有经过精细加工的谷物，如糙米、燕麦、玉米、荞麦、小米、高粱等，以及杂豆类食物如黄豆、黑豆、绿豆等。它们富含膳食纤维、维生素、矿物质等，这些成分有助于调节血糖水平。

（2）粗粮对血糖的影响：

延缓血糖上升：粗粮中的膳食纤维能够减缓食物在胃和小肠中的消化和吸收，使葡萄糖缓慢入血，从而避免血糖急剧升高。这种特性使得粗粮的升糖指数（GI）相对较低。

增加饱腹感：膳食纤维能够增加饱腹感，减少进食量，有助于控制体重和血糖水平。

促进肠道蠕动：膳食纤维还能促进肠道蠕动，帮助排便，预防便秘等问题。

（3）粗粮的选择与食用建议：

选择低 GI 粗粮：如燕麦、荞麦、小米、玉米、黑米、青豆、黄豆、绿豆等。

适量食用：虽然粗粮对血糖管理有益，但过量摄入也可能导致能量过剩和血糖波动过大。因此，应适量食用粗粮，并搭配其他食物以保持营养均衡。

注意烹饪方式：避免过度加工和长时间熬煮粗粮，以免破坏其中的膳食纤维和营养成分。建议采用煮、蒸、炖等烹饪方式。

（4）总结：粗粮不能直接降低血糖，但它们在血糖管理中具有积极作用。通过延缓血糖上升、增加饱腹感和促进肠道蠕动等方式，粗粮有助于维持血糖稳定。因此，对于糖尿病患者和血糖偏高的人群来说，适量食用粗粮是一个明智的选择。但请注意，粗粮并不能替代药物治疗和全面的饮食管理计划。在食用粗粮的同时，还应遵循医生或营养师的建议，制订个性化的饮食管理计划。

184 糖尿病患者不吃主食，多吃肉类，有利于控制血糖吗？

糖尿病患者不吃主食、多吃肉类的做法并不利于改善血糖控制，反而可能带来一系列健康风险。

首先，主食是碳水化合物的主要来源，为人体提供必要的能量。糖尿病患者不吃主食，容易导致能量摄入不足，进而引发低血糖等问题。低血糖不仅会使患者感到头晕、乏力等不适症状，严重时还可能危及生命。

其次，虽然肉类是优质蛋白质的来源，但过量摄入肉类也会带来问题：一方面，肉类中的蛋白质和脂肪在人体内代谢后，部分会转化为葡萄糖，从而影响血糖水平；另一方面，长期高蛋白、高脂肪饮食会增加肾脏负担，对糖尿病患者来说尤为不利。

再者，不吃主食、多吃肉类的饮食习惯还可能导致营养不均衡。主食中富含的膳食纤维、维生素、矿物质等营养成分对糖尿病患者来说同样重要。缺乏这些营养成分会影响身体的正常代谢和免疫功能。

根据权威医疗机构的建议，糖尿病患者应坚持均衡饮食的原则，合理搭配主食、肉类、蔬菜等食物。主食可以选择粗粮、杂粮等低 GI 食物，肉类以瘦肉为主，适量摄入，同时增加蔬菜、水果等富含膳食纤维和维生素的食物的摄入。

此外，糖尿病患者还应注意定时定量进餐，避免暴饮暴食，保持适当运动等健康生活方式，以有效控制血糖水平。

综上所述，糖尿病患者不吃主食、多吃肉类的做法并不利于改善血糖控制，反而可能带来一系列健康风险。建议糖尿病患者在医生或营养师的指导下，制订个性化的饮食管理计划，保持均衡饮食和健康生活方式。

185 花生瓜子不离口，多吃坚果类食物饱腹，这样对吗？

多吃坚果类食物如花生、瓜子等作为饱腹手段并不对，这种饮食习惯对于糖尿病患者或需要控制血糖的人群来说尤其不利。以下是对这一观点的详细解释：

（1）坚果类食物的营养成分与特点：坚果类食物如花生、瓜子等富含蛋白质、膳食纤维、不饱和脂肪酸、维生素E，以及铁、锌、钙、镁等多种矿物质。这些营养成分对人体有一定的好处，如提供能量、补充营养、增加饱腹感等。然而，坚果类食物也含有较多的油脂和能量。

（2）多吃坚果类食物的风险：

血糖波动：虽然坚果类食物含糖量低，但大量摄入会导致能量和脂肪摄入过多。部分血脂可通过异生作用转化为葡萄糖，从而影响血糖水平，不利于病情的控制。

血脂升高：坚果类食物中的油脂含量较高，长期大量摄入会导致血脂升高，增加心血管疾病的风险。

消化不良与肥胖：坚果类食物中的不饱和脂肪酸如果过度堆积在体

内，可能导致消化不良、腹胀、恶心、呕吐等症状。长期大量摄入还可能导致肥胖。

（3）合理的坚果类食物摄入建议：

控制摄入量：一般每日进食不带壳的坚果 15~20 克为宜。无论进食多少，都要严格将其能量计入全天食物量。

多样化选择：可以将各种坚果搭配着吃，以获取更全面的营养。同时，注意选择新鲜、无霉变的坚果。

避免睡前食用：睡前吃坚果可能会增加胃肠道负担，对胃黏膜造成损伤。

（4）总结：多吃坚果类食物如花生、瓜子等作为饱腹手段并不对。合理的坚果类食物摄入应该是适量的、多样化的，并注意控制总能量和脂肪的摄入。对于糖尿病患者或需要控制血糖的人群来说，应在医生或营养师的指导下制订个性化的饮食计划。同时，保持均衡饮食和健康生活方式也是维持血糖稳定的重要因素。

186 发病初期有多饮、多尿的症状，应该限制饮水吗？

在糖尿病发病初期，即使出现多饮、多尿的症状，也不应该限制饮水，这一观点是权威医疗机构和专业人士的共识。多饮、多尿是糖尿病的常见症状之一，主要是由高血糖引起的渗透性利尿作用所致，限制饮水并不能缓解这些症状，反而可能导致脱水等严重后果。因此，糖尿病患者在发病初期应该保持足够的水摄入，以满足身体需求并有助于控制血糖水平。同时，积极治疗糖尿病以缓解相关症状也是非常重要的。

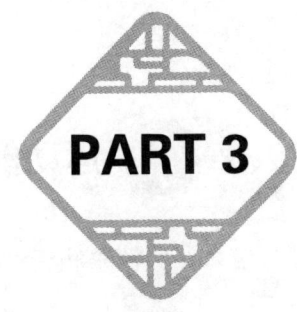

PART 3

糖尿病患者该如何运动

187 运动能给糖尿病患者带来什么好处？

糖尿病患者能从运动中获益良多：

（1）降血糖：运动能提高身体对血糖变化的敏感性，增强胰岛素受体的亲和力，有助于降低血糖。

（2）降血脂和血压：运动能增加血管弹性，降低血清胆固醇等含量，有助于减少高血压、冠心病等并发症的发生。

（3）减轻体重：特别对于2型糖尿病患者，合理的体育锻炼可促进内脏脂肪分解，减轻体重，从而提高降糖药物的疗效。

（4）有助于心理健康：运动可以陶冶情操，培养生活情趣，放松紧张情绪，提高生活质量。

188 糖尿病患者运动应遵循什么原则？

糖尿病患者运动应遵循以下原则：

（1）持之以恒：运动应长期坚持，中断锻炼可能会导致血糖升高。

（2）因人而异：根据个人病情、体质和兴趣爱好选择合适的运动方式。

（3）循序渐进：从短时间的小运动量开始，逐渐增加运动量并延长活动时间。

189 在哪些情况下不建议糖尿病患者运动？

糖尿病患者在以下情况下不建议进行运动：

（1）血糖过高或不稳定。

（2）存在糖尿病并发症，如酮症酸中毒等。

（3）症状严重，如明显消瘦等。

（4）注射胰岛素后未进食。

（5）有呕吐、腹泻或低血糖倾向等症状。

190 糖尿病患者如何选择适合自己的运动方式？

（1）身体状况评估：糖尿病患者应首先评估自己的身体状况。如果身体状况良好，可以选择一些有氧运动，如快走、骑自行车等。这些运动有助于提高心肺功能，促进新陈代谢。如果身体状况较差，可以选择轻度运动，如散步、打太极拳等。这些运动强度较低，对身体负担小，同时也有助于放松身心。

（2）考虑个人兴趣爱好：选择自己喜欢的运动方式能够增加运动的乐趣，从而更容易坚持下去。糖尿病患者可以根据自己的兴趣选择如跳舞、游泳、瑜伽等运动方式。

（3）结合环境因素：糖尿病患者选择运动方式时还应考虑自己所处的环境。在城市中，可以选择室内运动，如瑜伽、跳舞等；在乡村或自然环境中，可以选择户外运动，如慢跑、爬山等。

（4）注意运动的适量性：糖尿病患者在运动时应注意适量原则，避免过度运动导致身体疲劳和血糖波动。

可以根据运动时的最大心率来确定适合的运动强度，一般最大心率等于170减去年龄。

综上所述，糖尿病患者应综合考虑身体状况、运动目的、兴趣爱好和环境因素来选择合适的运动方式，建议咨询医生或专业健身教练的意见，以确保运动的安全性和有效性。总的来说，运动方式应使个人感到舒适且不加重病情。

191 如何通过运动控制体重？

糖尿病患者可以通过以下方式通过运动控制体重：

（1）选择有氧运动，如快走、慢跑等，每周至少活动150分钟。

（2）结合力量训练来提高肌肉量，进一步促进新陈代谢。

（3）注意运动的持续性和规律性，以及合理的饮食搭配。

192 运动前应该做哪些准备？

运动前糖尿病患者应做好以下准备：

（1）监测血糖水平，确保在安全范围内进行运动。

（2）避免空腹运动，可摄入适量的碳水化合物。

（3）携带糖类食品以防低血糖。

（4）进行5~10分钟的热身运动，预防运动伤害。

193 空腹运动效果好吗？

对于糖尿病患者来说，空腹运动的效果并非绝对的好或坏，而是取决于具体的个体情况和运动方式。以下是对这个问题的详细分析：

（1）优点：

辅助降低血糖：在空腹状态下进行适度的运动，如跑步，可以加快血液循环，有助于降低体内的血糖水平。这对于糖尿病患者来说是一种积极的效应。

改善糖尿病症状：空腹运动可以促进体内胰岛素的分泌，从而有可能改善糖尿病引起的多饮、多尿、多食等症状。

（2）空腹运动也存在一些潜在的缺点和风险：

低血糖风险：糖尿病患者空腹运动时，可能会导致体内的血糖消耗过多，从而引发低血糖，可能会导致患者感到头晕、乏力，甚至出现意识模糊等。因此，糖尿病患者在空腹运动时需要特别小心，并随时监测血糖水平。

其他健康风险：除了低血糖外，空腹运动还可能导致低血压、血糖升高、酮症酸中毒以及横纹肌溶解等健康问题。这些风险虽然相对较低，但仍然需要患者予以关注。

综上所述，糖尿病患者空腹运动的效果具有两面性。适度的空腹运动有助于降低血糖和改善糖尿病症状，但同时也存在一定的健康风险。因此，建议糖尿病患者在选择空腹运动前先咨询医生的意见，并根据自身情况制订合适的运动计划。在运动过程中，应随时监测血糖和其他生理指标，以确保运动的安全性和有效性。

此外，对于糖尿病患者来说，除了运动外，饮食控制也是非常重要的。合理的饮食搭配和适量的运动相结合，才能更好地控制血糖水平并改善糖尿病症状。

194 运动强度与控糖效果有关系吗？

运动强度与控糖效果之间存在明确的关系。以下是对这种关系的详细分析：

（1）运动强度影响血糖利用：在运动初期，随着运动强度的增加，身体需要更多的能量，因此血糖会被迅速利用，导致血糖水平下降。这是由于肌肉在运动时需要葡萄糖作为能量来源。

（2）激素释放与血糖升高：身体为了补充运动消耗的能量，会释放激素（如肾上腺素、胰高血糖素等），这些激素促使肝脏释放储存的葡萄糖到血液，从而导致血糖升高。这种反应在运动强度较大时更为明显。

（3）运动强度与糖的供能比例：运动强度和时间会影响身体利用能量的方式。在低强度运动时，身体主要依赖脂肪作为能量来源，糖的供能比例较少。随着运动强度的增加，糖的功能比例逐渐增加，这有助于降低血糖水平。

（4）有氧运动与血糖控制：有氧运动，特别是中等强度的有氧运动，被认为是控制血糖的有效方式。通过持续进行有氧运动，如每周至少150分钟的中等强度运动，可以提高胰岛素的敏感性，促进肌肉对葡萄糖的利用，并减少肝脏葡萄糖的输出，从而稳定血糖水平。

（5）个体差异与适量原则：需要注意的是，每个人的身体状况和运动习惯都不同，因此应根据个人情况适当调整运动强度。过量运动甚至可能导致血糖不降反升，也可能引发低血糖。因此，选择适合自己的运动方式和强度至关重要。

综上所述，运动强度与控糖效果之间存在密切关系。适当的运动强度可以帮助糖尿病患者更好地控制血糖水平，但也需要根据个人情况进行调整，以确保运动的安全性和有效性。

195 糖尿病患者是否都需要日行万步呢？

糖尿病患者是否需要日行万步，这个问题不能一概而论。虽然适量的运动对于糖尿病患者来说是有益的，但具体的运动量应根据个体情况来确定。

首先，日行万步是一个大致的参考目标，代表了相当程度的身体活动。对于许多糖尿病患者来说，这样的运动量有助于更好地控制血糖水平，提高身体健康状况。运动可以提高身体对血糖浓度变化的敏感性，增强胰岛素的作用，促进肌肉对葡萄糖的利用，从而达到降低血糖的目的。

然而，需要注意的是，并非所有糖尿病患者都适合或需要达到日行万步的运动量。每个人的身体状况、年龄、病情严重程度以及个人偏好都是不同的。因此，制订个性化的运动计划是至关重要的。有些患者可能由于并发症或其他健康问题而不适合进行大量运动。

此外，除了步行，糖尿病患者还可以选择其他适合自己的运动方式，如游泳、骑自行车、瑜伽等。这些运动同样可以帮助控制血糖，提高身体健康。

综上所述，虽然日行万步可以为糖尿病患者带来一定的健康益处，但并非所有糖尿病患者都需要或适合达到这个运动量。最重要的是根据个体情况制订合适的运动计划,并在医生的指导下进行适量的运动。

196 出现哪些情况应停止运动?

糖尿病患者在运动过程中,如果出现以下情况,应立即停止运动:

(1)血糖过低或过高:当血糖低于3.6毫摩尔/升时,运动可能导致低血糖,此时应暂停运动并补充食物。同时,如果血糖过高,超过正常范围,也应停止运动以避免加重病情。

(2)血压过高:若运动前收缩压大于170毫米汞柱或舒张压大于110毫米汞柱,应暂缓运动,以防止高血压带来的风险。

(3)心率过快:运动前如果心率超过每分钟100次,在没有明确原因的情况下,不宜进行运动。这可能是因为心动过速或其他心脏问题。

(4)出现急性并发症:发生酮症酸中毒、急性脑梗死、心肌梗死等时,必须立即停止运动并及时就医。

(5)存在重症慢性并发症:存在重症慢性并发症时,如严重肾病尿毒症、眼底大量出血、严重糖尿病足等,应避免运动以防止病情恶化。

(6)运动中感到不适:如在运动中出现胸闷、恶心、面色发白等不适,应立即停止运动并寻求医疗帮助。

(7)恶劣天气条件:在酷暑、凛冽寒风等恶劣天气下,应避免户外运动以防止对身体造成不良影响。

总之,糖尿病患者在运动过程中应密切关注自己的身体状况,一旦出现上述不良情况,应立即停止运动并采取相应的应对措施。在必要时,及时咨询医生或前往医院就诊。

197 如何判断自己的运动强度是否合适？

判断自己的运动强度是否合适，可以从以下几个方面进行考虑：

（1）心率变化：运动中的心率是判断运动强度的一个重要指标。一般来说，运动后心率达到最大心率的 60% 左右的运动强度是合适的。最大心率可以通过公式"220- 年龄"来估算。例如，一个 40 岁的人，其最大心率约为 180 次 / 分，那么合适的运动后心率应在 108 次 / 分左右。

同时，运动后的心率应在休息后 5~10 分钟内恢复运动前水平。如果心率在 10~20 分钟内仍未恢复，则可能说明运动量过大。

（2）自我感觉：自我感觉也是判断运动强度是否合适的重要依据。如果运动后感觉良好，精神睡眠均佳，说明运动量合适或可适当增加运动量。反之，如果运动后感到过度疲劳、肌肉酸痛持续时间过长或出现其他不适症状，则可能说明运动强度过大。

（3）运动中的交谈能力："交谈试验"是一个简单实用的方法来判断运动强度。如果运动过程中能够正常说话，表明运动强度适中。如果运动中交谈困难，喘不上气，可能说明运动强度过大。

（4）参考运动指南：世界卫生组织建议，成年人每周应至少进行 150 分钟的中等强度有氧运动，或每周进行 75 分钟的高强度有氧运动，以及一些力量训练。糖尿病患者可以此作为大致的参考标准来规划自己的运动量。

综上所述，通过监测心率变化、关注自我感觉、尝试交谈试验以及参考运动指南等方法，可以有效地判断自己的运动强度是否合适。在进行运动时，务必注意适量原则，避免过度运动带来的身体负担和潜在风险。

198 运动后可以立即休息吗?

运动后不建议立即休息,原因如下:

(1)生理机制:运动过程中,人体血液循环加快,如果突然停止运动并立即休息,可能会导致血液回流不畅,增加心脏负担。立即休息可能导致肌肉中的乳酸和其他代谢产物堆积,从而引发肌肉酸痛和僵硬。

(2)健康影响:对于糖尿病患者而言,突然停止运动可能会影响血糖的稳定,不利于病情控制。运动后适当进行一些放松活动,如慢走或拉伸,可以帮助身体逐渐平静下来,减少运动损伤的风险。

(3)推荐做法:运动后应进行适当的放松活动和拉伸练习,以帮助肌肉恢复和减少疲劳。可以进行5~10分钟的轻松活动,如散步,以促进血液循环和代谢产物的清除。

199 做家务能代替运动吗?

虽然做家务也是一种体力活动,但通常不能全面替代专门的体育锻炼。体育锻炼能够更全面地提升身体健康水平,包括心肺功能、肌肉力量等。然而,对于无法进行高强度运动的人来说,做家务仍然是一种有益的补充活动方式。

200 如何预防运动中出现低血糖？出现低血糖怎么办？

（1）了解低血糖的症状和预防措施：

①低血糖的症状：包括心慌、出汗、疲劳、无力、震颤、紧张、意识模糊、头晕、极度饥饿感、情绪波动或易怒等。

②预防低血糖的措施：在运动前监测血糖，确保血糖水平在安全范围内。根据血糖水平和运动强度，调整饮食和胰岛素/口服降糖药物剂量。随身携带可为人体快速吸收的碳水化合物，如葡萄糖片、糖果或含糖饮料。

（2）应对运动后低血糖的策略：

①立即识别症状：运动过程中和运动后都要注意身体发出的低血糖信号。如果出现低血糖症状，应立即停止运动并采取措施。

②立即补充碳水化合物：摄入15~20克的可被人体快速吸收碳水化合物，如葡萄糖片、果汁或含糖饮料。等待15分钟后再次监测血糖，如果血糖仍然低，重复摄入碳水化合物。一旦血糖恢复正常，可以摄入一些复合碳水化合物和蛋白质，以防止血糖再次下降。

③调整未来的运动计划：分析导致低血糖的原因，如运动强度、持续时间、饮食和药物调整等。根据医生的建议，调整运动前的饮食或药物剂量。考虑在运动前减少胰岛素剂量或在运动前增加碳水化合物的摄入。

④健康教育：学习如何管理运动相关的低血糖，包括自我监测血糖和急救措施。参加糖尿病教育课程，提高自我管理能力。

⑤随身携带紧急联系信息：随身携带糖尿病卡片或医疗警报手环，以便在紧急情况下他人能够提供帮助。

⑥遵循医生的建议：定期与医生沟通，根据血糖控制情况调整治疗方案。如果低血糖频繁发生，可能需要调整药物治疗方案。

⑦建立支持系统：与家人、朋友或运动伙伴沟通，让他们了解低血糖的风险和应对措施。在运动时尽量有伙伴陪同，以便在紧急情况下提供帮助。

（3）长期管理策略：

①保持血糖监测：定期监测血糖，尤其是在运动前后和调整饮食、药物剂量时。记录血糖数据，以便分析低血糖的模式和原因。

②个性化运动计划：根据个人的健康状况、血糖控制水平和运动偏好制订个性化的运动计划，逐渐增加运动强度和时间，避免突然进行剧烈运动。

③营养管理：保持均衡的饮食，确保充足的碳水化合物摄入以满足运动需求。避免空腹运动，特别是在早晨或长时间未进食后。

通过以上策略，糖尿病患者可以更好地应对运动后可能出现的低血糖情况，确保运动安全并维持良好的血糖控制。需要注意的是，每位糖尿病患者的具体情况不同，因此在实际实施上述策略时应遵循医生的专业指导。

201 糖尿病患者如何减少运动中的不适？

糖尿病患者减少运动中的不适，可以从以下几个方面着手：

（1）选择合适的运动时机：最好在餐后 1~2 小时进行运动，此时体内血糖相对较高，不易发生低血糖。

（2）控制运动强度和时间：保持每次运动 30~40 分钟即可，避免运动量过大导致身体过度疲劳。运动量应保持固定，避免忽大忽小，以维持血糖的稳定。

（3）做好运动前的准备：运动前应做好热身活动，帮助身体逐渐进入运动状态，减少运动中的不适感。运动时随身携带一些含糖食物，如糖果、面包等，以便在出现低血糖时及时补充能量。

（4）注意运动中的身体反应：密切关注运动中的身体反应，如出现心率过快、身体过度疲劳、肌肉酸痛等不适，应立即降低运动强度或停止运动。运动后应进行适当的拉伸和放松活动，以帮助身体恢复，减少肌肉酸痛和僵硬。

（5）定期监测血糖：运动前后应检测血糖水平，以便了解运动对血糖的影响，及时调整运动计划和饮食。

（6）遵循医嘱调整药物：如果糖尿病患者正在使用胰岛素或降糖药物，应在运动前咨询医生，根据需要调整药物剂量，以避免运动中发生低血糖。

综上所述，为减少糖尿病患者运动中的不适，需要从多个方面进行综合考虑和调整。选择合适的运动时机，控制运动强度和时间，做好运动前准备，注意运动中的身体反应，定期监测血糖以及遵循医嘱调整药物等，可以有效地减少运动中的不适感，保持身体健康和血糖控制。

202 糖尿病患者在运动中如何补水？

运动中补水的重要性不言而喻，正确的补水方式能够帮助维持身体的水分平衡，防止脱水和其他健康问题。以下是在运动中如何补水的详细建议：

（1）运动前补水：在运动前2小时，建议喝约500毫升水。这样做可以提高机体的热调节能力，降低运动中的心率，并给肾脏代谢提供充足的时间，以调节体液平衡和渗透压，确保多余的水分在运动前得以排出。

（2）运动中补水：如果运动时间超过1小时，应喝些淡盐水，每升水里加0.11~0.15克盐，并将水温控制在15~22摄氏度。运动时，即使不感到口渴，也建议每运动20分钟就喝一两口水，以平衡体内汗液的流失，避免脱水给身体带来损害。当运动持续一小时以上且运动强度较高时，人体会损失一部分电解质，此时适宜饮用适量的含糖和电解质（钠、钾）的运动饮料或淡盐水（含盐0.2%~0.3%）作为补充。但需注意运动饮料的含糖量应在3%~6%，含糖量过高反而不利。

（3）运动后补水：运动后应立即补水，以快速补充流失的水，缓解疲劳。推荐在运动后30~60分钟内饮用200~300毫升水。可以选择含有适量电解质的运动饮料，以帮助身体迅速恢复水分和电解质平衡。

（4）补水原则：补水应遵循"多次少量"的原则，每次补充250 mL左右，避免过度集中补水，不要大口狂饮。1小时内补水总量不要超过1 000 mL，可每15~30分钟补充一次。补水的水温要适宜，最好是15 ℃左右的温水，避免饮用过冷的水。

综上所述，运动中的补水策略需要细致考虑运动前、中、后的不同需求，确保适量、适时地补充水和电解质，以维护身体健康和运动表现。

203 糖尿病患者如何正确处理运动损伤？

正确处理运动损伤的方法可以归纳为以下几个步骤：

（1）预防优于治疗：确保进行适当的热身和拉伸，以增加关节的灵活性，减少受伤的风险。

（2）损伤后的初步评估：在损伤发生后，首先要评估伤势的严重程度。观察是否有出血、肿胀、畸形或异常活动等情况。

（3）应急处理原则（RICE 原则）：

休息（rest）：立即停止运动，避免进一步伤害。使用拐杖、轮椅等辅助工具，以帮助受伤部位休息。

冷敷（ice）：在损伤后的 48 小时内，可以应用冷敷来帮助止血、减轻肿胀和缓解疼痛。使用冰袋或冷毛巾，每次冷敷的时间不应超过 20 分钟，每隔 5 分钟要检查一下皮肤的状况，以防冻伤。可以在 24 小时内多次重复此过程。

压迫（compression）：使用弹性绷带对受伤部位进行包扎，以减少内出血和组织液渗出。包扎时要注意不要过紧，以免影响血液循环。

抬高（elevation）：尽可能地将受伤部位抬高，以利血液回流，减轻肿胀。

（4）后续治疗与康复：在损伤后的稳定期（通常是伤后 48 小时），重点应转向促进血肿和渗出液的吸收。可以选择物理治疗、按摩、中药外敷等方法来促进创伤恢复。在必要时，可使用支具保护或局部制动直至创伤愈合。

（5）饮食与药物治疗：饮食清淡，避免辛辣刺激性食物。在医生指导下，可使用药物如对乙酰氨基酚片、布洛芬缓释胶囊等来帮助抗炎、止痛。

（6）寻求专业医疗建议：对于任何严重的运动损伤，或者损伤后症状持续不减的情况，应立即寻求专业医疗人员的帮助。可能需要进行 X 线、MRI 等检查来准确评估损伤情况。

综上所述，正确处理运动损伤需要及时的初步评估、应急处理、后续治疗与康复，并注意合理的饮食与药物治疗。在必要时，应寻求专业医疗建议以确保损伤的妥善处理和快速康复。

糖尿病患者如何根据运动情况来调整用药量？

根据运动情况调整用药量的原则（以糖尿病患者调整胰岛素为例）包括：

（1）根据运动量和运动强度来调整胰岛素用量，因为运动可以促进肌肉对糖原的利用，影响胰岛素的吸收。

（2）如果运动时间较长或强度较大，可能需要减少胰岛素的用量，以避免低血糖的发生。

（3）如果运动量较小或未进行运动，则可能需要增加胰岛素的用量以控制血糖水平。

（4）调整用药量时，务必在医生的指导下进行，并根据血糖监测结果来精确调整。同时，饮食控制也是调整用药量时需要考虑的重要因素。

205 糖尿病患者如何确定合理的运动频率？

糖尿病患者的运动频率需要根据个体情况、病情严重程度以及医生的建议来确定。一般来说，有效的运动频率应能够促进血糖的控制，同时避免过度运动带来的风险。以下是一些关于糖尿病患者运动频率的建议：

（1）运动频率的一般建议：

每周运动次数：多数专家推荐糖尿病患者每周进行3~5次体育锻炼。

这个频率既能保证一定的运动量，又不会过于频繁而导致身体疲劳或受伤。病情稳定的患者可以每天进行适量的运动，但应确保运动强度适中，避免过度劳累。

运动时间：每次运动的时间建议持续20~60分钟，具体取决于患者的身体状况和运动强度。中等强度的有氧运动（如快走、慢跑、游泳等）通常较为适宜。最好选择在餐后1~2小时进行运动，有助于降低餐后血糖水平。

（2）特殊情况下的运动频率调整：

病情严重患者：对于病情较为严重的糖尿病患者，运动频率可能需要根据医生的指导进行调整。有时可能需要增加运动次数以更好地控制血糖，但同时要密切监测身体状况，避免过度运动。

空腹血糖升高：如果患者的空腹血糖升高，可以考虑在早上空腹时进行适量的运动，但应避免剧烈运动导致低血糖的发生。

餐后血糖升高：对于餐后血糖升高的患者，建议在餐后1小时内进行运动，以有效控制餐后血糖水平。

（3）注意事项：

个性化调整：糖尿病患者的运动频率应根据个体情况进行个性化调整。年龄、性别、体重、并发症等因素都可能影响运动频率的选择。

监测血糖：运动前后应监测血糖水平，以了解运动对血糖的影响。如果出现低血糖症状（如头晕、乏力、出汗等），应立即停止运动并补充糖。

循序渐进：对于长期缺乏运动的患者，应从低强度、短时间的运动开始，逐渐增加运动量和运动强度。避免突然进行高强度运动导致身体不适或受伤。

避免过度运动：过度运动可能导致身体疲劳、肌肉损伤或血糖波动等。因此，糖尿病患者应避免过度运动，确保运动的安全性和有效性。

综上所述，糖尿病患者的运动频率应根据个体情况、病情严重程度以及医生的建议来确定。合理的运动频率有助于控制血糖水平、改善身体状况并提高生活质量。同时，患者还应注意运动前后的血糖监测、个性化调整以及避免过度运动等问题。

206 糖尿病孕妇适合做什么运动？

糖尿病孕妇进行适当的运动对血糖控制非常有益，但需要注意选择安全、低风险的运动方式。以下是一些适合糖尿病孕妇的运动建议：

（1）有氧运动：

①散步：是最安全、最简单的有氧运动，适合多数孕妇。

②游泳：游泳是一项全身运动，可以锻炼多个肌肉群，而且水的浮力可以减轻关节压力。

③水中有氧操：在水中进行有氧运动，可以减少摔倒的风险，同时锻炼身体。

④骑自行车：骑弱固定式自行车是安全的，但应避免在崎岖的地形上骑行，以降低摔倒的风险。

（2）力量训练：

①使用轻量级哑铃或阻力带进行肌肉锻炼，可以增强肌肉力量，提高新陈代谢率。

②注意不要进行过重的力量训练，以免受伤。

（3）灵活性训练：

①孕期瑜伽：可以增强身体的柔韧性和平衡性，但应避免高温瑜伽和过度伸展的动作。

②拉伸运动：有助于保持肌肉的灵活性，减少肌肉紧张和疼痛。

（4）低冲击运动：

①太极：太极动作柔和，有助于放松身心，提高平衡能力。

②舞蹈：柔和的舞蹈可以提升心情，同时也是一种有氧运动。

（5）注意事项：

①提前咨询医生：在开始任何运动计划之前，都应该先咨询医生，确保运动对孕妇和胎儿都是安全的。

②监测血糖：运动前后应监测血糖，以预防低血糖的发生。

③适量运动：避免过度劳累，根据自身的体能水平选择合适的运动强度和时间。

④保持充分的水摄入：运动时保持充足的水摄入，以防止脱水。

⑤避免仰卧位：在妊娠中晚期应避免长时间仰卧运动，因为这可能会压迫下腔静脉，影响血液回流。

⑥注意身体信号：如果出现头晕、呼吸困难、腹痛、阴道出血或其他不适症状，应立即停止运动并咨询医生。

总之，糖尿病孕妇进行适量的、医生推荐的体育活动，可以有效地帮助控制血糖，减少并发症的风险，并为顺利分娩做好准备。

207 老年糖尿病患者应该怎样运动？

适合老年人的降糖运动应该是一些低强度、低风险的运动，这些运动可以帮助改善胰岛素敏感性，降低血糖水平，同时减少运动损伤的风险。老年糖尿病患者在运动时应该从低强度、短时间开始，逐渐增加强度和时间；要重视运动前后血糖监测，以了解运动对血糖的影响，并预防低血糖的发生。另外，在开始任何新的运动计划之前，应该咨询医生，以确保运动方式适合自己的健康状况。

（1）散步：散步是最安全的运动之一，适合所有老年人，可以提高心肺功能，帮助降低血糖。

（2）太极：太极是一种低强度的武术形式，有助于提高平衡能力、柔韧性和肌肉力量，同时也能够降低血糖。

（3）水中运动：如游泳、水中健身操等，水的浮力可以减少关节压力，适合有关节问题的老年人。

（4）瑜伽：瑜伽可以增强肌肉力量，提高柔韧性和平衡能力，同时对心理健康的改善也有积极作用。

（5）坐式运动：对于行动不便的老年人，坐式运动如骑坐式自行车、打坐式太极等可以帮助他们进行锻炼。

（6）舞蹈：跳舞不仅能提高心率，还能增强社交互动，对心理健康有益。

（7）在植物园或公园漫步：在自然环境中散步可以帮助放松心情，同时达到锻炼的目的。

（8）家务活：如打扫卫生、做园艺、洗车等日常活动也可以算作一种运动，有助于降低血糖。

208 不同类型的糖尿病患者在运动选择上有何区别？

对于1型糖尿病患者，由于胰岛素的绝对缺乏，他们在运动时需要特别注意血糖的监测和管理，运动前、中、后都需要检查血糖水平，并根据需要调整胰岛素剂量，以防止低血糖的发生。同时，他们可能更倾向于选择中低强度的有氧运动，如快走、游泳或骑自行车，有助于稳定血糖水平。相比之下，2型糖尿病患者由于胰岛素的相对缺乏或抵抗，可以通过运动来提高胰岛素敏感性，改善血糖控制。他们可以选择更广泛的运动类型，包括有氧运动、力量训练和柔韧性练习，以帮助控制体重、改善心血管健康和增强肌肉力量。

209 运动影响糖尿病患者胰岛素敏感性的机制是什么？

运动主要通过以下机制影响糖尿病患者胰岛素敏感性：首先，运动可以增加肌肉细胞膜上的葡萄糖转运蛋白数量，从而提高细胞对葡萄糖的摄取和利用能力。其次，运动可以促进肌肉细胞内胰岛素信号通路的激活，使胰岛素能够更高效地发挥作用。此外，运动还可以改善肌肉细胞的线粒体功能，提高能量代谢效率，进一步提高胰岛素敏感性。最后，长期规律的运动还可以减少体内脂肪含量，特别是内脏脂肪，从而减轻胰岛素抵抗。

210 糖尿病患者如何预防运动伤害？

糖尿病患者在运动中预防运动伤害需要注意以下几点：首先，进行全面的体检和评估，了解自己的身体状况和运动能力，避免选择过于剧烈或不适合自己的运动方式。其次，运动前做好充分的热身活动，增加肌肉和关节的灵活性，减少受伤风险。此外，穿着合适的运动装备，如运动鞋、运动服等，可以提供必要的支撑和保护。同时，保持适度的运动强度和运动量，避免过度运动导致的身体损伤。如果出现任何不适或疼痛，应立即停止运动并寻求专业医疗建议。

211 间歇高强度训练（HIIT）适合糖尿病患者吗？

高强度间歇训练（HIIT）对于糖尿病患者来说可能是一种有效的运动方式。HIIT通过短时间内的高强度运动与低强度运动或休息交替进行，可以在较短时间内实现较明显的运动效果。对于糖尿病患者而言，HIIT有助于改善胰岛素敏感性、降低血糖水平、提高心肺功能和促进体重控制。然而，由于HIIT的运动强度较高，糖尿病患者在进行时需要特别小心，避免引发低血糖或导致身体过度疲劳。建议在医生或专业教练的指导下进行HIIT，并根据个人情况调整运动强度和频率。

212 糖尿病患者在寒冷或炎热天气中运动时需要注意什么？

在寒冷天气中运动时，糖尿病患者需要注意保暖措施，以防止体温过低导致的不适或并发症。他们应该穿着足够的保暖衣物，包括帽子、手套和围巾等，并在运动前进行适当的热身活动以提高身体温度。此外，寒冷天气可能会影响血糖水平，因此糖尿病患者需要更加密切地监测血糖变化，并根据需要调整胰岛素剂量或饮食计划。

在炎热天气下运动时，糖尿病患者需要特别注意防止中暑和脱水。他们应该选择清晨或傍晚等较凉爽的时间段进行运动，穿着透气、轻便的运动装备，并随身携带足够的水和电解质饮料以补充身体所需。同时，糖尿病患者还需要密切关注血糖变化，避免高温导致的血糖波动。

213 力量训练对糖尿病患者有哪些益处？如何安全进行？

力量训练对糖尿病患者具有多种益处。首先，它可以提高肌肉质量和基础代谢率，有助于控制体重和减少脂肪含量。其次，力量训练可以提高机体对胰岛素的敏感性，使身体更有效地利用胰岛素来控制血糖水平。此外，力量训练还可以增强骨骼密度和关节稳定性，减少骨折和关节损伤的风险。

为了安全进行力量训练，糖尿病患者需要遵循以下建议：首先，进行全面的体检和评估，确保自己适合进行力量训练；在专业教练的指导下制订个性化的训练计划；从低强度和适量的训练开始，逐渐增加训练难度和强度；在运动过程中保持正确的姿势和动作技巧；密切监测血糖变化和身体反应；避免过度训练和连续的高强度训练导致身体过度疲劳或损伤。

214 糖尿病患者如何在旅行期间保持运动习惯？

糖尿病患者在旅行期间保持运动习惯，可以采取以下措施：首先，提前规划旅行行程，将运动纳入日程安排，可以选择步行或骑自行车等方式探索当地景点，或者利用酒店的健身房等设施进行锻炼。其次，携带必要的运动装备和器材，如运动鞋、运动服、跳绳、瑜伽垫等，以便随时随地进行运动。此外，可以参加当地的运动课程或活动，如游泳、瑜伽或舞蹈等，以丰富运动体验并保持身体活力。在旅行期间，糖尿病患者还需要密切关注血糖变化和身体反应，根据需要进行调整饮食和胰岛素剂量等管理措施。

215 家庭运动环境对糖尿病患者运动坚持性的影响如何？

家庭运动环境对糖尿病患者运动坚持性具有重要影响。一个积极、舒适和支持性的家庭运动环境，可以激励糖尿病患者保持运动习惯并提高运动效果。为了创造一个良好的家庭运动环境，可以采取以下措施：首先，为家庭成员提供足够的运动空间和设施，如安装跑步机、健身车或瑜伽垫等器材；鼓励家庭成员共同参与运动活动，如散步、骑自行车或游泳等；在家中设置运动目标和奖励机制，以激励糖尿病患者坚持运动；提供健康的饮食选择和支持性的社交氛围，以促进家庭成员之间的互相鼓励和支持。通过这些措施，可以帮助糖尿病患者在家中创造一个积极、健康和支持性的运动环境，有助于帮助他们坚持运动，提高运动效果。

216 糖尿病患者如何结合日常活动增加运动量？

糖尿病患者可以通过结合日常活动来增加运动量。以下是一些实用的建议：首先，尽可能选择步行或骑自行车等积极出行方式代替驾车或打车等被动出行方式，如可以选择步行或骑自行车去超市购物、上班或上学等。其次，利用家务活动增加运动量，如可以选择手洗衣物代替机洗、使用拖把和抹布清洁地面和家具等。此外，还可以利用休闲时间进行运动活动，如在看电视或听音乐时可以进行简单的伸展运动、瑜伽或舞蹈等。最后，与家人或朋友一起参加运动活动可以增加趣味性和动力性，如可以一起散步、跑步、骑自行车或参加健身课程等。通过这些措施，糖尿病患者可以将日常活动与运动相结合，从而增加整体运动量并改善身体健康状况。

217 运动对糖尿病患者心理健康的积极作用有哪些？

运动对糖尿病患者心理健康的积极作用体现在多个方面。首先，运动可以缓解压力和焦虑情绪。通过释放内啡肽等神经递质物质，运动可以帮助糖尿病患者减轻心理负担并提高情绪稳定性。其次，运动可以提高自信心和自尊心。通过克服运动中的挑战和困难并取得成果，糖尿病患者可以增强自我认同感和成就感，从而提高自信心和自尊心水平。此外，运动还可以改善睡眠质量并减少失眠等问题。通过调整生物钟和神经系统功能等作用机制，运动可以帮助糖尿病患者建立规律的睡眠模式并提高睡眠质量水平。最后，运动还在增强社交能力和归属感等方面有积极作用。

通过参加运动俱乐部或团队活动等社交场合与他人建立联系和交流互动，可以帮助糖尿病患者扩大社交圈子，增强归属感等。综上所述，运动对糖尿病患者心理健康具有多方面的积极作用，可以帮助他们建立积极健康的心态和生活方式并提高生活质量水平。

218 糖尿病患者在进行耐力运动时，如何避免过度训练？

糖尿病患者在进行耐力运动时，过度训练可能会导致血糖波动、身体疲劳、免疫力下降等不良后果。为了避免过度训练，患者可以采取以下措施：

（1）合理安排训练量：根据个人的身体状况和运动经验，制订合适的训练计划，逐步增加运动强度和持续时间，避免突然增加过大的运动量。

（2）保证充足休息：确保每天有足够的睡眠时间，并在运动前后进行适当的休息和放松，帮助身体恢复。

（3）监测身体反应：密切关注身体的反应，如出现持续疲劳、肌肉疼痛、关节不适等，应及时调整训练计划或暂停运动。

（4）定期评估身体状况：定期进行身体检查，包括血糖监测、心血管功能评估等，以便及时调整运动方案。

（5）倾听身体信号：当身体发出疲劳、不适等信号时，应立即停止运动，避免继续勉强自己。

219 糖尿病患者在运动前后如何调整饮食,以确保血糖稳定?

糖尿病患者在运动前后调整饮食对确保血糖稳定至关重要。以下是一些建议:

(1)运动前饮食:在运动前 1~2 小时摄入适量的碳水化合物,如全麦面包、燕麦片、水果等,以提供运动所需的能量。同时,注意控制碳水化合物的摄入,避免血糖急剧升高。

(2)运动中补充:如果运动时间较长(超过 1 小时),可以在运动中适当补充碳水化合物,如运动饮料、能量棒等,以防止低血糖的发生。

(3)运动后恢复:运动后应尽快摄入蛋白质和碳水化合物,以促进肌肉恢复和补充能量。可以选择鸡蛋、牛奶、全麦面包等食物。

(4)个体化调整:根据个人的运动强度、时间和身体状况,灵活调整饮食计划,必要时可咨询营养师或医生。

220 糖尿病患者在进行水中运动时有哪些需要特别注意的事项?

水中运动(如游泳)对糖尿病患者具有诸多益处,但也有一些特别需要注意的事项:

(1)水质与安全:确保游泳场所的水质干净、卫生,避免感染皮肤病或其他健康问题。同时,注意游泳时的安全,避免溺水等意外发生。

（2）血糖监测：在游泳前后监测血糖水平，确保血糖在安全范围内。如果血糖过高或过低，应暂停游泳并及时处理。

（3）身体保暖：由于水温通常低于体温，游泳后应及时擦干身体并穿上保暖衣物，以防感冒或其他疾病。

（4）皮肤护理：游泳后应彻底清洁皮肤并涂抹保湿霜，以防皮肤干燥、瘙痒等问题。

（5）运动强度：根据个人体质和游泳能力选择合适的运动强度和时间，避免过度劳累。

221 团体运动对糖尿病患者的社交和心理有哪些积极影响？

团体运动对糖尿病患者具有显著的社交和心理积极影响：

（1）建立社交支持网络：参加团体运动可以帮助糖尿病患者结识志同道合的朋友，建立社交支持网络。这种支持网络可以提供情感支持、经验分享、共同面对挑战等帮助。

（2）提高心理健康水平：团体运动可以减轻糖尿病患者的孤独感、焦虑、抑郁等心理问题。通过与他人互动和交流，患者可以感受到归属感和价值感，提高自信心和自尊心。

（3）增强团队合作精神：团体运动通常需要团队成员的协作和配合。这种合作精神可以激发糖尿病患者的积极性和创造力，培养他们的团队意识和集体荣誉感。

（4）丰富业余生活：团体运动为糖尿病患者提供了丰富的业余生活选择。通过参与各种运动活动，患者可以充实自己的生活内容，提高生活质量。

糖尿病患者进行灵活性训练有哪些益处和注意事项？

灵活性训练（如瑜伽）对糖尿病患者具有多方面的益处，需要注意的事项包括：

（1）益处：

①提高身体柔韧性：瑜伽可以帮助糖尿病患者提高身体柔韧性，缓解肌肉紧张和僵硬。

②减轻压力：瑜伽中的冥想和呼吸练习，有助于减轻糖尿病患者的心理压力和焦虑情绪。

③改善睡眠：瑜伽可以调节糖尿病患者的生物钟和睡眠模式，改善睡眠质量。

④增强平衡能力：瑜伽中的平衡姿势可以提高糖尿病患者的平衡能力和身体协调性。

（2）注意事项：

①避免过度拉伸：糖尿病患者在进行瑜伽时，应避免过度拉伸和扭曲身体，以防肌肉拉伤或关节损伤。

②关注血糖变化：瑜伽虽然强度不大，但也可能引起血糖波动。患者应在练习前后监测血糖水平，确保血糖在安全范围内。

③选择适合自己的瑜伽类型：不同类型的瑜伽适合不同的人群。糖尿病患者应选择适合自己身体状况和兴趣爱好的瑜伽类型，并在专业指导下进行练习。

223 如何根据糖尿病患者的并发症情况定制个性化运动计划？

根据糖尿病患者的并发症情况，个性化定制运动计划至关重要。以下是一些建议：

（1）视网膜病变：对于存在视网膜病变的糖尿病患者，应避免进行高强度、高冲击力的运动，如跳跃、举重等。可以选择散步、游泳、瑜伽等低强度运动。

（2）神经病变：对于存在神经病变的糖尿病患者，应特别注意足部的保护和运动安全。可以选择骑自行车、划船机等不直接接触地面的运动，避免足部受伤。

（3）心血管疾病：对于存在心血管疾病的糖尿病患者，应在医生指导下进行运动。可以选择散步、慢跑、太极等低强度有氧运动，避免剧烈运动导致心脏负担加重。

（4）肾病：对于存在肾病的糖尿病患者，应避免进行长时间、高强度的运动，以防加重肾脏负担。可以选择短时间、低强度的运动，如散步、瑜伽等。

（5）全面评估：制订运动计划前，应对糖尿病患者的身体状况进行全面评估，包括血糖水平、并发症情况、运动能力等。然后根据评估结果制订个性化的运动计划，并在运动过程中动态调整。

224 糖尿病患者在运动过程中如何通过监测心率来评估运动强度？

监测心率是评估糖尿病患者运动强度的重要手段，方法包括：

（1）手动数脉搏：在运动过程中，可以定期停下来手动数脉搏。通常，运动时的目标心率应为最大心率的60%~80%（最大心率约等于220减年龄）。

（2）使用心率监测器：现在市面上有多种心率监测器可供选择，包括手环、胸带等。这些设备可以实时监测心率，并提供心率区间提示，帮助糖尿病患者更好地控制运动强度。

（3）观察身体反应：除了心率外，还可以通过观察身体反应来评估运动强度。如果运动过程中能够正常说话、呼吸顺畅，说明运动强度适中；如果感到呼吸困难、无法说话，说明运动强度过大。

（4）记录与分析：建议糖尿病患者在每次运动后记录心率和运动强度，以便分析运动效果并调整运动计划。

225 家庭健身器材对糖尿病患者在家进行运动有哪些帮助？

家庭健身器材为糖尿病患者在家进行运动提供了极大的便利和帮助：

（1）节省时间：家庭健身器材允许糖尿病患者在家里随时随地进行运动，无须前往健身房或户外运动场所，节省了往返时间。

（2）提高安全性：家庭健身器材通常设计有安全保护措施，如防滑脚垫、紧急停止按钮等，降低了运动过程中的安全风险。

（3）个性化选择：家庭健身器材种类繁多，包括跑步机、椭圆机、哑铃、瑜伽垫等。糖尿病患者可以根据自己的兴趣和身体状况选择合适的器材进行锻炼。

（4）促进坚持：家庭健身器材的便利性有助于糖尿病患者坚持运动计划。在家里进行运动可以避免天气、交通等因素的干扰，提高运动的持续性和规律性。

（5）经济实惠：长期来看，购买家庭健身器材可能比去健身房或请私人教练更加经济实惠。糖尿病患者可以根据自己的预算和需求选择合适的器材。

226 糖尿病患者在运动过程中如何预防脱水？

糖尿病患者在运动过程中保持水分平衡至关重要，以防脱水。以下是一些建议：

（1）运动前补水：在运动前至少30分钟开始补充水，建议饮用清水或运动饮料。这有助于为身体储备足够的水分，应对运动过程中的水分流失。

（2）运动中适量补充：运动过程中应根据出汗情况和运动强度适量补充水分。通常建议每15~20分钟补充100~200毫升水。如果运动时间较长或强度较大，可以选择含有电解质的运动饮料来补充流失的矿物质。

（3）运动后及时补充：运动结束后应及时补充水分，帮助身体恢复水平衡。同时，可以适量摄入含蛋白质的食物或饮料，促进肌肉恢复和能量补充。

（4）观察尿液颜色：尿液颜色是判断身体水分状况的一个简单指标。如果尿液呈深黄色或琥珀色，说明身体缺水；如果尿液呈淡黄色或透明色，说明水分补充充足。

（5）避免过量饮水：虽然保持水分平衡很重要，但也要避免过量饮水。过量饮水可能导致低钠血症等健康问题。建议根据出汗量和运动强度适量饮水。

227 如何提高糖尿病患者对运动疗法的依从性？

提高糖尿病患者及其家属对运动疗法的认识和依从性，对于改善患者的健康状况至关重要。以下是一些相关策略：

（1）开展健康教育活动：通过举办讲座、研讨会、培训班等形式，向糖尿病患者及其家属普及运动疗法的重要性和相关知识。可以邀请医生、营养师、健身教练等专业人士进行讲解和示范。

（2）提供个性化指导：根据糖尿病患者的身体状况和运动能力，提供个性化的运动计划和指导。这有助于增强患者的信心和动力，提高他们对运动疗法的依从性。

（3）建立支持小组：鼓励糖尿病患者及其家属加入支持小组或社交团体，与其他患者分享经验和心得。通过交流和互动，他们可以相互鼓励、相互支持，共同面对运动疗法中的挑战和困难。

（4）定期随访和评估：定期对糖尿病患者进行随访和评估，了解他们的运动情况和身体状况。根据评估结果及时调整运动计划，并给予相应的指导和建议。这有助于保持患者的运动兴趣和动力，提高他们的依从性。

（5）利用科技手段：利用智能手机、可穿戴设备等科技手段来监测患者的运动情况和身体状况。这些设备可以提供实时的数据反馈和提醒功能，帮助患者更好地掌握自己的运动状态并及时调整运动计划。同时，家属也可以通过这些设备了解患者的运动情况并给予关注和支持。

228 老年糖尿病患者可以选择哪些运动？

老年糖尿病患者可以选择多种类型的运动，以有氧运动为主，如慢跑、快走、游泳、骑自行车等。这些运动可以有效提高机体对胰岛素的敏感性，有助于血糖的控制。同时，抗阻运动如举重、俯卧撑、平板支撑等，以及平衡性运动如打太极拳、散步等，也是不错的选择，可以提高肌肉、关节的灵活性，增强肢体的稳定性，有助于防止骨质疏松，提高生活质量。在选择运动方式时，老年糖尿病患者应根据自身身体状况和医生的建议，选择合理、适当、安全的运动。

229 八段锦对糖尿病患者有好处吗？

八段锦对糖尿病治疗有一定的辅助作用。八段锦是一种养生运动，可以通过锻炼提高身体素质，促进机体新陈代谢，有助于改善糖代谢紊乱，从而帮助机体调节血糖，延缓病情发展。然而，八段锦并不能作为糖尿病的主要治疗方法，患者应在医生指导下进行药物治疗，并结合饮食控制和适量运动来全面管理病情。

230 糖尿病患者应该在早晨还是傍晚运动？

对于糖尿病患者来说，早晨和傍晚都适合进行运动。早晨运动可以帮助身体更好地利用血糖，控制血糖水平；而傍晚运动则有助于促进食物的消化与吸收，减少外周组织对葡萄糖的摄取，同样有利于控制血糖。不过，具体选择哪个时间段运动，还需根据患者的个人习惯和身体状况来决定。无论选择哪个时间段运动，都应注意避免剧烈运动导致低血糖的发生，并在运动前后监测血糖水平。

231 妊娠糖尿病患者的运动计划是否需要随时间调整？

妊娠糖尿病患者的运动计划需要随孕期的进展而进行调整，孕早期后、进入孕中期时是进行运动的最佳时机。此时，孕妇可以根据自身身体条件选择适合的运动形式，如游泳、散步、骑车、孕妇体操、瑜伽等。随着孕周的增加，运动量应逐渐减少，特别是运动强度和运动方式也应根据自身情况进行调整。此外，孕妇在运动时应随身携带一些饼干或糖果，以防低血糖的发生。

232 糖尿病患者运动完饿了怎么办？

糖尿病患者在运动完饿了时，可以选择少食多餐的方式进食，以缓解饥饿感。可以吃一些膳食纤维含量高的食物，如青菜、红薯、粗粮、胡萝卜等，这些食物可以增强饱腹感且含糖量不高，有利于控制血糖。同时，也可以转移注意力来减少饥饿感，如看电视、玩游戏、看小说等。如果感觉特别饿，可以喝些白开水来缓解饥饿。但需要注意的是，不能一次性吃太多，以免导致血糖升高。

233 糖尿病患者该做有氧运动还是无氧运动？

糖尿病患者的运动应以有氧运动为主，无氧运动为辅。有氧运动如跑步、骑自行车、游泳等，可以提高心肺功能，降低血糖和血脂。无氧运动如力量训练和举重等，则有助于增强肌肉和骨骼的力量，提高代谢率。两者结合可以更好地帮助糖尿病患者控制血糖和改善身体状况。但需要注意的是，运动前要确保血糖水平适宜，避免低血糖的发生。

234 糖尿病患者需要做柔韧性或平衡性运动吗？

是的，糖尿病患者也需要进行柔韧性训练和平衡练习等运动。柔韧性训练可以帮助改善关节灵活性，减少肌肉紧张；而平衡练习则可以提高中枢神经系统、呼吸系统、心血管系统的功能，有助于提高平衡能力和防止跌倒。这些运动对于预防糖尿病并发症如脑梗死、脑出血等具有重要意义。

235 糖尿病患者做单一类别运动好还是多类别运动好？

对于糖尿病患者来说，进行多类别运动比单一类别运动更好。多类别运动可以全面锻炼身体的各个部位和器官，提高身体素质和代谢能力。同时，不同类型的运动也可以相互补充和促进，达到更好的锻炼效果。因此，建议糖尿病患者在医生或专业运动医学师的指导下制订个性化的锻炼计划，结合有氧运动、无氧运动、柔韧性训练和平衡练习等多种运动形式来进行锻炼。

236 做什么样的运动对运动期间血糖稳定性比较好？

对于糖尿病患者来说，选择中低强度的有氧运动如快走、慢跑、游泳等，对运动期间血糖稳定性比较好。这些运动可以提高机体对胰岛素的敏感性，有助于血糖的控制。同时，避免剧烈运动和长时间高强度的运动也是保持血糖稳定的关键。此外，运动前、中、后监测血糖水平并根据情况及时调整药物和饮食也是非常重要的。

237 糖尿病患者能参加极限运动吗？

一般来说，不建议糖尿病患者参加极限运动。极限运动强度大、风险高，容易导致血糖波动和低血糖的发生。对于糖尿病患者来说，安全稳定的运动环境更为重要。他们应选择适合自己身体状况和病情的运动方式来进行锻炼。

238 糖尿病肾病患者也能进行运动吗？

糖尿病肾病患者也可以进行适量的运动，但需要根据自身病情和身体状况来选择适合的运动方式和强度。一般来说，有氧运动如散步、太极拳等是不错的选择，可以提高心肺功能并有助于控制血糖。但需要注意的是，如果病情严重或存在其他并发症如高血压等，应在医生指导下进行运动并密切监测身体状况。

239 糖尿病周围神经病变患者应如何进行运动？

糖尿病周围神经病变患者在进行运动时需要特别注意安全，应选择低强度的有氧运动如散步、慢跑等，避免进行需要高度协调性和平衡性的运动如瑜伽、普拉提等。在运动前应进行充分的热身活动，并穿戴合适的运动装备以保护关节和肌肉。同时，他们还需要密切关注身体反应并及时调整运动强度和方式，以避免加重病情。

240 糖尿病患者合并高血压时应如何运动？

合并高血压的糖尿病患者在选择运动方式时应以有氧运动为主，如快走、慢跑、游泳等。这些运动可以帮助控制血糖和血压水平。同时，他们还需要注意运动强度和时间的选择，以避免过度劳累和血压波动。在进行运动前应进行充分的热身活动，穿戴合适的运动装备以保护关节和肌肉。此外，他们还需要密切关注身体反应并及时调整运动计划和药物治疗方案，以维持血糖和血压的稳定。

241 糖尿病患者是否需要去医院开具专业的运动处方？

对于糖尿病患者来说，去医院开具专业的运动处方是一个很好的选择。医生或专业运动医学医生可以根据患者的身体状况、病情和运动习惯等因素来制订个性化的锻炼计划，确保运动的安全性和有效性。同时，医生还可以根据患者的血糖水平、并发症情况等因素来调整药物治疗方案，以维持血糖的稳定。因此，建议糖尿病患者在开始新的运动计划前咨询医生或专业运动医学师的意见并开具专业的运动处方。

242 运动结合冥想和呼吸练习对糖尿病患者有益处吗？

运动结合冥想和呼吸练习对糖尿病患者有益处。冥想和呼吸练习可以帮助患者放松身心、减轻压力、改善睡眠质量等，有助于糖尿病患者更好地控制血糖水平并减少并发症的发生。同时，冥想和呼吸练习还可以提高患者的自我意识和自我调节能力，使他们能够更好地管理自己的病情和生活方式。因此，建议糖尿病患者在运动中加入冥想和呼吸练习等放松身心的元素，以达到更好的锻炼效果。

243 妊娠糖尿病患者运动时如何监测胎儿情况来确保安全？

妊娠糖尿病患者在运动时监测胎儿情况非常重要。她们可以通过定期产检来了解胎儿的发育情况和健康状况。此外，在运动过程中如果出现任何不适或异常症状如腹痛、阴道流血等，应立即停止运动并及时就医。另外，孕妇还可以选择佩戴胎儿监测设备来实时监测胎儿的心率和胎动情况，以确保安全。总之，妊娠糖尿病患者在运动时应密切关注自身和胎儿的情况，根据医生建议进行适量的运动。

244 糖尿病患者可以用日常工作代替运动吗？

不可以。体力劳动与体育锻炼虽然都是身体活动，但两者在性质、效果及对身体的长远影响上存在着显著的差异。

（1）性质差异：体力劳动通常是为了完成工作任务或满足生活需求而进行的身体活动，动作往往比较单一，并且侧重于身体某些特定部位的重复运动。体育锻炼则是一种更加全面、科学的身体活动方式，它针对身体的各个方面进行有目的、有计划的锻炼，以达到增强体质、促进健康的目的。

（2）效果差异：体力劳动虽然可以提高肌肉力量，但长期高强度的体力劳动如果不加以科学合理的安排与调节，也可能对身体造成一些伤害，如腰肌劳损、腱鞘炎等。此外，体力劳动往往难以有效提升心肺功能。

体育锻炼则能够全面激活身体的各个肌群，使它们在均衡的状态下得到锻炼，不仅能够增强肌肉力量，还能改善肌肉形态，提升身体的美观度。同时，通过变换运动方式和强度，体育锻炼可以有效避免单一劳动造成的肌肉失衡问题。更重要的是，体育锻炼中的有氧运动能够充分刺激心肺系统，提高心脏的泵血能力和肺部的通气效率，从而增强心肺功能。

（3）长远影响：体力劳动往往侧重于身体某些特定部位的重复运动，可能导致身体肌肉与关节的不平衡状态加剧，长期如此可能引发颈椎病、椎间盘突出、关节炎等慢性疾病。体育锻炼则能够促进身体的全面发展，包括心肺功能、肌肉力量、关节稳定性与柔韧性等方面的提升。此外，体育锻炼还对心理健康产生积极影响，能够排解焦虑和抑郁等负面情绪。

因此，尽管日常工作已经很辛苦，但体力劳动并不能完全替代体育锻炼。为了保持身体健康，建议在忙碌的工作之余抽出一些时间进行适量的体育锻炼。

245 糖尿病患者能进行剧烈运动吗？

通常不建议糖尿病患者进行剧烈运动。剧烈运动对于糖尿病患者而言存在一定风险，主要包括：

（1）血糖波动：剧烈运动可能会导致血糖在短时间内快速下降，引起低血糖反应，出现头晕、乏力、心慌甚至昏迷等。同时，剧烈运动也可能使身体产生应激反应，导致升糖激素分泌增加，反而引起血糖升高，不利于血糖的稳定控制。

（2）加重并发症：糖尿病患者可能存在一些并发症，如心血管疾病、视网膜病变、肾脏病变等。剧烈运动可能加重这些并发症，对身体造成损害。

然而,这并不意味着糖尿病患者就不能运动了。糖尿病患者可以选择一些中等强度的有氧运动,如散步、慢跑、游泳、骑自行车等,有助于控制血糖,改善心肺功能,增强身体的代谢能力。同时,也可以结合一些力量训练,如轻重量的哑铃训练等,有助于增加肌肉量,提高基础代谢率。在运动前后要做好准备和放松活动,运动过程中要注意监测血糖,根据血糖情况调整运动计划和治疗方案。

246 每次运动量多一点但间隔时间长一些可以吗?

运动间歇不应过长,否则可能会失去锻炼的效果。对于想要通过运动来保持或提高身体健康的人来说,坚持规律的运动是非常重要的。

运动效果的持续性:为了达到最佳的运动效果,需要保持一定的运动频率。如果运动间歇过长,前一段时间的运动效果可能会逐渐消退。这是因为肌肉和其他身体组织需要持续的刺激才能保持或提高其功能水平。

避免运动损伤:适当的运动间歇可以给身体充分的恢复时间,避免过度训练导致的运动损伤。然而,如果间歇时间过长,身体可能会逐渐失去对运动的适应性,再次开始运动时容易受伤。

保持运动习惯:定期运动有助于形成良好的运动习惯。如果运动间歇过长,可能会逐渐失去对运动的兴趣和动力,难以坚持下去。

因此,建议根据个人的身体状况和运动目标来制订合理的运动计划,保持适当的运动频率和强度。如果因为特殊情况中断了一段时间的运动,恢复锻炼时可以从较小的运动量和较低的强度开始,逐渐增加以避免身体不适。

血糖越高,越应该主动增加运动量吗?

这种认识是错误的。当血糖超过一定水平时(如 14 mmol/L),不建议通过增加运动量来降低血糖。这是因为高血糖状态下进行剧烈运动可能会带来严重的健康风险。

低血糖风险:在高血糖状态下进行剧烈运动,身体可能会消耗大量的葡萄糖来提供能量,从而导致血糖迅速下降。如果血糖下降过快或过低,可能引发低血糖反应,出现头晕、乏力、心慌甚至昏迷等。

加重身体负担:高血糖状态下身体各器官的负担已经较重,此时再进行剧烈运动可能会进一步加重心脏、肾脏等器官的负担,对身体造成损害。

对于高血糖患者来说,控制血糖的方法应该包括合理的饮食、药物治疗和适量的运动。在运动方面,建议选择中等强度的有氧运动,如散步、慢跑、游泳等,并根据自身情况调整运动量和运动强度。同时,在运动前后要做好血糖监测和相应的准备、恢复措施以确保运动的安全性和有效性。

PART 4

中医防治糖尿病

248 中医是如何定义糖尿病的？

在中医理论体系中，糖尿病一般被称为"消渴"，是一种以多饮、多食、多尿、乏力、消瘦或尿有甜味为主症的疾病。

249 中医认为糖尿病的病因有哪些？

（1）禀赋不足：先天禀赋不足，肾精亏虚，易发消渴。其中，肾阴亏虚是消渴病机中最为关键的因素。先天禀赋不足，阴虚体质者最易罹患本病。《灵枢·五变》云："五脏皆柔弱者，善病消瘅。"

（2）饮食失节：过食肥甘厚味、辛辣香燥之品，易伤脾胃，致运化失职，湿浊内生，湿热内蕴，伤津耗液，而致口渴多饮。

（3）情志失调：长期情志刺激，如郁怒伤肝，肝气郁结不得疏泄，或劳心竭虑，营谋强思等，郁久化火伤阴，或木旺克土，脾胃损伤，积热化燥，或消灼肺胃阴津，发为消渴。《灵枢·五变》云："怒则气上……转而为热，热则消肌肤，故为消瘅。"

（4）劳欲过度：房事不节，精气亏损，虚火内生，火因水竭益烈，水因火烈益干，终致肾虚、肺燥、胃热俱现，可见"三多一少"表现。《外台秘要》云："房事过度，致令肾气虚耗，下焦生热，热则肾燥，肾燥则渴。"

《黄帝内经》是如何论述消渴的?

（1）《素问·奇病论篇》："此五气之溢也，名曰脾瘅。夫五味入口，藏于胃，脾为之行其精气，津液在脾，故令人口甘也，此肥美之所发也，此人必数食甘美而多肥也，肥者令人内热，甘者令人中满，故其气上溢，转为消渴。治之以兰，除陈气也。"重点强调了过食肥甘会导致脾瘅。脾瘅是消渴的过渡阶段，相当现代医学中的糖尿病前期，而消渴的治疗则需要除去陈久甘肥不化之气。

（2）《灵枢·本脏》："脾脆则善病消瘅易伤。"特别强调了脾虚在糖尿病的病机中占有重要地位。

（3）《素问·阴阳别论》："二阳结，谓之消。"二阳指足阳明胃和手阳明大肠，指出消渴的病机是胃肠燥热、津液亏损。

 医圣张仲景是如何论述消渴的?

"寸口脉浮而迟，浮即为虚，迟即为劳，虚则卫气不足，劳则荣气竭。趺阳脉浮而数，浮即为气，数即消谷而大坚（一作紧）。气盛则溲数，溲数即坚，坚数相搏，即为消渴。"

本条论述消渴病的病机和症状。寸口脉浮则卫气不足，迟则营气亏损，浮迟并见，则为营卫俱虚。由于消渴病由内伤日久所致，而且正气已伤，故脉浮而无力，乃阳虚气浮之象，曰"浮即为虚""虚则卫气不足"。迟因营血不足，血脉不充，故曰"迟即为劳""劳则营气竭"。营卫气血俱不足，卫虚气浮不敛，营虚燥热内生。心移热于肺，心肺阴虚燥热，于是形成上消证。

趺阳脉候胃，当沉而和缓。今反见浮数，是胃气亢盛之病脉，故曰"浮即为气"。数脉主热，为胃热有余。热盛于内，气蒸于外，故脉浮数。胃热盛则消谷善饥；热盛津伤，肠道失润，则大便干结；中焦有热，津液转输不利，偏渗膀胱，则小便频数。胃热亢盛，则肠燥便坚，溲数津亏；津亏肠燥，阳亢无制，则胃热更炽。两者相互影响，形成消渴病的主要病机。

252 历代医家对消渴的论治都提出了什么理论？

（1）《黄帝内经》首先提出消渴之名，根据病机及症状的不同，又有消瘅、消渴、肺消、膈消、消中等病名，病因包五脏柔弱、过食肥甘、情志失调等，主要病机为内热，并指出本病应禁食燥热伤津之品。

（2）汉·张仲景在《金匮要略》中设消渴专篇，认为胃热、肾虚是消渴的主要病机，并创白虎加人参汤、肾气丸、文蛤散等。

（3）隋·巢元方在《诸病源候论·消渴候》中指出本病易并发痈疽、水肿。

（4）唐·孙思邈在《备急千金要方》中强调生活调摄对消渴的治疗意义，明确提出："其所慎有三：一饮酒，二房室，三咸食及面。"

（5）唐·王焘在《外台秘要·消中消渴肾消》中引《古今录验》："渴而饮水多，小便数……甜者、皆是消渴病也。"又云："每发即小便至甜""焦枯消瘦"，对消渴的临床特点进行了明确的论述。

（6）金·刘完素和金·张子和等提倡"三消"燥热学说，主张治当以清热泻火、养阴生津为要，并对消渴变证进行了论述。刘完素在《宣明论方·消渴总论》中言消渴一证"可变为雀目或内障"。张子和在《儒门事亲·三消论》中则云:"夫消渴者,多变聋盲、疮癣、痤痱之类""或蒸热虚汗,肺痿劳嗽"。

(7)元·朱丹溪《丹溪治法心要》谓:"消渴之证,乃三焦受病也,东垣有法,分上、中、下治。上消者,肺也,多饮水而少食,大小便如常,或云小便清利,其燥在上焦也,治宜流湿润燥;中消者,胃也,渴多饮水,而小便赤黄,宜下至不饮而愈;下消者,肾也,小便浊淋如膏之状,宜养血而肃清,分其清浊而自愈。"对三消不同的病变脏腑进行了论述。

(8)明·戴思恭《证治要诀》谓:"上消消心,心火炎上,大渴而小便多。中消消脾,脾气热燥,饮食倍常,皆消为小便。下消消肾,肾衰不能摄水,故小便虽多而渴。"

(9)王肯堂《证治准绳·消瘅》曰:"渴而多饮为上消(经谓膈消),消谷善饥为中消(经谓消中),渴而便数有膏为下消(经谓肾消)。"对三消的临床分类进行了规范。

253 中医如何认识糖尿病的病机?

中医认为消渴的基本病机是阴虚燥热,阴虚为本,燥热为标,二者互为因果,可以相互转化、相互促进。《临证指南医案·三消》云:"三消一证,虽有上中下之分,其实不越阴虚阳亢,津涸热淫而已。"

在中医理论体系中,一般认为消渴的病变脏腑主要在肺、胃、肾,以肾为关键,三者互相影响,但有所偏重。肺为水之上源,能通调水道,输布津液。燥热伤肺,则津液不能正常输布而直趋下行,故小便频数且量多;肺不布津,又会口渴多饮。胃主腐熟水谷,脾主运化,脾为胃行其津液。

燥热伤及脾胃，胃火炽盛，脾阴不足，津液匮乏，则多食易饥，口渴多饮；脾虚失于转运，水谷精微下注，混入小便，则小便味甘，水谷精微亏耗日久，不能充养脏腑肌肉，则形体日渐消瘦。肾为先天之本，寓元阴元阳，藏精。肾阴亏虚则虚火内生，上扰心肺会出现烦渴多饮，中灼脾胃会出现胃热消谷善饥，肾失濡养，开阖失司，则水谷精微直趋下泄，随小便排出体外，故尿多味甘。肺燥津伤，津液输布失常，可致脾胃失养，肾精不得滋助；胃肠燥热、湿阻中焦，燥湿同病者，上可灼伤肺津，下可耗伤肾阴，还会阻滞津液正常运行，致脏腑失养；肾阴虚则阴虚火旺，可上灼肺胃，可致肺燥及胃热，所以三消之症常可相互并见，其最终病机也总不过阴虚燥热。《圣济总录·消渴》指出，"原其本则一，推其标有三。"即是此意。

消渴病日久，常见出现两类病机演变：一是阴损及阳，一般初见气阴两伤，后发生阴阳俱虚，甚则肾阳虚衰；二是病久入络，脉络瘀阻。因阴虚燥热，耗津灼液，热郁血瘀；血液凝滞，或因阴伤及气，气虚阳弱，气血运行失畅，血脉瘀滞。此时，血瘀与燥热相合，可见瘀热相搏，可致病情加重或出现严重的并发症。

254 中医如何认识糖尿病并发症？

消渴病变可涉及多个脏腑经络，失治误治及病情严重的患者，可见多种严重的变证。如肺失滋润，日久可并发肺痨；肾阴亏损，肝失濡养，肝肾精血不足，不能上承耳目，可并发白内障、雀目、耳聋等；燥热内结，营阴被灼，络脉瘀阻，蕴毒成脓，发为疮疖、痈疽；阴虚燥热，炼液为痰，煎熬血脉为瘀，痰瘀阻滞经络，可致胸痹，亦可引起脑脉闭阻或血溢脉外，可发为中风；阴损及阳，脾肾衰败，水湿潴留，泛溢肌肤，可发为水肿；

严重者因阴液极度耗损，虚阳浮越，而见面红、烦躁、头痛、呕恶、呼吸深快等症，甚则出现昏迷、肢厥、脉微欲绝等阴竭阳亡危象。

255 古代中医是怎么治疗糖尿病的？

古代中医治疗糖尿病主要采用药物治疗和针灸等方法。在药物治疗方面，古代中医会根据患者的具体症状，采用辨证施治的方法，配制个体化的方剂。这些方剂通常由多种中草药组成，如麦冬、茯苓、黄连、石膏等，以改善胰岛功能和调节血糖代谢。此外，古代中医还可能采用针灸疗法，通过刺激经络穴位，促进气血流通，调整脏腑功能，以缓解糖尿病症状。

256 对于糖尿病前期，中医有什么好方法吗？

对于糖尿病前期，中医可以采取多种方法进行干预。首先，中医会建议患者调整饮食结构，如减少碳水化合物的摄入，以减轻体重负荷从而降低血糖浓度。其次，中医还可能采用穴位注射、中药内服、针灸疗法等方法进行治疗，旨在改善胰岛功能，调节血糖代谢，从而控制血糖水平，防止糖尿病的发生。

257 中医药可以根治糖尿病吗？

糖尿病是一种慢性疾病，无论是中医还是西医，目前都只能控制病情，延缓糖尿病并发症的发生。中医治疗糖尿病主要采用药物治疗的方法，以控制血糖，改善症状。然而，这些方法并不能完全治愈糖尿病，患者在接受治疗并保持健康的生活方式后，可能会达到一个相对健康的长期状态，但是并不代表糖尿病已被完全治愈。

258 中药可以完全替代口服降糖药或胰岛素吗？

对于糖尿病患者，中药能否完全替代口服降糖药或胰岛素主要取决于患者的病情。如果患者本身病情较轻，仅通过坚持服用中药就能良好地控制血糖且没有出现并发症，也无其他不适，可以在医生的建议下停用口服降糖药或者胰岛素。对于病情较重的患者，临床一般采用中西医结合治疗，起到互补的作用。实际上，大部分患者并不能通过喝中药完全停用口服降糖药或胰岛素。

259 中医治疗糖尿病的优势和不足是什么？

中医治疗糖尿病的优势在于其整体调理和个体化治疗。中医采用辨证施治的方法，能根据患者的不同病症对症下药，灵活性强。同时，中医注重整体调理，不仅关注血糖的控制，还关注患者身体的全面调理，提高其免疫力。此外，中医治疗手段多样，如中药内服、针灸、足浴等，能有效促进患者症状改善。

然而，中医治疗糖尿病也存在一些不足。首先，中医治疗需要较长的疗程，可能不如西医的降糖药和胰岛素起效迅速。其次，中医治疗的效果受医生经验和患者个体差异的影响较大,因此需要由经验丰富的中医医师进行治疗。

 治疗糖尿病常用的单味中药有哪些?

治疗糖尿病常用的单味中药包括清热类的石膏、知母、黄连等,这些药物具有明显的降糖作用;此外,还有滋阴类的沙参、麦冬、五味子、天花粉、石斛、玉竹等,以及活血通络类的桃仁、红花、鬼箭羽等。然而,中医通常不主张单药治疗糖尿病,而是在组方、辨证论治的基础上加用这些药物,以提高治疗效果。

 治疗糖尿病常用的中药方剂有哪些?

治疗糖尿病常用的中药方剂包括麦冬丸、栝楼根汤、酸枣仁丸、地骨皮饮、天花散、茯苓丸、泽泻丸、黄连膏等多种。这些方剂各由不同的组成药物,针对消渴、口干燥、热中多食等不同症状进行治疗。具体使用时,需要根据患者的具体病情和体质,结合医生的建议进行选用。

六味地黄丸:由熟地黄、山药、枸杞子、牡丹皮、泽泻、知母等组成,常用于治疗糖尿病性肾病,具有滋阴清热、益肾健脾等功效。

石斛夜光丸:由石斛、人参、山药、茯苓、甘草、肉苁蓉等组成,具有降血糖、降血压及改善心血管功能等作用。

天麻地黄丸:包含天麻、熟地黄、五味子、白芍、茯苓等中药,适用于糖尿病性周围神经病变,能祛风除湿、滋阴益肾、强健神经。

三七降糖胶囊：主要成分为三七、黄芪、当归、山楂等，有助于提高胰岛素敏感性，促进胰岛素的分泌，从而降低血糖。

逍遥散：由五味子、天冬、人参、白术、茯苓、甘草等组成，能滋阴清热、补气养血、调理脾胃，适用于糖尿病引起的消渴、多尿等症状。

麦冬丸：由麦冬、茯苓、黄连、石膏、玉竹等组成，也是一种治疗糖尿病的中药方剂。

请注意，这些方剂虽然常用于治疗糖尿病，但由于每位患者的具体情况不同，因此在使用前最好咨询专业中医师的建议，根据个体情况制订合适的治疗方案。此外，糖尿病治疗需要综合考虑饮食控制、运动锻炼和药物治疗等多个方面，以达到最佳的治疗效果。

262 如何正确煎煮中药汤剂？

正确煎煮中药汤剂的方法可以归纳为以下几个步骤：

（1）煎药器具的选择：选择适当的煎药器具是煎煮中药的首要步骤。一般而言，陶瓷、砂锅是最佳的选择，因为它们的化学性质稳定，不会与药物成分发生化学反应。此外，不锈钢锅、搪瓷锅以及耐高温的玻璃器皿也是可选的煎药工具。应避免使用铁锅、钢锅、铝锅等，以防锅具的成分与中药发生化学反应，从而降低药效甚至产生有害物质。

（2）煎药的预处理：在煎煮前，中药通常需要先进行浸泡。一般来说，药材应用冷水浸泡20~40分钟，具体浸泡时间根据药物种类和气温高低而定。这一步骤有助于药材中有效成分的溶解和浸出。

（3）煎药用水的选择：煎煮中药时，最好使用经过净化和软化的饮用水，这样可以减少杂质的混入，并防止水中的钙、镁等离子与药材成分发生沉淀反应。加水通常要使液面超过药物表面 3~5 厘米,或者水量为药材量的 5~8 倍。

(4)煎煮的火候与时间:煎煮中药时,一般先用大火(武火)将药液煮沸,然后改用小火(文火)慢煮,以保持微沸状态。这样可以减慢水的蒸发,有利于药材中有效成分的溶出。具体的煎煮时间应根据药材的成分和质地来定。例如,治疗感冒的药一般头煎需要 10~15 分钟,二煎需要 10 分钟;滋补类药物头煎需要 30~40 分钟,二煎需要 25~30 分钟;一般药物头煎需要 20~25 分钟,二煎需要 15~20 分钟。在煎煮过程中,应适时搅拌,以防药液溢出或药材糊底。

(5)煎煮次数与滤药:一般来说,一剂中药可以煎煮 2~3 次。煎煮次数太少可能导致药材提取不完全,造成药材浪费;煎煮次数过多则可能增加杂质溶出,影响药液质量。每次煎煮后应趁热过滤药液,以尽量减少药渣中有效成分的残留。

综上所述,正确煎煮中药汤剂需要注意煎药器具的选择、药材的预处理、煎药用水的选择、火候与时间的控制以及煎煮次数与滤药等关键环节。遵循这些步骤可以确保中药汤剂的质量和疗效。

263 怎样服用中药汤剂才恰当?

服用中药汤剂的恰当方法主要包括以下几个方面:

(1)服药时间:根据病情和药性来确定服药时间。一般来说,病在上焦的,宜饭后服;病在下焦的,宜饭前服。清热解毒药、润肠泻下药、滋补药宜空腹服,此时胃中空虚容易吸收。特殊药物如驱虫药应在早晨空腹服,并在服药前喝一些糖水,可以提高杀虫效果。若是急诊用药,则不拘时间；慢性病需要长期服药者，应根据医嘱定时服用。

（2）服药温度：汤剂在治疗一般疾病时均宜采用温服法。如有特殊治疗需要，应按特殊的服法服用，如热性病者宜冷服，寒性病者则宜热服。

（3）服药剂量与次数：一般来说，中药汤剂是煎煮2~3次后的合并液，再按临床需要分次服药。通常，一剂中药汤剂会分为100~200 mL，每日需要服用2次，但具体剂量和服用时间应根据患者的病情、年龄、身体状况等因素来确定。对于重症或胃肠道疾病患者，可能需要将药液一次服用完，以便迅速发挥药效。

（4）服药方法：中药汤剂可以直接饮用，如果口感苦涩，可以通过咀嚼或者吞咽的方式服用。有些情况下，医生也会建议将中药汤剂含在口中或者于舌下含服。对于恶心、呕吐的患者，服药时可先少后多，分多次服下，或者浓煎药汁，少量频服。也可在药液中加入少量姜汁，或用鲜生姜擦舌，或嚼少许陈皮，然后再服汤药，或采用冷服、少量而多次的饮用方法。

（5）注意事项：在服用中药汤剂期间，应遵循医生的饮食建议，避免食物对药物产生影响。如果服药后出现不适，应立即停止服用并咨询医生。

264 中医是怎样辨证治疗糖尿病的？

中医辨证治疗糖尿病的方法主要包括以下几个方面：

（1）上消型糖尿病的治疗：

症状：口干舌燥，舌边尖红，烦渴多饮，尿频量多，舌苔薄黄，脉洪数。

治疗原则：清热润肺，生津止渴。

常用方剂：可选用消渴方加减，包括生地黄、黄连、生姜、天花粉、蜂蜜等药材。

（2）中消型糖尿病的治疗：

症状：形体消瘦，多食易饥，苔黄，大便干燥，脉滑实有力。

治疗原则：养阴增液，清泻胃火。

常用方剂：可选用玉女煎加栀子、黄连，前者包括熟地黄、石膏、麦冬、牛膝、知母等药材。

（3）下消型糖尿病的治疗：

肾阴亏虚型症状：尿频、量多或尿甜，舌质红，口干唇燥，脉沉细数。

治疗原则：滋阴固肾。

常用方剂：可选用六味地黄丸。

（4）其他治疗方法：

食疗：中医强调饮食调理，建议患者少食多餐，避免高糖、高脂肪食物，多食用粗粮、蔬菜等，以维持气血阴阳平衡。

中医理疗：包括针灸、足浴等。针灸多选取特定穴位，可起到补气养阴、生津止渴的作用。足浴则通过温经通络、活血舒筋的功效来缓解消渴病的症状。

综上所述，中医治疗糖尿病采用辨证施治的方法，针对不同的糖尿病症状，采取相应的治疗原则和方剂。同时，结合食疗和中医理疗等手段，以达到调节血糖、改善症状的目的。可采用中西医结合的方式来治疗，以达到更好的治疗效果。在接受中医治疗时，务必咨询专业中医医师，根据个人情况制订合适的治疗方案。

265 中医如何辨证治疗糖尿病神经病变导致的"汗症"？

中医辨证治疗糖尿病神经病变导致的"汗症"主要从以下几个方面入手：

（1）气虚、气血不足：

主症：这类患者往往表现出白天出汗多，活动后出汗加重，可能伴有气短、乏力等症状。

治则：治疗重点在于益气固表，补充气血。

方药：可选用玉屏风散加减，方中黄芪、白术等有补益脾肺、固表止汗的功效。

（2）体内湿热：

主症：患者可能表现出夜间出汗、偏身出汗等，体内湿热可能导致汗液排泄异常。

治则：需要清热利湿，调和体内环境。

方药：可选用三仁汤等祛湿热，从而改善汗症。

（3）阴阳失调：

主症：这类患者可能上半身多汗，下半身少汗或无汗，伴有怕冷怕热、失眠多梦等。情绪波动时易自汗，甚至汗出淋漓。

治则：需要调和阴阳，平衡体内阴阳失衡状态。

方药：桂枝加龙骨牡蛎汤加味，方中桂枝、白芍、龙骨、牡蛎等有调和阴阳、改善汗症的功效。

（4）其他证候类型：根据不同的临床表现，中医还会针对其他证候类型如肺胃热盛、气阴两虚、血脉瘀阻、阴虚内热等进行辨证施治。例如，对于阴虚火旺的情况，可用当归六黄汤来滋阴降火；对于气血不足的情况，可用归脾汤来补气血。

综上所述，中医治疗糖尿病神经病变导致的"汗症"时，会根据患者的具体症状进行辨证施治，通过益气固表、清热利湿、调和阴阳等方法，结合相应的中药方剂，旨在改善患者的出汗异常症状，并促进整体健康状况的恢复。请注意，在治疗过程中应咨询专业中医医师的建议，并根据个人情况调整治疗方案。

266 中医怎样辨证治疗糖尿病患者双足发凉、疼痛？

中医辨证治疗糖尿病患者双足发凉、疼痛的方法主要包括活血化瘀、温阳散寒，以及根据具体证候进行针对性治疗。以下是详细的治疗方法：

（1）活血化瘀：糖尿病患者双足发凉疼痛，往往与气虚、血瘀有关。中医认为"不通则痛"，因此在治疗中常采用活血化瘀的药物来改善症状，可以选用活血化瘀胶囊或其他具有益气养阴、活血化瘀功效的中药方剂进行治疗。这类药物能够改善血液循环，从而缓解双足发凉和疼痛的症状。

（2）温阳散寒：中医认为，双足发凉疼痛也可能是由阳虚、寒气凝滞所致，这种情况下治疗应以温阳散寒为主。可以选用温阳汤或其他温阳散寒的中药方剂进行治疗。这类药物能够驱散寒气，温补阳气，从而改善双足发凉和疼痛的症状。

（3）针对具体证候治疗：根据患者的具体证候，中医还会进行针对性的治疗。例如，气虚血瘀的患者以麻木为主，可以采取黄芪桂枝五物汤进行加减治疗；发凉疼痛明显的患者，若是阳虚血瘀所致，应选择当归四逆汤,并加入活血通络的药物进行治疗。

(4)其他治疗方法:除了内服中药外,中医还可以采用中药泡脚的方法来治疗双足发凉疼痛。例如,可以使用红花、干姜、花椒等药材煎汤后泡脚,通过中药的透皮作用来达到散寒通脉的效果。

同时,中医也强调饮食和生活习惯的调整,如规律应用降糖药物、控制好主食量、调整饮食生活习惯、及时治疗体内感染及其他伴发病症等,以配合药物治疗达到更好的效果。

综上所述,中医治疗糖尿病患者双足发凉、疼痛的方法主要包括活血化瘀、温阳散寒以及针对具体证候的针对性治疗。在治疗过程中,还应结合其他治疗方法如中药泡脚、调整饮食和生活习惯等,以达到更好的治疗效果。请注意,具体治疗方案应由专业中医医师根据患者的具体情况来制订。

267 如何谨慎合理地使用中草药治疗糖尿病?

治疗糖尿病时,谨慎合理地使用中草药至关重要。以下是一些关键步骤和注意事项:

(1)个体化治疗:糖尿病是一种多因素疾病,患者的体质和病情各不相同。因此,中草药治疗应根据患者的具体情况进行个体化调整。在选择中草药时,应考虑患者的年龄、性别、病程、并发症等因素,以确保治疗方案的针对性和有效性。

(2)注意用药安全:尽管中草药被广泛认为较为安全,但仍需注意不良反应。特别是对于孕妇、儿童和老年人等特殊人群,应更加谨慎使用中草药。建议患者在医生的指导下使用中草药,并密切关注任何异常反应。

如出现不适，应立即停药并咨询医生。

（3）与西医药配合使用：中草药与西医药并非相互排斥，而是可以相互补充和协同作用的。在治疗糖尿病时，可以根据患者的需求，谨慎地结合中草药和西医药进行治疗。注意药物之间的相互作用，避免产生不良反应或影响药效。因此，在结合使用时，最好咨询医生或药师的建议。

（4）调整饮食和生活习惯：中草药治疗糖尿病并非单一手段，患者还应注意调整饮食和生活习惯。合理的饮食控制和适度的运动是糖尿病治疗的基础。建议患者在医生的指导下制订个性化的饮食和运动计划，以配合中草药治疗，达到更好的治疗效果。

（5）避免使用含糖的中草药制剂：一些中草药制剂中可能含有糖类成分，这对于糖尿病患者来说是不利的。因此，在选择中草药时，应尽量避免含糖的制剂。如果需要使用含糖的中草药制剂，患者应在医生的指导下进行，并密切监测血糖变化。

（6）定期监测血糖和身体状况：在使用中草药治疗糖尿病期间，患者应定期监测血糖水平，以确保治疗效果和安全性。同时，还应关注身体状况的变化，如出现异常应及时就医。

综上所述，治疗糖尿病时谨慎合理地使用中草药需要综合考虑多个方面。患者应在医生的指导下进行个体化治疗，注意用药安全，与西医药配合使用，并调整饮食和生活习惯。同时，避免使用含糖的中草药制剂，并定期监测血糖和身体状况。

268 用于治疗糖尿病的中成药剂型种类有哪些？

治疗糖尿病的中成药剂型种类包括丸剂、散剂、汤剂等。这些剂型各有优缺点，适用于不同的病情和患者需求。例如，丸剂便于携带和服用，适用于长期治疗；散剂则易于吸收，适用于急性症状；汤剂则可根据患者具体情况进行个性化配伍，更加灵活。

269 糖尿病患者喝不下汤药，可以选择吃蜜丸吗？

与汤药相比，蜜丸服用更方便，口感也相对较好，对于难以吞咽汤药的患者来说，确实是一个较好的选择；但是蜜丸通常含有蜂蜜或其他糖类成分，这可能会影响糖尿病患者的血糖控制。糖尿病患者在使用蜜丸时应谨慎，并在医生的指导下进行。

使用蜜丸的注意事项包括：

（1）血糖监测：糖尿病患者在使用蜜丸前应咨询医生，并在服用期间密切监测血糖水平，以确保血糖控制稳定。

（2）饮食调整：如果决定使用蜜丸，可能需要根据血糖水平调整剂量或饮食中的其他糖摄入。

（3）替代选择：如果担心蜜丸中的糖，可以询问医生是否有其他不含糖或低糖的替代品，如水丸、浓缩丸等。

（4）个体差异：不同的糖尿病患者对糖的耐受性不同，因此在使用蜜丸前，应考虑个人的健康状况和治疗需求。

270 如何选择治疗糖尿病的中成药？

在选择治疗糖尿病的中成药时，应该根据患者的具体病情、体质以及中成药的成分和功效来综合考虑。以下是一些选择中成药的建议：

（1）了解病情与体质：患者需要明确自己的糖尿病类型（如1型、2型等）以及当前的病情阶段（如早期、中期等）。同时，了解自己的体质特点，如是否属于气阴两虚、肝肾阴虚等，有助于选择适合的中成药。

（2）咨询专业医生：在选择中成药之前，最好咨询专业的中医或内分泌科医生，他们可以根据患者的具体情况有针对性地提供建议。

（3）选择适当的中成药：对于2型糖尿病且属于气阴两虚证的患者，可以考虑使用如渴乐宁胶囊、消渴丸、参芪降糖颗粒或芪药消渴胶囊等中成药。这些药物具有益气养阴、滋肾生津的功效。如果患者是肝肾阴虚型糖尿病，六味地黄丸是一个不错的选择。对于肺胃阴虚型糖尿病，玉女煎可能更为适合。而胃肠道湿热型糖尿病则可以考虑使用葛根芩连丸、四妙丸等药物。

（4）注意用药安全和药物的不良反应：在使用中成药时，务必注意药物的不良反应和用药安全。部分中成药可能含有西药成分，如格列本脲等，使用时需特别小心，避免过量或与其他药物产生相互作用。

此外，对于某些中成药，如消渴丸，不宜自行用药，应在医生指导下使用。

（5）配合生活方式调整：中成药的治疗效果往往与生活方式密切相关。因此，在使用中成药的同时，患者还应注意饮食控制、适量运动等生活方式的调整，以达到更好的治疗效果。

综上所述，选择治疗糖尿病的中成药需要综合考虑病情、体质以及药物的功效和安全性。在专业医生的指导下进行选择和使用是确保治疗效果和用药安全的关键。

如何保管治疗糖尿病的中成药？

保管治疗糖尿病的中成药时，需要注意以下几个方面：

（1）密封保存：将中成药保存在密封的容器中，避免药物与空气长期接触，可以防止药物受潮和氧化。易挥发的药物，如含冰片、麝香等的中成药，更应注意密封保存，以避免药效的损失。

（2）干燥环境：中成药应存放在干燥的地方，避免受潮。湿度过高可能导致药物变质或发霉。一般来说，相对湿度应控制在一定的范围内，以确保药物的稳定性和有效性。

（3）避光存放：光照可能会导致某些中成药成分的变化，进而影响药效。因此，药物应存放在避光的环境中，如使用深色玻璃瓶或不透明的塑料瓶进行包装，或存放在暗处。

（4）适宜温度：中成药的保存也应注意温度控制。一般来说，室温下保存即可，但要避免暴露在过高或过低的温度环境中，以防药物成分发生变化。

（5）分类保存：不同类型的中成药（如丸剂、散剂、片剂、糖浆等）可能有不同的保存要求。例如，糖浆剂应使用棕色瓶密封后，放在室内阴凉干燥处保存，同时避光、防潮、防热。

（6）避免污染：中成药在保存过程中应避免受到灰尘、异味等污染。确保存放环境的清洁卫生，以减少微生物的滋生。

（7）定期检查：对保存的中成药应定期检查，一旦发现有变质、发霉、变色等现象，应立即停止使用并咨询医生。

综上所述，为了妥善保管治疗糖尿病的中成药，需要确保药物的密封性，存放在干燥避光的环境中，并控制适宜的温度；同时，根据药物类型进行分类保存，避免污染，并定期检查药物的保存状态。这些措施有助于保持中成药的稳定性和有效性，从而确保患者的用药安全。

中医功法对糖尿病的治疗有没有作用？

中医功法如太极拳、八段锦等对糖尿病的治疗有一定的辅助作用。这些功法可以通过调节呼吸、运动身体等方式来增强身体机能，促进血液循环和新陈代谢，从而有助于控制血糖水平和缓解症状。然而，中医功法并不能完全替代药物治疗和生活方式调整等措施，只能作为辅助治疗手段使用。同时，在进行中医功法锻炼时应注意适度原则，避免过度劳累对身体造成损害。

（1）太极拳对糖尿病的好处：

①降低血糖：太极拳动作缓和、连贯，能够加速静脉回流，从而降低血糖水平。

②促进肌肉组织对葡萄糖的利用：太极拳练习能够增强肌肉组织对葡萄糖的摄取和利用，有助于改善糖代谢紊乱。

③预防并发症：太极拳能够预防高血压和高血脂，延缓骨退行性改变，对预防糖尿病周围血管病变等并发症也有积极作用。

（2）八段锦对糖尿病的好处：

①提高身体素质：八段锦主要为腰背部肌肉力量训练，可以强身健体，提高糖尿病患者的身体素质，促进新陈代谢。

②促进血糖调节：八段锦能够激活人体调节系统，提高细胞活性，促进胰高血糖素分泌，从而有助于控制血糖。

③改善糖代谢紊乱：采用八段锦进行锻炼，可以帮助机体调节血糖，改善糖代谢紊乱，延缓病情发展。

273 中药汤剂和现代中成药用于糖尿病治疗的区别是什么？

中药汤剂和现代中成药在糖尿病治疗中的区别主要体现在以下几个方面：

（1）药物组成与制备方式：

中药汤剂是以单味或多味中药材为原料，根据中医理论进行配伍，通过煎、煮等方式提取有效成分而制成的液体剂型。制备过程相对复杂，需要专业的中药师根据处方进行抓药、浸泡、煎煮等步骤，确保药效的充分发挥。

中成药是以中药材为原料，经过符合中医学理论的配伍，并采用现代制药技术加工而成的各种剂型，如丸剂、片剂、胶囊剂、颗粒剂等。制备过程相对标准化和工业化，能够确保药品质量的稳定性和一致性。

（2）功效与适应证：

由于中药汤剂是根据患者的具体病情和体质进行个性化配伍的，因此其功效具有针对性和灵活性，适用于各种类型、各个阶段的糖尿病患者，尤其是病情复杂、需要个体化治疗的患者。

中成药的功效相对固定，通常针对某一类或某一症状群进行治疗，适用于病情相对稳定、症状表现较为一致的患者。部分中成药如消渴丸、玉泉丸等，具有明确的降糖作用，可用于糖尿病的辅助治疗。

（3）使用便捷性：

中药汤剂使用相对不便，需要患者自行煎煮或购买医院代煎的汤剂。煎煮过程耗时较长，且保存和携带不便。

现代中成药使用便捷，患者只需按照说明书上的剂量和方法服用即可。中成药剂型多样，便于携带和保存。

（4）治疗特点与优势：

中药汤剂强调个体化治疗，能够根据患者的具体病情和体质进行灵活配伍，从而达到更好的治疗效果。因为汤剂中的有效成分能够迅速被人体吸收，因此起效快。

现代中成药标准化程度高，质量稳定可靠，便于大规模生产和推广使用。服用方便，适合长期治疗和慢性病管理。

综上所述，中药汤剂和现代中成药在糖尿病治疗中各有优缺点。在实际应用中，医生会根据患者的具体病情和体质特点选择合适的药物剂型进行治疗。同时，随着中医药现代化的发展，中成药的种类和剂型也在不断增加和完善，为糖尿病患者提供了更多的治疗选择。

274 糖尿病患者长期使用中药是否安全？

糖尿病患者长期使用中药的安全性评估，涉及个体差异、药物成分、病情控制以及潜在的不良反应等。

（1）个体差异：糖尿病患者的体质、病情严重程度以及对药物的反应都存在个体差异。因此，同一种中药在不同患者身上可能会有不同的效果和安全性。对于某些患者来说，长期使用某种中药可能是安全的，而另一些患者则可能会发生不良反应。

（2）药物成分：中药的成分复杂，不同中药含有不同的活性成分。一些中药被认为具有降血糖作用，如葛根、黄连等，但其降糖作用不明确，长期使用的安全性也有待进一步研究。此外，部分中成药可能含有西药成分，这些西药成分在长期使用过程中可能会产生一些不良反应。

（3）病情控制：糖尿病是一种需要长期控制的慢性疾病。在用中药治疗糖尿病时，需要密切监测血糖水平，并根据病情调整治疗方案。如果中药能够有效控制血糖水平且无明显不良反应，那么长期使用可能是安全的。然而，如果中药无法有效控制血糖或产生不良反应，则需要及时调整治疗方案。

（4）潜在的不良反应：长期使用中药可能会产生一些潜在的不良反应，如肝肾功能损害、低血糖反应、药物相互作用等。这些不良反应可能会对患者的健康造成不利影响。因此，在采用中药治疗糖尿病时，需要定期进行肝肾功能检查，监测血糖水平，并注意避免与其他药物产生相互作用。

（5）专业指导：糖尿病患者在使用中药治疗时，应在专业中医师或中西医结合医师的指导下进行。医师会根据患者的具体病情和体质特点制订个性化治疗方案，并在治疗过程中进行密切的监测和调整。这样可以最大限度地降低中药使用过程中的风险，确保患者的安全。

275 糖尿病患者的中医体质类型有何重要性？

糖尿病患者的中医体质类型具有极其重要的意义，主要体现在以下几个方面：

（1）体质类型与疾病发生发展的关联：中医强调"三因制宜"，

即"因时、因地、因人制宜",而体质辨识正是"因人制宜"的重要体现。糖尿病患者的体质类型与其疾病的发生、发展及转归有极为紧密的联系。不同的体质类型的患者,对糖尿病的易感性、病情进展速度以及并发症的发生风险都存在显著差异。

(2)体质类型指导中医辨证施治:在中医诊疗中,体质辨识是辨证施治的重要依据。根据患者的体质类型,中医师可以制订个性化治疗方案,选择相应的中药、针灸、推拿等治疗方法,以达到最佳的治疗效果。例如,对于阴虚体质的糖尿病患者,治疗重点会放在滋阴降火上;而对于阳虚体质的患者,则会注重温阳补肾。

(3)体质类型影响治疗效果和预后:体质类型不仅影响糖尿病的治疗效果,还直接关系患者的预后。对于某些体质类型的糖尿病患者,即使采用相同的治疗方法,其疗效也可能存在显著差异。因此,通过体质辨识,中医师可以更好地预测患者的治疗效果和预后,从而及时调整治疗方案,改善治疗效果,减少并发症的发生。

(4)体质调理在糖尿病防治中的作用:中医体质调理在糖尿病的防治中也发挥重要作用。通过调整患者的体质状态,可以增强机体的抵抗力,改善胰岛素抵抗,降低血糖水平,从而有效防治糖尿病及其并发症的发生发展。例如,对于痰湿体质的糖尿病患者,通过饮食调理和运动锻炼等方式,可以减轻体重,改善胰岛素抵抗,有助于控制血糖水平。

(5)具体体质类型与糖尿病的关系:根据中医九分法,糖尿病患者或易患糖尿病的人群多见于以下几种体质类型:

阴虚质:主要表现为手脚心热、口干、大便干燥等,是糖尿病的高发体质。

气虚质:主要表现为语音低微、少言、易疲倦、精神不振等,也常见于糖尿病患者。

阳虚质：特征为怕冷、手脚凉、喜欢喝热水或吃热的东西等，糖尿病患者中也不少见。

痰湿质：体型肥胖、腹部脂肪多、痰多等，易患糖尿病。

湿热质：形体偏胖、脸部油脂多、易生痤疮粉刺等，也与糖尿病有一定关联。

综上所述，辨识糖尿病患者的中医体质类型具有不可替代的重要性，针对不同体质类型采用不同的调理措施，中医可以更有效地防治糖尿病及其并发症。

276 针对糖尿病的中医外治法有哪些？

针对糖尿病的中医外治法有多种，旨在通过外部手段改善患者的症状和生活质量。以下是一些主要的中医外治法及其案例：

（1）中药熏洗：

方法：使用具有活血化瘀、舒筋活络、清热解毒等功效的中药煎汤，待药液温度适宜后，浸泡或熏洗患者的足部或其他病变部位。

案例：使用透骨草、川椒、木瓜、赤芍等中药煎汤，先熏后洗糖尿病患者的足部，适用于糖尿病合并周围神经炎所致的手足疼痛、麻木等症状。

（2）中药外敷：

方法：将中药粉末或药膏直接敷于患者的创面或病变部位，以达到祛腐生肌、促进愈合的目的。

案例：对于糖尿病足溃疡患者，可以使用生肌玉红膏或生肌象皮膏外敷，以生肌敛口，促进溃疡面愈合。

(3)针灸推拿：

针灸：通过针刺特定的穴位，调节气血运行，改善胰岛功能，从而达到降血糖的效果。同时，针灸还可以缓解糖尿病引起的周围神经病变等症状。

推拿：通过按摩、揉捏等手法作用于患者的足部或全身，促进血液循环，改善局部营养状况，有助于糖尿病足等并发症的防治。

(4)拔罐与刮痧：

拔罐：利用罐体的负压作用，吸附于体表特定部位，通过牵拉、挤压等刺激作用，达到通经活络、行气活血、祛风散寒、消肿止痛等效果。适用于糖尿病患者伴有局部肌肉紧张、疼痛等症状时。

刮痧：在皮肤表面涂抹适量的刮痧油后，用刮痧板在特定部位进行刮拭，以出痧为度。刮痧可以疏通经络、驱邪排毒、活血化瘀，有助于改善糖尿病患者的血液循环和代谢状况。

(5)药浴：

方法：将中药煎汤后倒入浴缸或浴盆中，待药液温度适宜后让患者全身或局部浸泡其中。药浴可以通过皮肤吸收药物成分，达到治疗疾病的目的。

糖尿病患者伴有皮肤瘙痒、干燥等症状时，可以使用具有润肤止痒功效的中药进行药浴。

中医外治法在治疗糖尿病及其并发症方面具有独特的优势和疗效。需要注意的是，中医外治法应在专业医生的指导下进行，以确保治疗的安全性和有效性。同时，患者也应积极配合医生的治疗建议，保持良好的生活习惯和心态，以促进病情的改善。

针灸、推拿等外治法治疗糖尿病有效吗？

针灸推拿等外治法在治疗糖尿病方面确实有治疗效果，但需要根据专业针灸推拿的医生的治疗方案执行。以下是对针灸推拿等外治法在糖尿病治疗中作用的详细分析：

（1）针灸治疗糖尿病的有效性：

①调整胰岛素水平：针灸可以调整胰岛素水平，通过增强胰岛素靶细胞受体功能，提高胰岛素的作用效率，从而达到降糖作用。这是针灸治疗糖尿病的主要机制之一。

②改善血液黏稠度：针灸能够促进血液循环，改善血液黏稠度，有助于防止血栓形成，减少糖尿病并发症的发生。

③调节中枢神经系统：针灸能够刺激脑部穴位，影响胰岛素、甲状腺素和肾上腺素的分泌，有利于糖代谢异常的纠正。

④缓解并发症症状：对于糖尿病引起的周围神经病变、血管病变等并发症，针灸治疗可以缓解症状，如下肢麻木、疼痛、胃轻瘫、腹泻等。

（2）推拿在治疗糖尿病中的作用：推拿作为中医外治法之一，在糖尿病治疗中的作用相对较少提及，但推拿可以改善身体的整体状况，促进气血流通，有助于缓解糖尿病患者的某些不适症状。然而，推拿并不是糖尿病治疗的主要手段，效果不如针灸显著。

（3）注意事项：

①血糖控制：糖尿病患者在接受针灸推拿治疗前，必须确保血糖控制平稳，以避免因治疗引起血糖波动。

②预防感染：由于糖尿病患者的皮肤抵抗力较弱，针灸推拿治疗时

必须注意消毒和无菌操作，以防止感染的发生。

③综合治疗：针灸推拿等外治法应作为糖尿病综合治疗的辅助手段之一，不能替代药物治疗和饮食控制。

④专业操作：针灸推拿治疗必须在专业医生的指导下进行，以确保治疗的安全性和有效性。

综上所述，针灸、推拿等外治法应在专业医生的指导下进行，可结合药物治疗、饮食控制和运动锻炼等进行综合治疗。

278 在家里可以为糖尿病患者做推拿吗？需要注意什么呢？

在家里可以为糖尿病患者做推拿，但应在专业的医生指导下进行，并且随时关注患者的感受，如有不适立即停止并咨询医生。以下是一些给糖尿病患者推拿常用的取穴和手法。

（1）手法：

①拿法：以拇指指腹与其余四指指腹对合呈钳形，施以夹力，逐渐将捏住的肌肤收紧、提起放松，有节律地捏拿治疗部位。以拇指和示、中两指对合用力为三指拿法，拇指和其余四指对合用力为五指拿法。

②按法：以指或掌着力于体表，逐渐用力下压，称为按法。

③揉法：以手掌大鱼际或掌根、手指螺纹面等部位着力，吸定于体表治疗部位上，带动皮肤、皮下组织一起，做轻柔和缓的环转动作。

④拿揉法：拿揉法为拿法与揉法的复合运用。操作时在拿法动作的基础上，使拇指与其他手指在做捏、提动作时增加适度的旋转揉动，所产生的拿揉之力连绵不断地作用于治疗部位。拿揉法是在拿中含有一定的旋

转揉动，以拿为主，以揉为辅。操作时动作要自然流畅，不可呆滞僵硬。

⑤按揉法：按揉法是按法与揉法的复合动作，包括指按揉法和掌按揉法两种。指按揉法是将手指螺纹面置于治疗部位，前臂和手指施力，进行节律性按压揉动。掌按揉法分为单掌按揉法和双掌按揉法。单掌按揉法是以掌部置于治疗部位，手指自然伸直，前臂与上臂用力，进行节律性按压揉动。双掌按揉法则将双掌重叠置于治疗部位，以掌中部或掌根部着力，进行节律性按压揉动。要将按法与揉法进行有机结合，按揉并重，做到按中含揉，揉中寓按，刚柔相济，绵绵不绝。注意按揉法的节奏性，既不要过快，又不可过慢。

⑥掌振法：以掌着力于治疗部位，通过前臂和手掌肌肉强力地静止性用力，产生快速而强烈的振动。

（2）取穴：

①极泉：在腋区，腋窝中央，腋动脉搏动处。

②肩髃：在三角肌区，肩峰外侧缘前端与肱骨大结节间的凹陷中。

③曲池：在肘区，在尺泽（肘横纹上，肱二头肌肌腱桡侧凹陷中）与肱骨外上髁连线中点凹陷处。

④手三里：前臂，肘横纹下2寸，阳溪（腕背侧远端横纹桡侧，桡骨茎突远端）与曲池的连线上。

⑤内关：在前臂前区，腕掌侧远端横纹上2寸，掌长肌腱与桡侧腕屈肌腱之间。

⑥外关：在前臂后区，腕背侧远端横纹上2寸，尺骨与桡骨间隙中点。

⑦合谷：在手背，第2掌骨桡侧的中点处。

⑧阳陵泉：在小腿外侧，腓骨头前下方的凹陷中。

⑨风市：在股部，髌底上7寸，直立垂手，掌心贴于大腿时，中指尖所指凹陷中。

⑩委中：在膝后区，腘横纹中点。

⑪承山：在小腿后区，腘横纹下5寸，腓肠肌两肌腹之间。

⑫血海：在股前区，髌底内侧端上2寸，股内侧肌隆起处。

⑬三阴交：小腿内侧，内踝尖上3寸，胫骨内侧缘后际。

⑭足三里：小腿外侧，犊鼻下3寸，犊鼻（膝前区，髌韧带外侧凹陷中）与解溪（踝区，踝关节前面中央凹陷中，踇长伸肌腱与趾长伸肌腱之间）的连线上。

⑮肺俞：在脊柱区，第3胸椎棘突下方，后正中线旁开1.5寸。

⑯胰俞：第8胸椎棘突旁开1.5寸。

⑰肝俞：在脊柱区，第9胸椎棘突下方，后正中线旁开1.5寸。

⑱脾俞：在脊柱区，第11胸椎棘突下方，后正中线旁开1.5寸。

⑲胃俞：在脊柱区，第12胸椎棘突下方，后正中线旁开1.5寸。

⑳肾俞：在脊柱区，第2腰椎棘突下方，后正中线旁开1.5寸。

（3）操作方法：

①消毒：完成常规手消毒，用75%的乙醇溶液或碘附在施术部位进行消毒。

②依次按揉脾俞、胃俞、肝俞、肺俞、肾俞、胰俞，约10分钟。

③拿揉双上肢肌肉，每侧约分钟，配以循经点按法，以极泉、肩髃、曲池、手三里、内关、外关、合谷为主。

④拿揉双下肢肌肉，每侧约5分钟，配以循经点按法，以风市、阳陵泉、委中、承山、血海、足三里、三阴交为主。

⑤掌颤关元：采用掌振法操作于关元穴和小腹部20分钟。

⑥疗程：3~5次/周。

（4）注意事项：

①传染性疾病患者禁止推拿。

②操作部位有皮肤损伤或者肌肉关节损伤尚不明确者禁止推拿。

③恶性肿瘤，严重的心、脑、肺疾病，有出血倾向的血液病、急性外科疾病患者禁止推拿。

④月经期、孕期的腹部和腰骶部禁止推拿。

⑤1寸的距离是被取穴者的中指中节桡侧两端纹头之间的距离。

279 糖尿病患者可以自己进行耳穴压豆吗？

耳穴疗法是指用一定的方法刺激耳穴以防治疾病的一类方法，治疗范围较广，操作方便，对疾病的诊断也有一定的参考意义。糖尿病患者可以压耳豆，但是应该注意，进行此操作前应咨询医生并听从医生的建议，耳郭局部有损伤时忌用。若在操作过程中出现不适，应立即停止并咨询医生。以下是糖尿病患者常用的耳穴以及耳穴压丸法的基本操作。

（1）常用耳穴：

①交感：

定位：在对耳轮下脚前端与耳轮内缘交界处，即对耳轮6区前端。

主治：行气降逆，益心安神，调理肠胃，利水。

②神门：

定位：在三角窝后1/3的上部，即三角窝4区。

主治：镇静安神，平肝息风。

③皮质下：

定位：在对耳屏内侧面，即对耳屏4区。

主治：养心安神，健脾益肾，清热利湿，缓急止痛。

④缘中：

定位：在对耳屏游离缘上，对屏尖与轮屏切迹之中点处，即对耳屏2、3、4区交点处。

主治：益脑安神，通络息风。

⑤胃：

定位：在耳轮脚消失处，即耳甲4区。

主治：和胃化湿，与三焦、脾合用可增强疗效

⑥肾：

定位：在对耳轮下脚下方后部，即耳甲10区。

主治：益肾填精，滋阴温阳。

⑦胰胆：

定位：在耳甲艇的后上部，即耳甲11区。

主治：改善胰腺功能，调节糖代谢。

⑧脾：

定位：在耳甲腔的后上部，即耳甲13区。

主治：健脾、行气，运化水湿。

⑨肺：

定位：在心、气管区周围处，即耳甲14区。

主治：运行气血，疏通水道，补虚清热。

⑩三焦：

定位：在外耳门后下，肺与内分泌区之间，即耳甲17区。

主治：调节气机升降，助脾运化水湿。

⑪内分泌：

定位：在屏间切迹内，耳甲腔的底部，即耳甲18区。

主治：调节机体内分泌，恢复脏腑生理功能。

耳穴具体部位可参考图1。

（2）操作方法：一般选取市面上常见的耳穴贴（多以王不留行籽和医用脱敏胶布制成）即可，贴于适当部位，适度按揉，使耳郭有发热、肿痛感。每日定时按揉3~5次，2~4日更换一次，两耳交替进行。

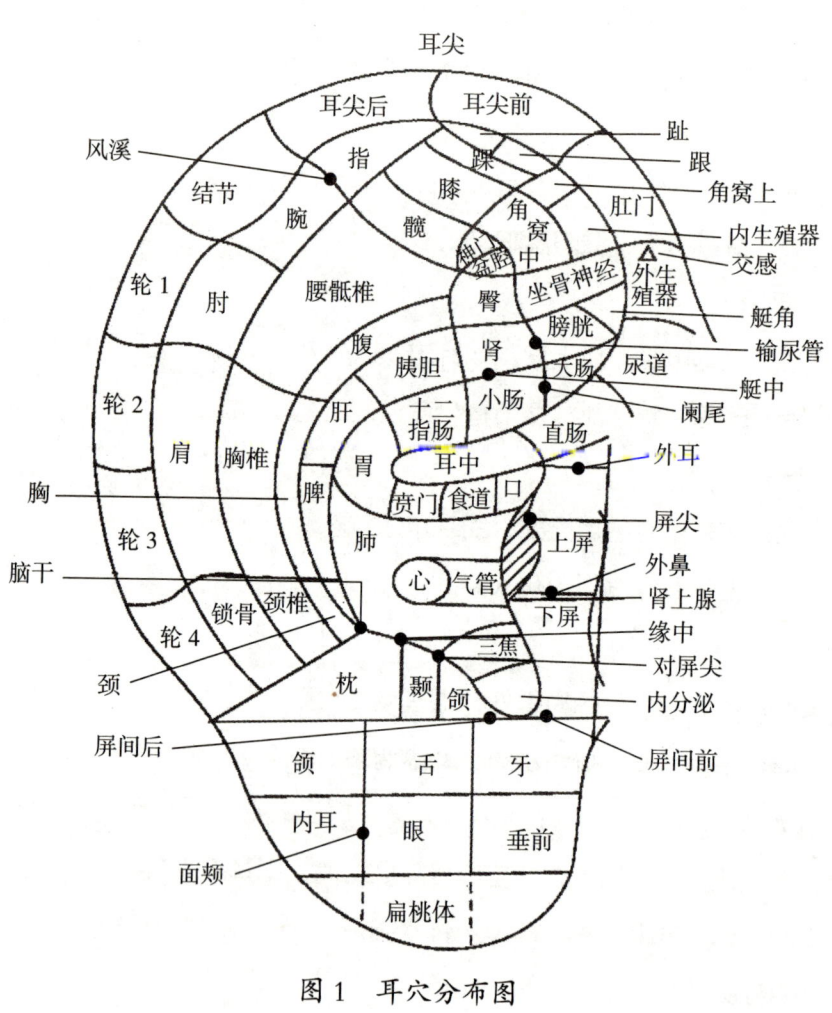

图1 耳穴分布图

280 中医对糖尿病足有何治疗方法？

中医对糖尿病足的治疗方法丰富多样，旨在通过辨证施治，综合运用多种手段来改善患者的症状和生活质量。以下是一些主要的中医治疗方法：

（1）内治法：以中药调理为主。

清热解毒法，适用于急性感染期，常用药物包括金银花、连翘、地丁、野菊花、蒲公英、黄连、黄柏等，这些药物可以制成膏剂或散剂外敷于创面周围红肿处，使感染局限。

活血化瘀法，多用于感染控制期及创面愈合期，代表药物如乳香、没药、血竭、紫草、红花、赤芍等，以促进局部血液循环和创面愈合。

温通经脉法，适用于肾阳亏虚、寒邪阻络的患者，常用药物如桂枝、附片、细辛、花椒等，以温阳散寒、通经活络。

祛腐生肌法，对于局部溃疡，早期以"祛腐"为主，使用清热解毒合活血化瘀药物；后期则以"收敛生肌"为主，选用黄芪、五倍子、苦参、白及等药物，促进创面愈合。

其他方剂，如补阳还五汤（适用于血瘀阻络型）、温阳汤（适用于阳虚阴寒型）、四妙活血汤（适用于瘀毒阻络型）等，根据患者体质和病情辨证施治。

当患者血糖急剧升高时，需遵医嘱使用消渴丸、降糖舒丸、玉泉丸等药物进行治疗，以降低血糖水平。

（2）外治法：

①中药熏蒸：使用黄芪、地黄、天花粉等中药进行熏蒸，可以起到

补气升阳、利水消肿的作用，减轻局部肿胀。

②中药泡洗：通过中药泡洗足部，以温经通络、活血化瘀、消肿止痛为诊则，常用药物如黄柏、乳香、没药等。泡洗时间不宜过长（一般15分钟左右），温度不宜过高（约38℃）。

③穴位按揉：通过对特定穴位的按揉，如足三里、丰隆、三阴交等，可以起到活血化瘀、疏通经络的作用，有利于局部疼痛的减轻和水肿的消退。

④艾灸治疗：艾灸可以改善局部的怕凉、麻木以及酸胀和凉感等症状，如足三里、丰隆、三阴交等穴位是常用的艾灸部位。

⑤穴位贴敷：通过在特定穴位上贴敷药物，如活血化瘀、清热解毒、生肌长肉类药膏，以改善局部的经络阻隔情况，促进创面愈合。

（3）日常护理与饮食调理：

①日常护理：注意保持足部的清洁和干燥，避免对皮肤造成摩擦和损伤。选择穿宽松的鞋子，以减少对足部的压迫。

②饮食调理：合理的饮食习惯对糖尿病足的治疗也至关重要。患者可以选择吃苹果、香蕉、青菜、柠檬等蔬菜水果，以促进新陈代谢，辅助降低血糖。

（4）综合治疗：糖尿病足的治疗是一个多学科、长疗程、联合治疗的过程。中医强调辨证施治，根据患者的体质、病情和病程等因素制订个性化治疗方案。在控制血糖、抗感染、改善肢体血液循环等基础上，综合运用中药内服、外治等多种手段进行治疗。同时，患者也需积极配合医生的治疗建议，保持良好的生活习惯和心态，以促进病情的恢复。

中医"治未病"理论对糖尿病的预防有何意义?

中医"治未病"理论是中医学的重要特色之一,强调在疾病形成之前进行干预,通过调整生活方式、饮食习惯、精神状态等方面来预防疾病的发生。对于糖尿病的预防,中医"治未病"理论具有以下几方面的意义:

(1)未病先防:中医认为糖尿病的发生与体质、饮食、情志、劳逸等多种因素有关。在糖尿病发病之前,通过改善生活方式,如合理饮食、适度运动、规律作息、调畅情志,可以有效预防糖尿病的发生。

(2)饮食调理:中医强调饮食与疾病的关系,提倡根据个人体质和季节变化合理搭配饮食,避免过食肥甘厚味,减少糖尿病的诱发因素。

(3)情志调养:中医认为情志内伤是糖尿病的重要病因之一。保持良好的心态,避免情绪波动过大,有助于预防糖尿病。

(4)早期诊断:中医"治未病"理论还包括对疾病早期的识别和处理。对于糖尿病前期状态,如空腹血糖受损、糖耐量减低等,中医可以通过中药、针灸等方法进行干预,防止病情进一步发展。

(5)综合干预:中医注重整体观念,采取多种手段综合干预,如中药、针灸、推拿、气功等,全面调节人体的阴阳平衡,预防糖尿病的发生。

总之,中医"治未病"理论在糖尿病预防中起到了积极的作用,强调个体化、生活化、预防为主的健康观念,与现代预防医学的理念不谋而合,对于提高人民群众的健康水平,构建预防为主的健康防线具有重要意义。

282 中医药在逆转糖尿病前期的过程中能发挥哪些作用？

（1）中医中药在逆转糖尿病前期中发挥的作用：

①调整体质，预防发病。

中药调理：中医中药在逆转糖尿病前期过程中，主要在以下几方面发挥作用：中药具有多靶点作用，能够改善胰岛素抵抗，提高胰岛素敏感性，常用药物有黄连、葛根、丹参、黄芪等。根据不同体质，选用相应中药进行调理，痰湿质选用茯苓、泽泻、薏苡仁等，气虚质选用黄芪、白术、太子参等。

食疗辅助：中医食疗在逆转糖尿病前期过程中，通过食物的性味归经理论，指导患者选择适合的食物，以达到调整体质、预防发病的目的，如可选用具有健脾利湿作用的薏苡仁、赤小豆、扁豆等。

②辨证论治，综合治理。

中药治疗：针对糖尿病前期阴虚内热证，选用知母、黄柏、生地黄等滋阴清热药物。针对脾气虚弱证，选用黄芪、白术、党参等健脾益气药物。针对痰湿内蕴证，选用茯苓、泽泻、半夏等化痰祛湿药物。

针灸治疗：针灸具有调节脏腑功能、疏通经络、调和气血的作用。在糖尿病前期，可通过针灸改善胰岛素抵抗，降低血糖。常用穴位有关元、气海、足三里、三阴交等。

③生活干预，促进康复。

调整作息：中医提倡顺应自然界规律，养成良好的作息习惯，有助于逆转糖尿病前期。

适度运动：根据体质和病情，选择合适的运动方式，如散步、太极拳、八段锦等，以增强体质，降低血糖。

情志调养：保持良好的心态，避免情绪波动，有助于病情恢复。

（2）中药的作用机制：

①改善胰岛素抵抗的机制：中药成分如黄连素、葛根素等，具有提高胰岛素敏感性的作用；某些中药能降低脂肪含量，改善脂肪分布，减少脂肪在肝脏和肌肉组织的沉积，从而减轻胰岛素抵抗；中药中的抗氧化成分，如丹参酮、黄芪甲苷等，能清除体内自由基，保护胰岛细胞功能。

②调整体质偏颇的机制：针对痰湿质，中药能增强脾胃功能，消除体内湿邪，降低糖尿病发病风险；针对气虚质，中药能补益气血，调整阴阳平衡，提高机体免疫力。

（3）辨证论治在糖尿病前期的作用：

①滋阴清热：针对糖尿病前期阴虚内热证，滋阴清热中药能降低血糖，改善口渴、多尿等症状。

②健脾益气：针对脾气虚弱证，健脾益气中药能增强脾胃功能，促进气血生成，提高机体免疫力。

③化痰祛湿：针对痰湿内蕴证，化痰祛湿中药能消除体内痰湿，降低血糖，改善胰岛素抵抗。

283 中医如何看待糖尿病患者的体质与病情的关系？

中医认为，糖尿病患者的体质类型与其病情密切相关，体质类型对糖尿病的易感性、症状表现及病情进展速度均有影响。例如，阴虚体质者往往体内阴液不足，易生内热，导致消渴症状明显；阳虚体质者则可能因阳气不足，出现畏寒肢冷、乏力等症状。因此，中医在治疗糖尿病时，会首先辨识体质，根据患者的体质类型制订个性化的治疗方案，通过调整阴阳平衡、补益脏腑气血等方法，达到控制病情、减轻症状的目的。

284 针灸治疗糖尿病的具体选穴原则是什么？

针灸治疗糖尿病的选穴原则主要包括局部选穴、循经选穴和辨证选穴。局部选穴主要针对糖尿病患者的临床表现，如多饮、多尿、消瘦等，选取相应的穴位进行刺激；循经选穴则是根据经络理论，选取与糖尿病相关经络上的穴位进行治疗；辨证选穴则是根据患者的体质、病情及并发症等因素，进行辨证施治，选取具有特定治疗作用的穴位。例如，对于阴虚火旺的患者，可选用太溪、照海等滋阴降火的穴位；对于气阴两虚的患者，则可选用气海、足三里等益气养阴的穴位。

285 有哪些防治糖尿病并发症的中医特色疗法？

中医在糖尿病并发症防治中拥有多种特色疗法。例如，对于糖尿病足，中医可采用中药熏洗、外敷、内服等方法，清热解毒、活血化瘀、祛腐生肌，促进创面愈合；对于糖尿病视网膜病变，中医则可辨证施治，选用具有活血化瘀、滋阴明目作用的中药进行治疗；此外，针灸、推拿、拔罐等中医外治法也可用于糖尿病并发症的防治，通过调节经络气血、改善脏腑功能等方法，达到减轻症状、延缓病情进展的目的。

286 如何结合季节变化调整糖尿病患者的中医治疗方案？

中医认为，人与自然是一个整体，季节变化对人体健康有着重要影响。因此，在治疗糖尿病时，也应结合季节变化调整治疗方案。例如，春季属木，主生发，糖尿病患者易出现肝气郁结、血糖升高等表现，此时可适当增加具有疏肝解郁、清热降糖作用的中药；夏季属火，主长养，糖尿病患者易出汗多、口渴欲饮等表现，此时应注重清热解暑、生津止渴；秋季属金，主收敛，糖尿病患者易出现干咳等表现，此时应选用具有润肺止咳作用的中药；冬季属水，主藏精，糖尿病患者易出现肾阳不足、畏寒肢冷等表现，此时应注重温补肾阳、固护精气。

287 中医如何理解情志因素在糖尿病中的作用？

中医认为，情志因素在糖尿病的发生和发展中扮演着重要角色。情志不畅可导致肝气郁结、气机不畅，进而影响脾胃运化功能，使气血生化乏源，糖尿病病情加重。因此，中医在治疗糖尿病时非常注重情志调节。通过冥想、太极、瑜伽等方法，帮助糖尿病患者放松身心、调整心态、缓解压力，从而达到调节情志、辅助治疗的目的。此外，中医还强调"治未病"，通过情志调养预防糖尿病的发生。

288 中药复方与单味中药治疗糖尿病有差异吗？

中药复方与单味中药在治疗糖尿病中存在差异，主要体现在药效、作用机制及适用范围等方面。中药复方通常由多种药材组成，通过药材的协同作用，达到综合调理、标本兼治的目的。复方中的药材可以相互制约、相互增强药效，从而发挥比单味中药更为显著的治疗作用。此外，复方还可以根据患者的具体病情进行个性化配伍，提高治疗的针对性和有效性；而单味中药则通常针对某一特定症状或病因进行治疗，作用相对单一。在治疗糖尿病时，中药复方往往更为常用且效果更佳。

289 中医如何评估糖尿病患者的治疗效果？

中医通常采用望、闻、问、切四诊合参的方法来评估糖尿病患者的治疗效果。通过观察患者的面色、舌象、脉象等外在表现，了解患者的体质状况和病情变化；通过询问患者的症状表现、生活习惯、饮食习惯等信息，获取患者的主观感受；通过切诊进一步判断患者的脏腑功能、气血盛衰等情况。综合四诊信息后，中医会对患者的治疗效果进行评估，包括血糖水平、症状改善情况、体质变化等方面。此外，中医还注重患者的整体健康状况，将生活质量的提升作为评估治疗效果的重要指标。

290 糖尿病患者在服用中药期间需要注意哪些饮食禁忌？

糖尿病患者在服用中药期间需要注意以下饮食禁忌：首先，应避免食用辛辣刺激、油腻、重口味的食物，这些食物可能加重脾胃负担，影响中药的吸收和药效发挥；其次，应避免食用与中药药性相冲突的食物，如服用清热泻火类中药时应避免食用温热性食物；此外，还应避免暴饮暴食、过食生冷等不良饮食习惯。同时，糖尿病患者应根据自身病情和中药方剂的特点合理安排饮食，遵循营养均衡、清淡易消化的原则，以促进病情的恢复和身体的健康。

291 中医如何运用五行理论指导糖尿病的辨证施治？

中医五行理论将自然界的万物归纳为金、木、水、火、土五大类，并认为人体脏腑也存在着相生相克的关系。在糖尿病的辨证施治中，中医可以运用五行理论指导药物的选择和配伍。例如，对于肺燥津亏型糖尿病患者（属金），可选用具有润肺生津作用的中药，如沙参、麦冬等；对于肝火旺盛型患者（属木），可选用具有清肝泻火作用的中药，如龙胆草、栀子等；对于脾胃气虚型患者（属土），可选用具有健脾益气作用的中药，如黄芪、党参等。运用五行理论指导辨证施治，中医可以更加精准地把握糖尿病的病机变化和治疗原则，改善治疗效果。

292 对于老年糖尿病患者，中医有哪些特殊的防治策略？

对于老年糖尿病患者，中医在防治过程中会采取一些特殊策略。首先，由于老年糖尿病患者体质虚弱、脏腑功能衰退，中医在治疗时会注重补益气血、调理脾胃等原则，以增强患者的体质和抗病能力；其次，老年糖尿病患者往往伴有多种慢性疾病和并发症，中医在治疗时会综合考虑患者的整体健康状况和病情特点，制订个性化治疗方案；此外，中医还强调"治未病"的思想，注重老年糖尿病患者的饮食调养、情志调节等，以预防病情的发展和恶化。同时，由于老年糖尿病患者对药物的耐受性较差，中医在治疗时会更加谨慎地选择药物和剂量，避免药物不良反应的发生。

293 2型糖尿病患者常见的中医证候是什么？

（1）基本证候类型：

①阴虚火旺型：

主要表现：怕热、口干舌燥、多饮、多食、多尿、体重减轻、喜食冷饮等。

病因病机：多因饮食不节，过食肥甘厚味，导致脾胃运化失职，阴液亏损，燥热内生。

治疗原则：以滋阴降火为主，常用中药如生地、麦冬、天冬、知母等。

②气阴两虚型：

主要表现：疲乏无力、气短懒言、自汗盗汗、口干舌燥、多饮多尿等。

病因病机：病程较长，阴液亏损未得到及时纠正，进而累及阳气，导致气阴两虚。

治疗原则：益气养阴并重，常用中药如黄芪、党参、山药、玉竹等。

③阴阳两虚型：

主要表现：畏寒怕冷、阳痿早泄、腰膝酸软、尿频夜尿多、口干不欲饮等。

病因病机：病情进一步发展，阴损及阳，导致阴阳两虚。

治疗原则：阴阳双补，常用中药如肉桂、附子、熟地、山茱萸等。

（2）具体辨证分型：除了上述基本证候类型外，中医还根据2型糖尿病患者的具体症状进行更细致的辨证分型。

①肺热津伤型：

主要表现：口干舌燥、咳嗽痰黄、多饮等。

治疗原则：清热润肺、生津止渴。

②胃热炽盛型：

主要表现：多食易饥、大便干结、口臭等。

治疗原则：清胃泻火、养阴增液。

③肾气亏虚型：

主要表现：腰膝酸软、尿频、夜尿多、性功能减退等。

治疗原则：补肾固摄、益气养阴。

（3）其他证候类型：此外，2型糖尿病患者还可能出现其他证候类型。

①血瘀型：

主要表现：面色晦暗、脸上长斑、黑眼圈、记忆力下降等。

治疗原则：活血化瘀、通络止痛。

②痰湿型：

主要表现：身体肥胖、肚大腰圆、油脂分泌增多、夜间打鼾等。

治疗原则：燥湿化痰、理气和中。

（4）综合调理：中医治疗2型糖尿病不仅关注症状的改善，更注重整体调理和个体化治疗。医生会根据患者的具体证候类型、体质、病情等，制订个性化治疗方案，包括中药调理、针灸、推拿、拔罐、食疗等。同时，中医还强调生活方式的干预，如饮食控制、适量运动、情志调节等，以帮助患者更好地控制血糖，预防并发症的发生。

 糖尿病患者可以泡脚吗？

糖尿病患者可以泡脚，但需要注意一些关键细节，以确保安全和有效性。

（1）泡脚的好处：

①促进血液循环：泡脚能加快血液循环，有助于改善体内代谢，对糖尿病患者尤其有益，因为糖尿病可能导致血液循环不畅。

②缓解疲劳：泡脚能缓解脚部疲劳，对于经常感到脚部不适的糖尿病患者来说，是一种舒适的放松方式。

③改善睡眠：晚上泡脚可以刺激脚部末梢的神经，帮助减少大脑血流量，加快入眠速度，提高睡眠质量。

（2）泡脚时的注意事项：

①水温控制：这是糖尿病患者泡脚时最需要关注的一点。由于糖尿病可能导致神经病变，患者对温度的敏感度可能下降，容易烫伤。因此，泡脚的水温应控制在37~40℃，可以使用温度计测量水温，避免用脚试温。

②时间控制：每次泡脚的时间应控制在 15~20 分钟，避免泡脚时间过长增加感染风险。

③足部检查：泡脚前后应仔细检查足部是否有破损、溃疡或红肿等异常情况。这些问题如果不及时处理，可能会引发严重感染。

④保持清洁和干燥：泡脚后应彻底擦干足部，尤其是足趾间，以防止细菌滋生。同时，可以使用低过敏性的无香型保湿霜来保持皮肤柔软，避免干裂。

295 糖尿病患者能喝黄芪、党参等补气吗？

糖尿病患者在考虑是否能喝黄芪、党参等补气药材时，应当综合多方面因素进行考量。黄芪与党参作为中医常用的补气药物，对于改善糖尿病患者可能存在的气虚症状，如疲乏、气短等，具有一定的辅助作用。黄芪不仅能补气固表，还有助于调节血压和增强机体免疫功能，而党参则能补脾益肺、养血生津，都对糖尿病患者的整体调理有积极意义。

然而，糖尿病患者在食用这些药材时，需注意适量原则，避免过量摄入导致不良反应，如上火、咽喉肿痛或腹泻等。同时，由于黄芪性温，实证或阴虚阳盛的患者应慎用；党参虽补，但实证、热证而正气不虚者亦不宜使用。因此，在决定食用前，最好咨询专业医生或中医师，根据个人体质、病情及当前治疗方案，制订个性化用药计划。

此外，糖尿病的治疗是一个综合过程，除了药物治疗外，还包括饮食控制、适量运动、情志调节等。患者在食用黄芪、党参等补气药材的同时，应继续遵循医嘱，进行全方位的生活方式干预，以期达到更好的血糖控制效果，预防并发症的发生。

总之，糖尿病患者在适量、遵医嘱的前提下，可以尝试食用黄芪、党参等补气药材作为辅助治疗手段，但需密切关注身体反应，及时调整用药方案，确保治疗的安全性和有效性。

296 糖尿病患者如何根据自己的体质类型进行中医食养和生活调摄？

阴虚体质的糖尿病患者，往往体形消瘦、面色潮红，并且多有口干舌燥等。在食养方面，应多食用滋阴润燥的食物，如银耳、百合、梨等，同时避免辛辣、燥热的食物。在生活调摄上，要保持充足的睡眠，避免熬夜和过度劳累，居住环境也要安静、凉爽。

阳虚体质的糖尿病患者，则多体形肥胖、面色苍白，并且多有畏寒肢冷等。他们应多食用温补阳气的食物，如羊肉、韭菜等，并注意保暖，避免受寒受湿。适当进行有氧运动，如散步、慢跑，也有助于增强体质。

痰湿体质的糖尿病患者，通常体形肥胖、面部油腻，易困倦乏力。他们应多食用健脾化湿的食物，如山药、扁豆等，并避免肥甘厚味、滋补油腻的食物。生活环境要保持干燥、通风，避免潮湿。

此外，气郁体质的糖尿病患者往往性格内向，情绪不稳定，易抑郁焦虑。他们应多食用行气解郁的食物，如玫瑰花、茉莉花等，并保持心情舒畅，多参加集体活动和社交活动。

除了根据体质类型进行食养和生活调摄外，糖尿病患者还应注意以下几点：一是定期监测血糖水平，以评估病情变化并及时调整治疗方案；二是遵医嘱用药，不可自行停药或更改药物剂量；三是综合调理，糖尿病的治疗是一个综合过程，需要综合考虑药物治疗、运动疗法、心理干预等多个方面。

中医治疗糖尿病，目标是降血糖吗？

中医治疗糖尿病是一个全面、综合的过程，目标不仅仅是降血糖。

首先，从治疗角度来看，中医治疗糖尿病的首要目标是通过药物干预及时纠正患者的高血糖和高血脂等代谢紊乱，以控制急性并发症的发生，减轻患者的痛苦和排除各种危险因素。然而，这并不意味着降血糖是中医治疗的唯一或主要目标。

其次，中医治疗糖尿病更强调个体化治疗和整体调节。中医认为，糖尿病的治疗需要针对个体差异进行药物、饮食、运动等方面的调理。通过个体化治疗措施，逐步使患者的血糖、血脂、血压、血黏度和体重等指标恢复正常范围，从而减少和延缓糖尿病急、慢性并发症的发生。这种整体调节的观念，使得中医治疗糖尿病不局限于血糖的降低，而是更注重患者整体健康状态的改善。

此外，中医治疗糖尿病还注重患者的长期健康管理和教育指导。通过有效的健康管理和教育指导，帮助患者养成健康的生活习惯，维持或恢复劳动力，提高生活质量。这种长期管理和健康指导的目标，是希望糖尿病患者能够像健康人一样享受快乐长寿的生活。

值得注意的是，中医在治疗糖尿病时，并非单纯依赖药物来降血糖。中医强调的是对人体整体状态的调整，包括饮食、运动、情绪等多个方面。许多中药具有改善胰岛功能、增加机体对胰岛素的敏感性、调节内分泌、减少胰岛素抵抗等作用，但这些作用并非立竿见影的。同时，中医的针灸、推拿、艾灸等疗法也能通过刺激穴位、疏通经络等方式，对血糖的调节起到辅助作用。

综上所述，中医治疗糖尿病是一个全面和综合的过程，目标并非仅仅是降血糖。旨在通过个体化的治疗措施和整体调节的观念，帮助患者恢复健康状态，提高生活质量，预防糖尿病并发症的发生。因此，对于糖尿病患者来说，在接受中医治疗时，应全面了解治疗目标和方法，积极配合医生的治疗方案，以实现最佳的治疗效果。

298 治疗糖尿病时，如何平衡中药治疗和西药治疗的关系？

治疗糖尿病时，平衡中药治疗和西药治疗的关系非常重要。

（1）优势互补：中医与西医在治疗糖尿病时各有优势，可以相互借鉴。在西药治疗的基础上，结合中医辨证论治，调整中药方剂，以达到更好的治疗效果。

（2）个体化治疗：根据患者的具体情况制订个性化治疗方案。有些患者可能需要以西药治疗为主，辅以中药调理；而有些患者则可能更适合以中药治疗为主，西药治疗为辅。

（3）监测与调整：在治疗过程中密切监测患者的血糖水平和其他相关指标，根据病情变化及时调整治疗方案。无论是中药治疗还是西药治疗，都需要根据患者的实际情况进行动态调整。

（4）沟通与协作：中医师与西医医师之间应保持良好的沟通与协作，共同制订最佳的治疗方案，有助于确保治疗的连续性和有效性。

299 中药结合针灸、推拿等外治法治疗糖尿病有效吗？

中医结合针灸、推拿等外治法治疗糖尿病是有效的。针灸、推拿等可以起到疏通经络、调和气血的作用，对糖尿病患者的身体状态起到积极的调节作用。这些方法可以改善患者的胰岛素抵抗和胰岛β细胞功能缺陷，从而有助于控制血糖水平。同时，它们还可以缓解糖尿病患者的疲劳、失眠、便秘等症状，提高生活质量。然而，这些外治法通常作为辅助治疗手段，与药物治疗、饮食控制等相结合使用效果更佳。

300 中医有针对糖尿病患者心理和情志进行调节的治疗方法吗？

中医在糖尿病患者心理和情志调节方面有多种治疗方法。

（1）情志疏导：中医认为情志因素与糖尿病的发病和病情发展密切相关。因此，通过情志疏导来帮助患者调整心态、缓解压力是非常重要的。医生可以与患者进行深入的沟通交流，了解其内心的烦恼和困扰，并给予积极的心理支持和安慰。

（2）中医心理疗法：中医心理疗法包括认知疗法、行为疗法、暗示疗法等。这些方法可以帮助患者改变不良的思维模式和行为习惯，从而缓解焦虑、抑郁等负面情绪。

（3）中药调理：部分中药具有疏肝解郁、安神定志的功效，可以帮助患者缓解情志问题，如柴胡、郁金、合欢皮等中药常用于情志调节。

（4）针灸治疗：针灸可以通过刺激特定的穴位来调节人体的神经系统和内分泌系统，从而缓解焦虑、抑郁等负面情绪。常用的穴位有内关、神门、三阴交等。

（5）气功和太极拳：这些运动可以帮助患者放松身心、调整呼吸和情绪状态。气功和太极拳注重意念和呼吸的配合，通过缓慢的动作和深呼吸来达到身心合一的境界。

301 为什么不同糖尿病患者的中医的治法也不同？

虽然都是糖尿病患者，但中医的治法却不同，这主要基于以下几个原因：

（1）个体差异：每个糖尿病患者的体质、病情、病程等因素都存在差异。中医强调个体化治疗，根据患者的具体情况制订个性化治疗方案。

（2）辨证施治：中医注重辨证施治，即根据患者的症状、舌象、脉象等信息进行综合分析，确定其证候类型，然后采取相应的治疗方法。不同的证候类型需要采用不同的中药方剂和治疗方法。

（3）并发症考虑：糖尿病患者可能伴随多种并发症，如心血管病变、肾病、眼病等。中医在治疗糖尿病时还需要考虑并发症的情况，有针对性地制订治疗方案。

（4）综合治疗：中医治疗糖尿病通常采用综合治疗的方法，包括药物治疗、饮食控制、运动锻炼等。在治疗过程中还需要根据患者的病情变化及时调整治疗方案。

因此，即使是同样的糖尿病患者，中医的治法也可能因为上述原因而有所不同。

302 在接受中医治疗时，糖尿病患者如何相互交流经验，互相支持？

在接受中医治疗时，糖尿病患者相互交流经验、互相支持是非常重要的。

（1）参加糖尿病支持小组：可以参加当地的糖尿病支持小组或在线社区，与其他糖尿病患者分享自己的治疗经验和感受。在小组中，可以听到其他患者的成功案例和应对挑战的方法，从而受到启发和鼓励。

（2）建立互助关系：与其他糖尿病患者建立互助关系，互相分享治疗心得和生活经验。他们可以互相监督饮食和运动计划的执行情况，共同应对治疗过程中的困难和挑战。

（3）分享信息：在交流过程中，积极分享自己的治疗信息、医生建议和用药经验等。这些信息可能对其他患者有所帮助，同时也能从他人的反馈中获得新的见解和建议。

（4）保持积极态度：在交流过程中保持积极态度，鼓励和支持彼此。糖尿病是一种需要长期管理的疾病，保持积极的心态对于病情的控制和生活质量的提高非常重要。

303 糖尿病患者如何选择合适的中医师和医疗机构？

在寻求中医治疗时，选择合适的中医师和医疗机构非常重要。

（1）查看资质：选择具有合法执业资格的中医师和医疗机构。可以查询相关部门的官方网站或咨询当地卫生行政部门，了解医师和医疗机构的资质情况。

（2）了解经验：选择具有丰富经验的中医医师和医疗机构。可以通过查询医师的从业经历、患者评价等信息来了解其专业水平和治疗经验。

（3）考察设施：选择设施完善、环境整洁的医疗机构。良好的医疗设施和环境有助于提高治疗效果和患者的就医体验。

（4）沟通顺畅：选择能够与患者良好沟通的中医师。在就诊过程中，医师应能够耐心听取患者的病情描述和需求，并给予详细的解答和建议。

（5）综合评估：在选择中医师和医疗机构时，可以多方面收集信息并进行综合评估。可以向身边的朋友、家人或同事寻求推荐，也可以参考网络上的评价和口碑等信息。

304 妊娠糖尿病患者能寻求中医治疗吗？

妊娠糖尿病患者可以寻求中医治疗。中医治疗妊娠糖尿病注重整体调节和个体化治疗，通过辨证施治来改善患者的身体状况和病情。然而，需要注意的是，此时中医治疗应作为辅助治疗手段，与西医治疗相结合使用。在妊娠期间，孕妇的血糖水平对胎儿的发育至关重要，因此必须确保血糖控制在安全范围内。在寻求中医治疗时，孕妇应与西医医师保持沟通，确保治疗方案的安全性和有效性。

305 妊娠糖尿病能喝中药吗？对胎儿有影响吗？

（1）妊娠糖尿病与中药：

①中药的辅助治疗作用：中医师能够通过辨证分析孕妇的病型，使用中药帮助孕妇缓解临床症状。中医将消渴症（即糖尿病）分为不同证型，如肺热津伤证、胃热炽盛证、气阴两虚证、肾阴亏虚证等。中医师会根据孕妇的不同临床症状来判断消渴症的临床分型，从而使用对症的中药进行调理。

②专业指导的重要性：虽然某些中药可能有助于改善血糖控制，但由于个体差异及病情变化，妊娠糖尿病患者必须在专业中医师的指导下使用中药，以减少潜在风险。同时，用药期间应注意观察身体反应，及时调整方案。

③中药的局限性：中药治疗糖尿病的过程比较缓慢，而孕妇的高血糖状态需要尽快得到控制，以维持胎儿的正常生长水平。因此，中药治疗通常作为临床辅助治疗，治疗仍以西医治疗为主。

（2）妊娠糖尿病对胎儿的影响：

①巨大儿：孕妇血糖高，胎儿长期处于母体高血糖所致的高胰岛素血症环境中，可以促进蛋白、脂肪的合成，抑制脂解作用，导致躯体过度发育，形成巨大儿。

②胎儿生长受限：妊娠早期高血糖有抑制胚胎发育的作用，导致妊娠早期胚胎发育落后。糖尿病合并血管微血管病变者，胎盘血管常出现异常，影响胎儿发育。

③流产和早产：妊娠早期血糖高可以使胚胎发育异常，最终导致胚

胎死亡而流产。另外，合并羊水过多容易发生早产，并发妊娠高血压疾病等并发症时，常需提前终止妊娠。

④胎儿畸形：发生率高于非糖尿病的孕妇，严重畸形的发生率为正常妊娠的7~10倍，与受孕后最初数周高血糖水平密切相关，是导致围产儿死亡的重要原因。以心血管畸形和神经系统畸形最常见。

⑤其他影响：如新生儿糖尿病、新生儿呼吸窘迫综合征等。

（3）妊娠糖尿病的治疗建议：

①饮食管理：避免高糖食物，定期监测血糖水平。

②适当运动：有助于控制血糖水平。

③药物治疗：如果饮食和运动无法有效控制血糖，应在医生指导下进行药物治疗，使用胰岛素或某些降糖药。

④定期产检：密切监测胎儿的生长和发育情况，及时发现问题并处理。

综上所述，妊娠糖尿病患者可以在医生指导下喝中药进行辅助治疗，但需要注意中药的局限性和潜在风险。同时，孕妇应严格控制血糖水平，以减少对胎儿的不良影响。

306 中医治疗能否预防和治疗妊娠糖尿病可能出现的并发症？

中医在治疗和预防妊娠糖尿病及其并发症方面确实有其独特的优势，但需要注意的是，中医治疗通常作为辅助手段，与西医治疗相结合，以达到更好的效果。

（1）中医治疗预防和治疗妊娠糖尿病并发症的可能性：

①妊娠高血压：中医认为，妊娠高血压与肝肾阴虚、肝阳上亢、气

血亏虚等因素有关。通过中药调理，使用具有平肝潜阳、滋养肝肾、益气养血等功效的中药，可能有助于预防和缓解妊娠高血压。此外，针灸、按摩等疗法也被认为能够调节气血平衡，缓解血管紧张，从而起到辅助降低血压的作用。

②羊水过多：中医认为，羊水过多可能与脾虚湿盛、肾气不足等因素有关。通过中药调理，如使用具有健脾利湿、温补肾阳等功效的中药，可能有助于改善羊水过多的情况。此外，中医还强调饮食调理和生活方式的改变，如避免过多摄入甜食和油腻食物，增加膳食纤维的摄入，以及保持适量的运动等，这些措施也有助于控制血糖水平，从而间接影响羊水量。

（2）中医治疗的优势和局限性：

①优势：中医治疗强调整体观念和辨证施治，能够根据患者的具体病情和体质特点制订个性化治疗方案。此外，中药的不良反应相对较少，对母婴的安全性较高。

②局限性：中医治疗的效果可能相对较慢，对于需要迅速控制病情的妊娠糖尿病及其并发症患者来说，可能不是首选的治疗手段。此外，中药的成分复杂，可能存在与其他药物相互作用的风险，因此在使用时需谨慎。

（3）综合治疗建议：对于妊娠糖尿病及其并发症的预防和治疗，建议采取综合治疗措施，包括合理的饮食管理、适量的运动、定期的血糖监测以及必要的药物治疗（包括中药和西药）。同时，孕妇应保持良好的心态，积极配合医生的治疗，以确保母婴的健康和安全。

307 妊娠糖尿病患者喝中药的同时还需要胰岛素治疗吗？

妊娠糖尿病患者是否需要同时使用中药和胰岛素进行治疗，取决于患者的具体病情。胰岛素是控制血糖的有效手段，对于无法通过饮食和运动控制血糖达标的孕妇，胰岛素治疗是必要的。中药可以作为辅助治疗手段，帮助改善身体状况和提高胰岛素敏感性。然而，是否需要联合使用应根据医生建议和患者病情来决定，同时需密切监测血糖变化并遵循医嘱调整治疗方案。

308 古之消渴与今之糖尿病的区别联系是什么？

（1）消渴症与糖尿病的区别：

①概念范畴：消渴症是中国传统医学中的病症名称，而糖尿病是现代医学的疾病名称。

②临床表现：消渴症以多饮、多食、多尿、身体消瘦或尿有甜味为主要特征。

糖尿病则是一组以高血糖为特征的代谢性疾病，临床表现包括多饮、多尿、多食、体重下降、视力模糊、皮肤瘙痒、手脚麻木或刺痛等。

③诊断依据：消渴症的诊断主要依据患者的症状表现，如口渴多饮、多食易饥、尿频量多、形体消瘦等，同时结合舌苔、脉象等中医诊断方法进行综合判断。

糖尿病的诊断主要依据血糖检测结果，如空腹血糖≥7.0 mmol/L，或餐后2小时血糖≥11.1 mmol/L，或随机血糖≥11.1 mmol/L，并伴有典型的糖尿病症状。

④治疗方法：消渴症的治疗以中医的整体观念和辨证论治为指导，采用中药、针灸、推拿等综合治疗方法。

糖尿病的治疗包括饮食控制、运动疗法、药物治疗、血糖监测和健康教育等综合措施。药物治疗主要有胰岛素、口服降糖药等。

⑤并发症：消渴症的并发症主要是由于气血津液代谢紊乱、脏腑功能失调所致，如痈疽、内障、雀目、耳聋、水肿等。

糖尿病的并发症主要是由长期高血糖对血管、神经等组织的损害引起的，包括微血管并发症（如糖尿病肾病、糖尿病视网膜病变）和大血管并发症（如冠心病、脑卒中等）。

（2）消渴症与糖尿病的联系：消渴症在中医中是对具有多饮、多食、多尿、身体消瘦或尿有甜味等症状的一类病症的统称，而糖尿病在现代医学中正是以高血糖为特征的代谢性疾病，典型症状与消渴症相似。

糖尿病在古代医学中常被称为消渴症，两者在临床表现上存在一定的重叠。

309 如何理解中医的辨证论治？

中医的辨证论治是指先通过中医诊查方法来判断疾病的证候类型，再根据证候类型确定治疗疾病的方法。辨证论治是中医诊断和治疗疾病的主要手段之一，强调因时、因地、因人制宜的原则，即根据患者的具体情况进行个体化的诊断和治疗。

辨证：是将四诊（望、闻、问、切）所收集的资料、症状和体征，通过综合分析来辨清疾病的原因、性质、部位、邪正之间的关系，概括判断为某种证候。

论治：是在辨证的基础上，选择针对相关证候的治疗原则和方法，如服用中药、刮痧、拔罐等。

辨证论治的过程实质上就是中医学认识疾病和治疗疾病的过程，它体现了中医整体观念和个体化治疗的特点。

310 中医的"辨病"和"辨证"是什么？

辨病：是通过一系列临床现象和客观检测，准确地判断病因和病位的过程。它是临床治疗的基础和前提，有助于医生对疾病有全面的认识和把握。辨病治疗强调针对疾病的本质进行治疗，即针对病因和病位进行治疗。

辨证：是在辨病的基础上，通过综合分析患者的症状、体征、舌象、脉象等信息，进一步判断疾病的证候类型，然后根据证候类型确定治疗原则和方法。辨证治疗强调个体化治疗，即针对不同的证候类型采用不同的治疗方法。

中医临证既重视辨病也重视辨证，两者相辅相成，共同构成中医诊断和治疗疾病的完整体系。

311 中医的"异病同治"是什么？

中医的"异病同治"是指不同的疾病在其发展过程中，由于出现了相同的病机（即疾病发生、发展、变化及其结局的机理），因而可以采用一系列相同的治疗法则，强调治疗疾病时应着眼于病机的区别而非病的异同。例如，久痢脱肛、子宫下垂、胃下垂等不同的疾病，如果均表现为中气下陷证，就都可以用升提中气的方法治疗。

"中药只能辅助治疗糖尿病"的说法对吗？

这种说法有一定的道理。中药在糖尿病的治疗中确实可以起到辅助作用，如改善由于血糖升高导致的多饮、多尿、多食以及体重下降等症状，对糖尿病肾病导致的水肿也有很好的治疗作用。然而，中药并不能完全替代现代医学的降糖药物如胰岛素和口服降糖药等。因此，在糖尿病的治疗中，中药可以作为辅助手段之一，但需要结合现代医学的治疗方法进行综合治疗。

313 "只有中医才能治好糖尿病"的说法对吗？

这种说法是不准确的。糖尿病是一种复杂的代谢性疾病，治疗需要综合考虑多个方面，包括饮食控制、运动疗法、药物治疗、血糖监测和健康教育等。虽然中医在糖尿病的治疗中有其独特的优势和方法，如辩证论治、整体调理等，但并不能说只有中医才能治好糖尿病。现代医学在糖尿病的治疗方面也取得了显著的进展和成果，如胰岛素、口服降糖药等的开发和应用，以及针对糖尿病并发症的有效治疗方法等。因此，糖尿病的治疗需要综合中西医的优势和方法进行个体化治疗。

314 糖尿病患者服用中药后，也需要饮食运动管理吗？

是的。服用中药后，同样需要进行饮食运动管理。饮食和运动管理是糖尿病治疗的重要组成部分，在控制血糖、减轻症状、预防并发症等方面都发挥了重要作用。无论是否服用中药，糖尿病患者都应该遵循合理的饮食原则，如控制总热量摄入、均衡营养、定时定量等；同时也应该进行适量的运动锻炼，如散步、慢跑、游泳等有氧运动，以帮助控制血糖、改善心肺功能、增强身体代谢能力等。

315 小偏方可以治疗糖尿病吗？

小偏方治疗糖尿病的说法缺乏科学依据，不建议盲目尝试。糖尿病是一种复杂的代谢性疾病，治疗需要综合考虑多个方面，包括饮食控制、运动疗法、药物治疗等。小偏方往往没有经过科学验证和临床试验的支持，安全性和有效性无法得到保障。盲目尝试小偏方可能会导致血糖波动、病情加重等不良后果。因此，糖尿病患者应该遵循医生的建议进行科学治疗和管理。

316 贵的中药就效果好吗？

贵的中药并不一定意味着效果好。中药的价格受多种因素影响，如药材的稀有程度、采集难度、加工成本等。然而，中药的疗效并不完全取决于价格高低，而与其药性、功效以及是否对症等因素密切相关。因此，应该根据患者的具体病情和体质特点选择中药，而不是盲目追求高价中药。

317 中药是绝对安全的，没有不良反应吗？

中药并非绝对安全的，也可能存在不良反应。虽然中药在中医理论指导下使用具有较高的安全性，但并不意味着没有任何不良反应。某些人群可能对某些中药成分存在发生变态反应或不良反应的风险。此外，如果中药使用不当或过量使用，也可能导致不良反应的发生。因此，在使用中药时，应该遵循医生的建议和指导，注意药物的剂量和用法，并注意观察身体反应和病情变化。

318 病友用的中药方效果很好，我可以拿来用吗？

不建议盲目使用病友的中药方。每位患者的具体病情和体质特点都是不同的，因此即使同一个中药方在其他人身上取得了良好的效果，也不一定适用于自己。在使用中药时，应该遵循医生的个体化治疗原则，根据自己的具体病情和体质特点进行选择和调整药方。此外，中药的配伍和用量也需要严格控制，以避免不良反应的发生。

319 得了糖尿病，只吃中药，不吃西药行吗？

得了糖尿病后，只吃中药而不吃西药的做法是不推荐的。虽然中药在糖尿病的治疗中可以起到辅助作用，但其降糖效果相对较弱且不够稳定。西药如胰岛素和口服降糖药等则具有明确的降糖效果和作用机制，能够更有效地控制血糖水平并预防并发症的发生。因此，在糖尿病的治疗中，中药和西药可以相辅相成，但西药通常作为主要的降糖手段之一。具体治疗方案应根据患者的具体情况和医生的建议进行制订。

320 规律服用中药后，西药可以减一减吗？

规律服用中药后是否可以减少西药的用量，需要根据患者的具体情况和医生的建议来决定。虽然中药在糖尿病的治疗中可以起到辅助作用并有助于改善患者的症状和生活质量，但其降糖效果相对较弱且不够稳定。如果患者在服用中药后血糖控制稳定且未出现不良反应等，可以考虑适当减少西药的用量或调整治疗方案，但应在医生的严密监测和指导下进行，以确保患者的血糖水平得到有效控制并预防并发症的发生。

321 中药总比西药好吗？

这种说法是不准确的。中药和西药各有优势和适用范围，不能简单地一概而论哪种更好。中药在糖尿病的治疗中具有独特的优势和方法,如辨证论治、整体调理等,可以改善患者的症状和生活质量;而西药则具有明确的降糖效果和作用机制,能够更有效地控制血糖水平并预防并发症的发生。因此,在糖尿病的治疗中,应该根据患者的具体情况和医生的建议制订个体化治疗方案,综合考虑中药和西药的优势和方法进行综合治疗。

322 中药保健品和中医中药有什么关系?

中药保健品和中医中药之间存在一定的联系和区别。中药保健品通常是以中药为主要原料制成的具有保健功能的食品或药品,主要用于调节人体机能、预防疾病、提高健康水平等。中医中药则是一个更为广泛的概念,包括中药学、中医诊断学、中医内科学等多个学科领域的内容,旨在通过中医理论和中药的应用来预防和治疗疾病。

(1)联系:中药保健品和中医中药都涉及中药的应用和保健功能的发挥。

(2)区别:

目的不同:中药保健品更注重保健和预防功能,而中医中药则更注重疾病的治疗和康复。

监管不同:中药保健品通常需要符合相关的食品安全标准和监管要求,而中医中药则需要遵循中医药学的理论和临床实践规范进行应用。

323 宣称"2个疗程根治糖尿病"的中药保健品可以用吗？

对于宣称"2个疗程根治糖尿病"的中药保健品，应持谨慎态度，避免盲目相信。糖尿病是一种慢性疾病，需要长期、持续的管理和控制，而非短期内可以根治的疾病。目前，无论是中医还是西医，都没有能够根治糖尿病的方法。

宣称"2个疗程根治糖尿病"的中药保健品往往缺乏科学依据和临床试验的支持，安全性和有效性无法得到保障。此外，这些产品可能含有不明确的成分或过量的药物，存在潜在的风险和不良反应。

因此，对于糖尿病患者来说，应该遵循医生的建议和指导，进行科学、规范的治疗和管理。不要盲目相信所谓的"根治"宣传，以免延误病情或造成不必要的健康损害。在选择中药保健品时，也应注意查看产品的批准文号、生产厂家等信息，确保其合法性和安全性。

324 如何识别假中医？

识别假中医可以从以下几个方面入手：

（1）查看资质：真正的中医师应该具备相应的中医执业资质和证书，如中医执业医师资格证等。可以要求医生出示相关证件进行核实。

（2）考察经验：中医是一门需要长期学习和实践的医学，经验丰富的中医师往往能够更准确地诊断和治疗疾病。可以询问医生的从业年限、擅长领域以及治疗过的典型病例等。

（3）观察诊疗过程：真正的中医师在诊疗过程中注重望、闻、问、切等四诊合参，综合分析患者的症状、体征等信息，而不是仅仅依靠某种仪器或药物进行治疗。同时，中医师也会根据患者的具体情况进行个体化的治疗方案制订。

（4）警惕夸大宣传：假中医可能会夸大治疗效果或宣称能够根治某种疾病，这是不科学的。应该保持理性思考，不要轻信夸大宣传。

（5）参考口碑：可以了解其他患者对医生的评价和口碑，这有助于判断医生的专业水平和治疗效果。

325 糖尿病患者消瘦、乏力，能用冬虫夏草、人参等补品吗？

对于糖尿病患者来说，消瘦、乏力等症状可能是血糖控制不佳、营养不良或并发症等原因导致的。在这种情况下，使用冬虫夏草、人参等补品并不能直接解决问题，甚至可能带来不良后果。

首先，这些补品并不能直接降低血糖或改善糖尿病的症状。其次，过度使用补品可能会加重身体的负担，导致不良反应或并发症的发生。最后，补品的使用应该在医生的指导下进行，以确保其安全性和有效性。

因此，对于糖尿病患者来说，应该遵循医生的建议和指导，进行科学、规范的治疗和管理。针对消瘦、乏力等症状，可以通过调整饮食、增加营养摄入、适量运动等来改善。同时，也需要定期监测血糖水平，及时调整治疗方案，以预防并发症的发生。

326 久病患者自学中医,根据理论开方治病能行吗?

久病患者"自学中医"并根据理论开方治病是不可取的。中医是一门复杂而深奥的医学体系,需要长期的学习和实践才能掌握其精髓和技巧。仅仅通过自学或阅读一些中医书籍是无法真正掌握中医的诊疗方法和治疗原则的。

此外,中医的诊疗过程需要综合考虑患者的症状、体征、舌象、脉象等多个方面的信息,制订个体化治疗方案,需要医生具备丰富的临床经验和专业知识。久病患者虽然对自己的病情有一定的了解,但往往缺乏全面的医学知识和诊疗经验,无法准确判断自己的病情,也就无法制订合适的治疗方案。

因此,久病患者应该遵循医生的建议和指导,进行科学、规范的治疗和管理。不要盲目尝试自学中医或根据理论开方治病,以免延误病情或造成不必要的健康损害。

PART 5

糖尿病的监测与诊断

327 糖尿病的可疑信号有哪些？

糖尿病的可疑信号主要包括反应性低血糖、皮肤瘙痒、反复感染、四肢末梢疼痛及麻木、体重减轻而找不到其他原因、年轻患者动脉硬化、冠心病和眼底病变、口腔症状（如口干口渴等）、有糖尿病家族史、有分娩巨大胎儿史或有多次流产、死胎等。这些信号并不一定意味着患有糖尿病，但如果出现这些症状，应及时就医检查。

328 有多饮、多尿的症状就一定是糖尿病吗？

有多饮、多尿的症状并不一定是糖尿病。虽然多饮、多尿是糖尿病的典型症状之一，但也可能由其他因素引起。因此，仅凭这些症状无法确定是否患有糖尿病，需要进一步进行医学检查。

329 需要做哪些检查才能确定是否患了糖尿病？

要确定是否患了糖尿病，通常需要进行血糖、尿糖、口服葡萄糖耐量测验、胰岛功能测定等检查项目。其中，血糖检查是关键，包括空腹血糖和餐后两小时血糖的测定。如果空腹血糖高于 7 毫摩尔/升，餐后两小时血糖高于 11.1 毫摩尔/升，通常可诊断为糖尿病。

330 检测糖化血红蛋白有何意义？

检测糖化血红蛋白的意义在于它可以反映患者在过去 8~12 周的血糖控制情况。糖化血红蛋白是血糖和血红蛋白结合的产物，正常值一般为 4%~6%。通过检测糖化血红蛋白，可以评估糖尿病患者的血糖控制效果，有助于指导治疗方案的调整。

331 什么是 C 肽？C 肽测定有何意义？

C 肽是胰岛 β 细胞的分泌产物，与胰岛素有共同的前体——胰岛素原。C 肽测定可以用于评估胰岛 β 细胞的功能，了解胰岛素的分泌情况。在糖尿病的诊断和治疗过程中，C 肽测定可以提供重要的参考信息。

332 如何进行口服葡萄糖耐量试验？

进行口服葡萄糖耐量试验时，受试者需要空腹 8~10 小时，在早晨进行试验。首先空腹抽血 1 次，然后口服一定量的葡萄糖（通常是将 75 g 葡萄糖溶于 200~300 mL 温水中），在 5 分钟内服完。之后在 30 分钟、60 分钟、120 分钟、180 分钟时分别抽血测血糖，观测患者的血糖变化以及对葡萄糖的适应能力，判断是否为糖尿病。

333 糖尿病患者平时需要监测哪些指标？

糖尿病患者平时需要监测的指标主要包括血糖（包括空腹血糖和餐后两小时血糖）、血压、血脂（包括总胆固醇和低密度脂蛋白胆固醇）、体重以及眼底情况等。此外，还需要定期监测糖化血红蛋白和尿微量白蛋白等指标，以了解患者的血糖控制情况和是否存在糖尿病肾病等并发症。

334 测尿糖对诊断糖尿病有意义吗？

测尿糖有助于发现血糖水平异常，可作为调整降糖药物剂量的参考而非诊断依据。对于糖尿病的诊断，测尿糖具有一定的参考价值，但意义有限，原因如下：

（1）敏感性较低：尿糖检测不如血液检测敏感，血糖水平在轻度升高时，尿糖可能仍为阴性。

（2）特异性不强：尿糖阳性可能由于多种原因引起，如肾糖阈降低（即肾脏排泄葡萄糖的能力增强），并不一定意味着患有糖尿病；反之并发肾小球硬化症时，血糖虽然升高，但是尿糖可呈假阴性。

（3）无法反映血糖波动：尿糖检测不能准确反映血糖的具体水平和波动情况，而血糖水平的波动对于糖尿病的诊断和管理非常重要。

335 为什么既要监测空腹血糖，又要监测餐后血糖？

监测空腹血糖和餐后血糖是糖尿病管理中非常重要的两个方面，各自提供了关于血糖控制的不同信息，有助于患者和医生更好地管理糖尿病。患者应遵循医生的指导，定期进行血糖监测，并根据监测结果调整生活方式和治疗方案。

（1）空腹血糖监测的意义：

①评估基础胰岛素分泌功能：空腹血糖水平反映了在没有食物摄入的情况下，身体的基础胰岛素分泌能力和肝脏糖原的输出情况，是评估胰岛 β 细胞功能的一个重要指标。

②诊断糖尿病：空腹血糖是糖尿病诊断的一个重要标准。根据世界卫生组织（WHO）的标准，空腹血糖值 ≥ 7.0 mmol/L（126 mg/dL）可以诊断为糖尿病。

③长期血糖控制指标：空腹血糖水平可以反映患者长期的血糖控制情况。持续的高空腹血糖水平可能预示着糖尿病并发症的风险增加。

④调整治疗方案：空腹血糖的监测结果可以帮助医生调整药物治疗方案，包括胰岛素和口服降糖药的剂量。

（2）餐后血糖监测的意义：

①评估食物对血糖的影响：餐后血糖水平反映了食物摄入后血糖的波动情况，有助于了解食物种类和量对血糖的影响。

②诊断糖尿病前期：餐后血糖升高可能是糖尿病前期的标志。餐后 2 小时血糖值在 7.8~11.1 mmol/L（140~200 mg/dL）可能表明存在糖耐量减低。

③评估胰岛素敏感性：餐后血糖水平可以反映胰岛素敏感性，即身体对胰岛素的反应能力。餐后血糖升高可能表明存在胰岛素抵抗。

④预防心血管疾病：高餐后血糖与心血管疾病风险增加有关。控制餐后血糖有助于降低心血管疾病的风险。

（3）空腹血糖与餐后血糖的互补性：

①全面了解血糖波动：空腹血糖和餐后血糖共同提供了血糖波动的全面信息，有助于更准确地评估糖尿病患者的血糖控制情况。

②制订个性化治疗方案：不同的糖尿病患者可能存在不同的血糖波动模式，监测空腹和餐后血糖，有助于为患者制订个性化治疗方案。

③预测并发症风险：空腹血糖和餐后血糖水平都与糖尿病并发症的风险相关。两者都控制在目标范围内，可以降低并发症的风险。

336 糖尿病患者每天都要测血糖吗？

糖尿病患者是否需要每天测量血糖取决于血糖控制情况、治疗方案以及医生的建议。以下是一些指导原则：

（1）血糖控制不稳定的患者：如果糖尿病患者的血糖水平波动较大，或者正在调整药物治疗方案，尽量做到每天监测血糖。特别是在开始新的治疗方案或改变药物剂量时，连续的血糖监测可以帮助医生评估治疗效果，并做出相应的调整。

（2）血糖控制稳定的患者：如果您的血糖水平相对稳定，并且已经找到了有效的治疗方案，可以根据医生的建议减少监测频率，可能只需要每周监测几天，或者在特定的时间点（如餐后或睡前）监测。

（3）特定情况下的监测：在某些情况下，如感染、应激、饮食或生活方式的改变，可能需要增加监测频率。另外，在进行高强度运动或长时间运动后，血糖水平可能会受到影响，因此可能需要增加监测次数。

（4）使用胰岛素的患者：由于胰岛素需要根据血糖水平调整，使用胰岛素的患者通常需要更频繁地监测血糖，这类患者甚至需要每天监测多次，包括餐前、餐后以及睡前。

（5）改变生活方式时监测：如果要进行饮食或运动方面的调整，在调整期间可以增加监测频率，以评估这些变化对血糖控制的影响。

总之，糖尿病患者是否需要每天测量血糖取决于个人的具体情况，随着血糖控制情况的改善，监测频率可能会逐渐减少。一定要遵循医生的建议，并根据自己的血糖控制情况确定监测频率。

337 怎样选购血糖仪？

在选购血糖仪时，可以注意以下几点：

（1）仪器运行情况：如采血针使用是否便利，查看需血量的多少、仪器读数的时间、显示屏的大小与清晰度，以及电池更换的方便性。

（2）准确度：虽然家用血糖仪的准确度达不到诊断标准，但应选择测量结果与生化仪测静脉血结果相近的仪器。

（3）价格与耗材：除了考虑血糖仪本身的价格，还要考虑试纸条、电池等耗材的开销。

（4）服务与保修：了解血糖仪的保修期、保修项目及其他售后服务，试纸的供货情况也需考虑。

（5）便携性与操作简便性：对于需要经常出门或旅行的用户，便携性很重要；同时，操作过程简单的产品更便于日常使用。

（6）功能与记忆容量：血糖仪的记忆容量大小以及是否附带时间和日期等功能会影响使用的便捷性。

338 怎样使用血糖仪？

使用血糖仪前应先仔细阅读产品说明书，一般步骤如下：

（1）校正：部分血糖仪可能需要在测量前进行试纸条校正或验证码校正。

（2）消毒：用75%的乙醇消毒采血的部位皮肤，避免使用其他消毒剂以免干扰测试结果。

（3）采血：待消毒部位乙醇晾干后，使用采血笔或采血针头进行采血。

（4）检测：将血液滴入试纸指定区域，等待血糖仪显示结果并记录。

339 妊娠糖尿病患者每天测几次血糖？

妊娠糖尿病患者每天需要监测血糖的次数并非固定，而是依据其病情稳定程度及医生的个性化建议来确定。在常规情况下，为了确保全面掌握血糖波动情况，患者至少应每日监测4次血糖，涵盖空腹时以及三餐后两小时的血糖水平。然而，对于那些病情不稳定、频繁出现低血糖或高血糖症状，或者正处于药物剂量调整期的患者，医生可能会建议增加监测频次，如每天检测5次甚至7次以上，这样可以更细致地观察血糖变化，并及时对治疗方案做出调整。相反，当患者的血糖控制得相对平稳时，监测次数可以适当减少，但通常也建议至少每周在三个不同时间点进行监测,比如选择每周一、三、五测量餐后血糖,或者周二、四、六测量餐前血糖,以确保血糖水平持续处于可控状态。此外,如果遇到身体不适、饮食结构发生较大变化等特殊情况,患者也应主动增加血糖监测次数,以便及时发现并妥善处理任何血糖异常。总之,妊娠糖尿病患者的血糖监测频率需根据个人实际情况和医生的专业指导来灵活确定,以最大限度保障母婴健康。

340 为什么糖尿病患者测血糖前 2 天要停服维生素 C?

糖尿病患者测血糖前需停服维生素 C,原因在于维生素 C 作为一种强还原剂,易与血糖试纸化学成分反应,干扰血糖检测的准确性,可能导致检测结果偏低或出现假阴性,进而影响医生对病情的判断。考虑到维生素 C 在体内的代谢和排泄需要时间,且其剂量越大对血糖检测结果的影响越显著,因此医学专家建议糖尿病患者在测血糖前应停用维生素 C,以确保检测结果的准确性。同时,为避免富含维生素 C 的食物对检测结果产生干扰,患者在测前也需调整饮食,避免食用如柚子、柑橘、猕猴桃等水果。这一措施在临床实践中得到了广泛应用,是确保糖尿病患者血糖检测准确性的重要步骤。

为什么在家和在医院测的血糖值不一样?

在家测的血糖值和在医院测的血糖值存在差异,可能是由多种因素导致的。以下是一些可能导致这种差异的原因：

（1）检测时间和状态的不同：在家自测血糖时，通常是选择空腹或餐后的特定时间点进行检测。而在医院，医生可能会根据需要进行空腹血糖、餐后血糖或随机血糖的检测，检测时间点可能与患者在家自测时不同。

另外，去医院的路上可能会进行一定的运动，如赶路、爬楼梯等，有时也会引起血糖波动。

（2）检测方法和设备的差异：在家自测血糖通常使用便携式血糖仪，通过采集指尖血样进行检测。而在医院，可能会使用更精确的大型生化检测仪，通过抽取静脉血进行检测。这两种方法在样本类型、处理方式和检测原理上存在差异，可能导致结果有所不同。

不同品牌、型号的血糖仪可能存在一定误差，而且血糖仪需要定期校准，否则也会影响准确性。

（3）样本处理和测量的不同：家用血糖仪通常使用小型测试条来接触血液样本，而医院则可能需要将血液样本分离出血清或血浆进行测量。这种处理过程可能会对结果产生一定影响。

采血方法、采血量、试纸的保存和使用方式等也会影响血糖值的准确性。例如，采血量不足、试纸过期或受潮、消毒未干便采血等都可能导致血糖值偏低或偏高。

（4）身体状态和环境因素的影响：在家自测时，患者可能处于相对放松的状态。而在医院，由于环境陌生、等待时间长、情绪紧张等因素，可能导致体内激素水平发生变化，进而影响血糖水平。

另外，休息不好、失眠、情绪波动、感染性疾病、药物影响等也可能导致血糖波动。

（5）检测目的和标准的差异：在家自测血糖主要是为了监测日常血糖水平，以便及时调整饮食和药物。而在医院检测血糖，通常是为了更全面地评估病情和制订治疗方案，因此检测目的和标准可能有所不同。

需要注意的是，血糖值受到多种因素的影响，存在一定的波动是正常的。如果在家测得的血糖值与医院测得的血糖值存在较大差异，不要过于紧张。建议多测几次，并在医生的指导下进行分析和处理。同时，遵循医生的建议进行血糖监测和管理。

342 血糖仪试纸如何存放？

试纸的存放应遵循以下原则：密封保存，防止湿气和杂质进入；避免阳光直射，存放在避光的地方；保存温度适宜，通常建议在15~30℃；保持干燥，避免与水或其他液体接触；检查试纸的有效期，并确保在有效期内使用。

343 餐后2小时血糖是指用餐2小时后的血糖吗？

是的，餐后2小时血糖指的是从进餐第一口食物开始计算时间，2小时后测量的血糖水平。这是评估胰岛β细胞功能以及糖尿病诊断的重要依据之一。

344 在6:00~8:00测空腹血糖最准确吗？

在6:00~8:00测量空腹血糖相对准确，因为这段时间内人体内的胰岛素水平较高，血糖水平相对较低，且受其他因素干扰较少。但这并不意味着其他时间测量的空腹血糖就不准确，只是这个时间段内测量的结果更具参考价值。

345 不用扎手指、可全天监测血糖的动态血糖仪好不好？

不用扎手指、可全天监测血糖的动态血糖仪，对于需要频繁监测血糖的患者来说可能是一个好选择。这种血糖仪可以提供连续的血糖数据，有助于更全面地了解患者的血糖控制情况。然而，这种血糖仪的准确性和稳定性可能受到多种因素的影响，如传感器的工作状态、患者的活动水平等。因此，在使用前应详细了解其使用方法和注意事项，并在医生的建议下选择是否使用。

346 都说糖化血红蛋白是评估血糖控制水平的金标准，是不是测了这个就不用测其他项目了？

糖化血红蛋白虽然是评价糖尿病患者血糖控制情况的重要指标，但不能完全替代其他检测项目。在糖尿病的诊断和治疗过程中，还需要结合血糖、尿糖、口服葡萄糖耐量测验、胰岛功能测定等多项检查的结果进行综合评估。因此，即使测定了糖化血红蛋白，也仍需要测其他项目以更全面地了解患者的病情。

347 多久测一次糖化血红蛋白合适？

（1）对于血糖控制已经达标的糖尿病患者，建议每3~6个月检测一次糖化血红蛋白。

（2）对于血糖控制未达标或近期调整了治疗方案的患者，可能需要每3个月检测一次甚至更频繁，以便更密切地监控治疗效果。

（3）对于妊娠期间的糖尿病患者，可能需要更频繁的监测，如每1~2个月。

（4）新诊断的糖尿病患者或治疗方案有重大调整时，可能也需要更频繁的监测。

（5）每位患者的具体情况不同，应咨询医生后按照医生的建议进行检查。

348 糖尿病患者定期查肝肾功能有必要吗？

对于糖尿病患者来说，定期查肝肾功能是非常必要的。以下是详细的解释，分为多个条目来阐述：

（1）糖尿病与肝肾并发症的高风险：

①糖尿病肾病：糖尿病肾病是糖尿病的慢性并发症之一，其发病率在糖尿病患者中高达20%~40%。糖尿病肾病如果不及时发现和治疗，可能会逐渐发展为肾功能衰竭，甚至需要透析和肾移植来维持生命。

②肝脏问题：糖尿病患者由于长期高血糖状态，容易导致微血管病

变，影响肝脏血液循环，进而影响肝功能。此外，糖尿病患者常合并肥胖、高血脂等，这些疾病可能引发脂肪肝等肝脏问题。

（2）肝肾功能与糖尿病治疗的关系：

①药物代谢：多数降糖药物都经过肝脏代谢和肾脏排泄，肝肾功能的好坏直接影响药物的代谢和排泄速度，进而影响药物的效果和不良反应的发生情况。如果肝肾功能异常，可能需要调整降糖药物的种类和剂量。

②治疗方案选择：肝肾功能状况也是选择糖尿病治疗方案的重要依据。例如，对于肝功能不好的糖尿病患者，有些药物如优降糖就不能使用，否则会加重肝脏负担，甚至引起致命的乳酸性酸中毒。

（3）早期发现与治疗的重要性：

①早期糖尿病肾病：早期糖尿病肾病患者可能仅出现生理性的蛋白尿，如果能在这个时期及早发现并积极控制糖尿病，肾脏损害多可逆转甚至完全恢复。

②肝脏潜在疾病：定期检测肝功能有助于及早发现肝脏的其他潜在疾病，如病毒性肝炎、自身免疫性肝病等。这些疾病如果不及时发现和治疗，可能会逐渐恶化，影响患者的健康。

（4）监测频率与检查项目：

①监测频率：一般建议糖尿病患者每3个月做一次肝肾功能检查，以评估肝肾功能的状况。如果糖尿病患者本来就有肝脏疾病，或者是合并糖尿病肾病、肾功能异常，最好是每个月都要复查1次肝肾功能。

②检查项目：对于糖尿病患者来说，除了常规的肝肾功能检查外，还应关注尿微量白蛋白、24小时尿蛋白定量、肌酐比等，有助于更早地发现糖尿病肾病等并发症。

（5）生活方式调整与综合管理：

①饮食控制：糖尿病患者应严格控制高糖、高脂、高盐的食物摄入，

增加蔬菜、水果、全谷类食物、低脂肪乳制品等食物的摄入，有助于改善肝肾功能和整体健康状况。

②适量运动：适量的运动有助于降低血糖水平，改善肝肾功能和整体代谢状况。糖尿病患者应根据自身情况选择合适的运动方式和强度。

③定期复诊：糖尿病患者应定期复诊，与医生保持沟通。医生会根据患者的具体情况调整治疗方案和生活方式建议，以确保患者的健康和安全。

349 预防糖尿病有什么重要意义？

预防糖尿病的重要意义可以归纳为以下几点：

（1）保护个体健康，显著提升生活质量。

①规避严重并发症：有效预防糖尿病能够避免心血管疾病、视网膜病变、神经病变、肾脏疾病等一系列严重并发症的发生，从而保护患者免受病痛的长期折磨。

②维护生理机能：预防糖尿病有助于保持血糖、血压、血脂等生理指标的稳定，维护全身多个系统的正常功能，确保身体健康。

③提升心理福祉：避免糖尿病及其并发症带来的心理压力，提升患者的心理幸福感和生活质量，使患者能够享受更加充实和美好的生活。

（2）减轻家庭与社会经济负担。

①降低医疗成本：预防糖尿病能够显著减少长期的药物费用、检查费用、住院费用等医疗开支，为家庭和社会节省大量经济资源。

②保护劳动力：通过预防糖尿病，可以减少因病导致的工作效率下降或劳动力丧失，保持劳动力市场的稳定，减轻家庭和社会的经济压力。

③优化资源分配：降低糖尿病发病率有助于减轻社会保障体系的负担，使医疗资源能够更合理地分配给其他需要的患者，提高社会资源的利用效率。

（3）促进公共卫生体系完善与社会进步。

①优化疾病预防策略：预防糖尿病的成功实践为公共卫生体系提供了宝贵的经验，有助于推动其他慢性病的预防策略不断优化和创新。

②提升公众健康意识：预防糖尿病的宣传和教育活动能够增强公众对健康的重视，提高自我保护意识，形成良好的健康生活方式和社会氛围。

③推动科研与政策发展：预防糖尿病的需求推动了相关领域的科研工作，促进了医学、营养学、运动科学等多学科的交叉融合。同时，也促使政府和社会各界更加重视慢性病防控工作，推动相关政策的制订和完善，为构建健康社会提供有力支撑。

350 为什么说最好的医生是自己？

这句话强调了个人在健康管理中的重要作用。对于糖尿病患者来说，自我管理和控制是非常重要的。通过了解糖尿病的知识、掌握正确的治疗方法、坚持健康的生活方式以及定期监测各项指标等，患者可以更好地控制自己的病情并减少并发症的发生。同时，积极与医生沟通和配合治疗也是关键所在。

351 连续血糖监测(CGM)对糖尿病管理有何意义?

连续血糖监测(CGM)在糖尿病管理中具有显著的优势,主要体现在以下几个方面:

(1)实时监测与全面覆盖:CGM通过埋植于皮下组织的微电极,记录组织间液葡萄糖氧化反应产生的电信号,间接反映血糖水平,实现了24小时连续监测。这种实时监测方式相比传统血糖仪的间断性测量,能够更全面、更准确地反映血糖波动情况,有效覆盖监测盲区,帮助患者和医生更好地了解血糖变化趋势。

(2)减少痛苦与提高依从性:CGM避免了频繁指尖采血带来的疼痛和不便,提高了患者的依从性。传统血糖监测需要多次指尖采血,不仅给患者带来身体上的痛苦,还可能因为操作烦琐而影响患者的监测积极性。而CGM则通过微创方式实现连续监测,显著减轻了患者的负担。

(3)高/低血糖报警功能:CGM具有高/低血糖报警功能,能够在血糖异常时及时提醒患者,帮助患者及时采取措施进行调整,防止严重并发症的发生。这种即时反馈机制对于糖尿病患者来说至关重要,有助于维持血糖稳定,减少低血糖和高血糖事件的发生。

(4)个性化血糖控制指导:利用CGM技术提供的海量血糖信息,医生可以更具针对性地制订糖尿病管理方案,实现精准控糖。CGM设备可以记录并存储每个时间段的血糖值以及其他相关事件(如进餐、运动和用药等),通过数据分析形成连续的血糖图谱,为医生提供全面的血糖控制情况评估。

(5)拓展应用领域:随着技术的进步和产品的成熟,CGM的应用适应证正在不断拓展。除了 1 型糖尿病患者和接受胰岛素强化治疗的 2 型糖尿病患者外，CGM 还可以应用于妊娠糖尿病、糖尿病合并妊娠患者、ICU 危重症患者、围术期患者以及新生儿低血糖症等领域。此外，CGM 在运动领域和健康保健领域的应用也日益受到关注。

（6）结合胰岛素泵实现闭环管理：CGM 可以和胰岛素泵联用，构建人工胰腺系统，为糖尿病患者的血糖管理提供终极解决方案。通过智能调节胰岛素输注量，使机体血糖在任何时间都能保持在正常范围内，实现糖尿病在功能学意义上的"治愈"。

综上所述，连续血糖监测（CGM）在糖尿病管理中具有实时监测、减少痛苦、高/低血糖报警、个性化血糖控制指导、拓展应用领域以及结合胰岛素泵实现闭环管理等多重优势，对于提高糖尿病患者的生活质量、降低并发症风险具有重要意义。

352 糖尿病患者如何判断自己多久需要测一次血脂？

（1）初诊糖尿病患者：在确诊糖尿病后，应立即进行血脂检查，作为基础数据。

（2）稳定期糖尿病患者：无心血管并发症者，建议每年至少监测一次血脂。有心血管并发症者，建议每半年监测一次血脂。

（3）孕妇糖尿病患者：孕前、孕早期、孕中期和孕晚期各监测一次血脂。

（4）特殊情况下的监测频率：

①年龄在 40 岁以下，无心血管并发症风险的 2 型糖尿病患者，可每 2 年监测一次血脂。

②年龄在 40 岁以上，或伴有心血管并发症风险的 2 型糖尿病患者，

应每年监测一次血脂。

③1型糖尿病患者：由于1型糖尿病患者可能较早出现心血管并发症，建议每年进行一次血脂检查，尤其是如果他们有长期的血糖控制不佳或者存在其他心血管风险因素。

④使用调脂药物的糖尿病患者，在用药期间，应每3~6个月监测一次血脂。

353 糖化血红蛋白检测和血糖监测做一个就够了吗？

糖化血红蛋白和血糖监测各有侧重，不能相互替代。糖化血红蛋白是血糖与红细胞上的血红蛋白结合在一起形成的产物，由于红细胞寿命约为120天，糖化血红蛋白生成后会持续存在120天左右，因此它可以反映近3~4个月的血糖平均水平。然而，它并不能全面反映血糖的波动情况，如餐前低血糖、餐后高血糖等。血糖监测则可以准确反映即时血糖水平，通过多点血糖监测还可以反映患者全天血糖波动及控制情况，对于调整饮食和指导用药具有重要意义。因此，两者结合使用才能更全面地了解血糖的控制情况。

354 喝葡萄水做糖耐量试验会损伤胰腺、胰岛吗？

喝葡萄糖水做糖耐量试验一般不会对胰腺、胰岛造成损伤。糖耐量试验是一种用于诊断糖尿病的检查方法，给患者口服一定量的葡萄糖，然后定时测定血糖水平，以观察患者的糖耐量情况。在正常情况下，胰腺和胰岛会根据血糖水平的变化来调节胰岛素的分泌，从而维持血糖的稳定。因此，只要按照医生的指导进行糖耐量试验，一般不会对胰腺、胰岛造成损伤。

355 空腹血糖正常就一定没有糖尿病吗？

空腹血糖正常并不能完全排除糖尿病的可能性。空腹血糖一般是在空腹状态下检测血液中葡萄糖的含量，能够用于筛查、诊断以及监测糖尿病、低血糖症等疾病。但是空腹血糖的检测值受多种因素影响，如检测前过度饥饿或剧烈运动等都可能导致血糖值下降。此外，有些糖尿病患者在早期阶段可能只表现为餐后血糖升高而空腹血糖正常。因此，要准确诊断糖尿病还需要结合其他检测指标和临床症状进行综合判断。

356 血糖降得越快越好吗？

血糖并不是降得越快越好。血糖的调节需要一个相对平稳的过程，如果血糖下降速度过快可能会导致低血糖反应，出现头晕、乏力、心慌、出汗甚至昏迷等症状，严重的低血糖对大脑等重要器官会造成损害。同时，快速降糖还可能引发机体应激反应导致激素水平波动，反而不利于血糖的长期稳定控制。因此，在控制血糖时应该遵循科学合理的原则，追求平稳、渐进式降糖过程。

357 血糖升上来就吃药，降下去就停药，这样可以吗？

这种做法是不可取的。血糖的升高和降低与多种因素有关包括饮食、运动、药物等。当血糖升高时，通过药物治疗可以使其恢复正常水平，但此时如果贸然停药血糖很可能会再次升高。因为高血糖的发生往往与自身胰岛功能减退、胰岛素抵抗等密切相关，即使在药物作用下血糖暂时达标，但导致血糖升高的内在因素可能并未完全改善，随意停药可能会使血糖失去控制，进而引起血糖波动；而血糖波动过大，对身体各个器官和系统都会造成严重损害。因此，糖尿病患者需要长期规律地服药并在医生的指导下调整治疗方案，以确保血糖长期处于良好的控制状态。

358 为了得到理想的血糖监测值，检查前过分控制饮食可以吗？

这种做法是不可取的。为了得到理想的血糖监测值，应该保持正常的饮食和用药习惯，避免在检查前过分控制饮食或停药等行为。因为这样做可能会使监测结果偏离真实情况，无法准确反映平时的血糖控制状况。正确的做法应该是在检查前按照平时的习惯进食和用药，以保证监测结果的准确性。

359 只做空腹血糖检查，餐后血糖可以少查或不查吗？

这种做法是不可取的。空腹血糖和餐后血糖都是评估血糖控制情况的重要指标。空腹血糖达标并不意味血糖真的正常，还要看餐后血糖是否达标。糖尿病的早期阶段可能只表现为餐后血糖升高而空腹血糖正常。因此，只做空腹血糖检查可能会漏诊一些糖尿病患者。同时，餐后血糖的控制对于预防糖尿病并发症的发生也具有重要意义。因此，建议同时检测空腹血糖和餐后血糖，以更全面地了解血糖的控制情况。

360 尿糖阴性能说明病情已经控制了吗？

尿糖阴性并不能完全说明病情已经控制。尿糖是指尿液中的糖含量，正常情况下尿液中是不含糖的或含糖量很低。当血糖升高到一定程度，超过肾脏的重吸收能力时，糖就会随尿液排出，形成尿糖。尿糖的出现受到多种因素的影响，如肾糖阈值、尿量、药物等，有些患者即使血糖升高也不一定会出现尿糖；而有些患者即使血糖已经控制得很好，但由于肾糖阈值降低等原因仍可能出现尿糖。因此，尿糖阴性并不能完全说明病情已经控制，还需要结合其他检测指标和临床症状综合判断。